北京协和医院

感染内科临床病例分析

王爱霞　主编

编者　王爱霞　范洪伟　刘正印

中国协和医科大学出版社

北　京

图书在版编目（CIP）数据

感染内科临床病例分析/王爱霞主编．—北京：中国协和医科大学出版社，2010.9

ISBN 978－7－81136－394－4

Ⅰ．①感…　Ⅱ．①王…　Ⅲ．①内科－感染－疾病－病案－分析　Ⅳ．①R5

中国版本图书馆 CIP 数据核字（2010）第 133505 号

感染内科临床病例分析

主　　编：王爱霞
责任编辑：田　奇

出版发行：中国协和医科大学出版社
（北京市东城区东单三条 9 号　邮编 100730　电话 010-65260431）
网　　址：www. pumcp. com
经　　销：新华书店总店北京发行所
印　　刷：三河市华晨印务有限公司

开　　本：700×1000　1/16
印　　张：19
字　　数：240 千字
版　　次：2011 年 4 月第 1 版
印　　次：2021 年 1 月第 3 次印刷
定　　价：38.00 元

ISBN 978－7－81136－394－4

前　言

北京协和医院内科已出版多册有关疑难病例的书，本书主要述及感染内科的病例分析，北京协和医院感染内科长期以来病房收治最多的是发热待查，对待发热的患者并非一住院就用抗生素，因为抗生素不是万能的，关键首先要明确诊断，然后再选择，尽量做到合理应用抗生素。遵循张孝骞老主任的教导，要重视患者主诉、突出的症状，仔细全面的体格检查和基础的实验室检查。年龄、季节、流行病史对发热待查的分析是有帮助的。由于客观原因我们收集30多年来住院的89份病例，这些病例由我们3个人执笔，但感染内科的教授与主治医师们（特别是刘晓清副教授和葛瑛主治医师）提供了很多宝贵的病例，使本书更能吸引广大医学界读者。

本书内容以发热为主，分成七个章节，各种病原学、结核、心内膜炎、真菌、艾滋病、自身免疫病和非感染性疾病，其中有些是我院发现的首例，如艾滋病、莱姆病、肺孢子菌病、广州管圆线虫病、CMV视网膜炎、Q热等。另有非常危重病例经抢救成功的，如播散性肺曲霉菌病，急性金黄葡萄球菌感染的心内膜炎、血流感染导致休克、DIC、隐球菌性肺和脑感染等。有些病例的诊治与我院细菌室、病理科、血液实验室、眼科、普外科、脑外科、心外科、超声心动图以及放射科的帮助是分不开的。缺了他们的介入我们不可能如此有效、及时地诊断和治疗。此外，我们从病案室先后借阅了100多份病历，病案室的苗亚青和何燕红同志不厌其烦地帮着寻找病历，使我们顺利完成撰写，在这里一并感谢他们无私的援助，同时也体验北京协和医院各科之间为了患者相互团结和协作的精神。

本书的分析是提供临床医师对发热待查的诊断和鉴别诊断，发热广义的来看分感染、自身免疫病、肿瘤和药物热。由于药物热常在住院过程中发现，停药后就体温恢复正常，有时在门诊或急诊就解决了，很少需住院，未能找到合适的病例。而感染、免疫、肿瘤病例在文中已逐个描述。病历的书写是按照我院大病历，有主诉、现病史、既往史和详细的体格检查，供年轻医师参考。我们重视病原学，为了对症下药，发热待查患者用抗生素前必须送血培养或体液、分泌物涂片或培养，对有淋巴结肿大或胸、腹、脑或四肢有包块者争取早日做活检，必要时开胸、剖腹、开颅探查，关键是明确病变性质，如附红细胞体病，为了明确病原，二位医师取血送军事医学科学院，又去基础所找电镜室，最后确诊，开始治疗，但对二氢青蒿素的不良反应不清楚，又去中医研究院，了解半衰期、对人体的影响，选择合适剂量和疗程，再给患者调整剂量，这说明医师对患者的高度负责。北京协和医院在国内颇有声望，但在医学飞快发展的时代，我们不可能什么都懂，不懂可以请教其他专家。张孝骞主任一再教导我们，不要不懂装懂，要不断学习才能进步。我们书写的病例中难免会有诊治或分析上的错误，希望广大读者赐教，便于修正。

王爱霞

2011年2月

目　录

一、发热待查——细菌及病毒感染

（一）伤寒杆菌及副伤寒杆菌感染

病例1 王某，女性，33岁，汉族，已婚，会计，籍贯北京。入院日期1999年11月10日，出院日期1999年11月29日。

主诉： 反复发热1个月。

现病史： 患者10月初外出旅游，10月10日无诱因感觉头晕、乏力，体温最高38.9℃，伴畏寒、寒战，无鼻塞、流涕，无咽痛，无咳嗽、咳痰，无头痛、恶心，无腹痛、腹泻，无尿频、尿痛，无盗汗、皮疹、关节痛及大汗。就诊于附近医院，予青霉素静脉滴注，2日后体温降至正常。11月4日上述症状再发，T 38.5～40.0℃，夜间为著，就诊于北京某医院。体格检查（PE）（－），胸片未见异常，血WBC 4.4×10^9/L，中性粒细胞（GR）0.773，淋巴细胞（LY）0.169，Hb 114g/L，PLT 16×10^9/L；红细胞沉降率（ESR）32mm/第一小时末；尿蛋白（PRO）25mg/dl，红细胞（ERY）10/μl，予阿莫西林（安灭菌）、感冒冲剂，解热镇痛药治疗，无显著效果。11月7日入北京某医院，查谷氨酸氨基转移酶（ALT，GPT）120U/L，天门冬氨酸氨基转移酶（AST，GOT）95U/L，乳酸脱氢酶（LDN）289U/L，腹部B超（自述）正常，曾停药观察3天，仍高热。为进一步诊治转来我院。

发病以来，食欲略有减退。睡眠尚可。体重无明显下降，尿深黄。曾腹泻2日，3～4次/日，稀水样，无鲜血，未服药自愈，之前有可疑不洁饮食史。近2日排黑色软便，1次/日，无脓血，无腹痛。

既往史：体健，否认肝炎、结核等传染病史，否认手术、外伤、输血史。否认食物、药物过敏史。瘢痕体质。否认心脏病等其他系统疾病。经常在外就餐。

个人史：生长于北京，从事会计工作，偶出差，无烟酒等不良嗜好。无宠物接触史。

体格检查：T 39℃，BP 105/60mmHg（1mmHg = 0.133kPa），R 20 次/分，P 102 次/分。

患者发育正常，营养中等，自主体位，神清语利，查体合作。全身皮肤无苍白，无黄染，无皮疹和淤血斑，双下肢散在小瘢痕，无肝掌和蜘蛛痣，全身浅表淋巴结未及肿大。巩膜无黄染，双眼等大等圆，对光反射灵敏，鼻腔通畅，无异常分泌物，鼻窦无压痛，乳突无压痛。唇无发绀，颊黏膜无溃疡，咽侧壁充血，双侧扁桃体不大，悬雍垂居中，颈软无抵抗。气管居中，甲状腺不大，未及震颤及血管音。胸廓无畸形，胸肋骨无压痛。双肺叩诊清音，无干、湿啰音和胸膜摩擦音。心脏不大，心率 102 次/分，$P_2 > A_2$，肺动脉瓣区 S_1 亢进。二尖瓣、主动脉瓣区闻及 I 级收缩期杂音（SM）。腹平坦，无壁静脉曲张，肝脾肋下未及。脊柱四肢无畸形，无压痛和活动障碍，各关节和四肢肌肉未见异常，双下肢不肿，生理反射存在，病理反射未引出。

入院诊断：发热待查，伤寒待除外

1999 年 11 月 10 日住院后患者体温仍在 39℃，有畏寒、寒战，予以口服左旋氧氟沙星（可乐必妥）及葡醛内酯（肝太乐）、维生素 C、维生素 B 保肝治疗，11 日改可乐必妥为静脉滴注头孢哌酮钠/舒巴坦钠（舒普深）。

实验室检查：WBC 4.7×10^9/L，LY 0.52，GR 0.44；ALT 416U/L，AST 387U/L，碱性磷酸酶（ALP）125U/L，LD 483 U/L，γ-谷氨酰转移酶（GGT）96U/L。肥达反应："H" 伤寒杆菌1∶160，"O" 伤寒杆菌 1∶160，A 型副伤寒杆菌（-），B 型副伤寒杆菌 1∶80；血培养甲型副伤寒沙门菌阳性，支持副伤寒诊断，继续给予舒普深静脉滴注及保肝药物。1999 年 11 月 17 日，患者体温降至正常，无恶心、呕吐等不适。复查肝功能 ALT 49U/L，AST 49U/L，

GGT 81U/L，肾功能正常。1999年11月19停头孢哌酮钠/舒巴坦钠，改口服喹诺酮药，三次粪便培养均阴性，考虑可出院。复查肥达反应："H" 1∶160，"O" 1∶160，B型副伤寒1∶160，A型副伤寒（-）。患者于1999年11月29日出院。

出院诊断： 副伤寒甲（A）

点评

本例血培养有副伤寒甲，因此诊断肯定，但血清检查副伤寒B抗体1∶160，而副伤寒A抗体（-），应该诊断副伤寒B还是副伤寒A，血清室的技术员解释，购进的试验盒，对副伤寒B抗体很敏感容易出阳性，而副伤寒A抗体很难检出，可能关键在于副伤寒A抗原的纯度与质量，直接影响结果的敏感性和特异性，敏感性高特异性低就会有假阳性。血培养阳性比较可靠，细菌室的鉴定为副伤寒甲杆菌，其意义比抗体大。因此本例确诊为副伤寒甲。

病例2 罗某，女性，29岁，已婚，籍贯湖南，汉族。入院日期2000年10月27日。出院日期2000年11月28日。

主诉： 发热3周，血痰1周。

现病史： 患者3周前因受凉后出现发热，体温波动于37.8～39.0℃，发热前无畏寒、寒战，发热时无头痛、咳嗽、咽痛等。曾在当地医院按"上感"给予板蓝根冲剂及退热药物治疗，效果欠佳，体温38.0～39.0℃，无规律性。住院前1周前出现鼻塞，无流涕；咳整口血痰，初为暗红色，每日2～3口，后为暗红色、鲜红色混合，不伴咳嗽、胸闷、呼吸困难。4天前来我院门诊，查体未发现异常，查血常规WBC 5.1×10^9/L，Hb 123g/L，PLT 54×10^9/L，中性杆状细胞0.15，中性分叶细胞0.56，淋巴细胞0.24，单核细胞0.04，嗜碱性粒细胞0.01，予罗红霉素150mg bid、阿米卡星（丁胺卡那霉素）0.2g q12h，用药4天后患者出现行走不稳，听力下降，在1m之外听不清说话，仍持续高热，体温39.0℃。就诊于我院耳科门诊，查双耳道（-），鼓膜完好，咽后壁有血迹，左鼻咽顶可见突出物，光滑，表面有血迹，行鼻咽组织活检，病理诊断为慢性炎症。

起病以来否认有盗汗，否认恶心、呕吐、腹胀、黑便，否认有皮疹，食欲欠佳，二便正常，体重无减轻。

既往史：否认有肝炎、肺结核史，否认有特殊食物药物过敏史及手术外伤史，预防接种史不详。

个人史：籍贯湖南，现居住于北京，否认痢疾史，无烟酒嗜好，无冶游史。

家族史：否认家中同样病患者，否认家族遗传病史。

体格检查：T 39.1℃，R 12 次/分，P 90 次/分，BP 120/80mmHg。

患者一般情况尚可，神志清，查体合作，自由体位，全身皮肤黏膜未见淤点淤斑、蜘蛛痣，全身浅表淋巴结不增大，头颅无畸形，眼睑无水肿，结膜无充血，巩膜无黄染，双侧瞳孔等大等圆，对光反应灵敏，鼻通气不畅，双侧下颌窦轻压痛。耳无流脓，听力粗试正常，咽充血(+)，双侧扁桃体不肿大，咽后壁可见暗红色血迹。颈无抵抗，气管居中，双侧甲状腺不肿大。肺呼吸音清，未闻干湿啰音及胸膜摩擦音心脏(-)。腹平软，无压痛、反跳痛、肌紧张。肝肋下1指，质软，无压痛，脾肋下未及。肠鸣音正常存在。

入院诊断：发热待查

患者住院后，体温最高39.5℃，无畏寒、寒战，仍有鼻塞，晨起仍有暗红色痰咳出。10月30日**实验室检查**：WBC 3.51×10^9/L，G 0.70，E 0，Hb 100g/L，PLT 72×10^9/L；K^+ 2.86mmol/L，Na^+ 130.9mmol/L，ALT 233U/L，AST 487U/L，A/G 0.8，C反应蛋白(CRP) 5.5mg/dl，ESR 23mm/第一小时末；肥达反应："H" 1:160，"O" 1:160，给予酚磺乙胺（止血定）4g qd，云南白药2片 tid，头孢呋辛（西力欣）250mg tid，阿奇霉素（泰力特）250mg bid。10月31日，血培养结果伤寒沙门菌培养阳性。患者体温仍间歇升高，可达39.0℃，诊断伤寒明确，根据药敏予环丙沙星200mg iv，q12h。11月2日患者粪便黑色，末段有少许鲜血，无腹痛、腹胀，仍有发热，右下腹压痛，无反跳痛，心尖2级收缩期杂音。11

月3日患者体温降至正常。11月10日复查肥达反应："H" 1∶40，"O" 1∶40，较前下降。复查肝功能各项指标已恢复正常 ALT 40U/L，AST 23U/L，A/G 为1.0。环丙沙星用药2周，体温正常已10日，因患者为伤寒易复发，将环丙沙星，换为左旋氧氟沙星0.2g，bid 口服，11月28日患者一般情况好，体温正常持续两周，出院门诊随诊。

出院诊断：伤寒

点评

患者发热3周住院4天后，血培养报告有伤寒杆菌，要不是血培养（+），临床一般考虑播散性结核。因为患者年轻活动能力强，容易通过进食不当感染伤寒，但结核也是青年人发病最多的。患者肥达反应："O" 1∶160，"H" 1∶160，"H" 可以受客观因素而升高，而 "O" 1∶160 有意义的，如有动态的变化，第二次血肥达反应 "O" 更高达 1∶320 或 1∶640，即使血培养（－），也能诊断伤寒。

病例3 谢某，女性，60岁，干部，籍贯四川。入院日期2000年11月30日，出院日期2000年12月19日。

主诉：肝区疼痛27年，口干眼干14年，发热2个月。

现病史：1973年无明显诱因出现肝区隐痛，厌油食，无皮肤、巩膜黄染，查肝功能正常，乙肝病毒指标检测（－），γ球蛋白水平升高，未予处理。1986年开始出现口干、眼干、不能进食，牙齿块状脱落，双手遇冷变白变紫。1997年在当地查类风湿因子（RF）180 U/ml，唾液流率低于正常，腮腺管造影显示导管粗细不均，腺泡造影剂分布不均。唇组织活检显示慢性炎症，胸片显示双肺纹理增厚，诊断为干燥综合征，双肺间质纤维化，肾小管性酸中毒。于1998年1月22起开始服用泼尼松龙30mg，qd po。1998年2月17起逐渐减量，开始每半月减半片共3个月，其后隔日减半片。自1999年9月至今泼尼松龙2片（相当于10mg）隔日服一次。1998

年2月26日开始用环磷酰胺（CTX）400mg，每月2次，以后800～1000mg每月一次；1998年6月27日改为800～1000mg，每2～3个月一次；1999年9月15停用CTX，总量共计10200mg。1999年5月16日开始用甲氨蝶呤（MTX），2.5mg 2次/日，po 1次/周；1999年11月4日增加至15mg/d（7.5mg，2次/日），1次/周，2000年2月27减量为10mg/d，至2000年11月30日累积量为785mg。1999年11月3日加用雷公藤，2000年9月6日血象WBC 3.7×10^9/L，PLT 9.4×10^9/L乃停用。2000年9月下旬开始畏寒发热，曾来我院检查WBC 6.6×10^9/L，胸片示两下肺纹理增粗，抗感染治疗无效，用退热药体温可降至正常。2000年10月中旬起每隔1～2周发热一次，以夜间为重，体温最高39.8℃，有轻咳少痰。于2000年11月30日收住院。发病以来时有腹泻与便秘交替出现。体重下降明显，一年来减少了5kg。无口腔溃疡，无皮疹，无脱发和关节痛。

既往史：1960年行扁桃体切除和阑尾炎切除手术，2000年9体格检查发现宫颈涂片有不典型增生，B超示宫腔内有积液。

个人史：出生四川，2000年8去过牧场，月经13 $\frac{3\sim5}{20\sim40}$，1965年结婚妊娠3次，人工中止妊娠一次，生育2个子女。母亲死于胰腺癌，父亲死于肝硬化。

体格检查：T 38.0℃，P 90次/分，R 20次/分，BP 110/80mmHg。

患者发育正常，营养稍差，神清合作，自动体位。皮肤无皮疹。右下腹可见手术瘢痕，巩膜皮肤无黄染，浅表淋巴结不增大。双泪腺肿大，瞳孔等大等圆，对光反应灵敏。口腔无溃疡，可见多个龋齿，腮腺导管开口处无分泌物，腮腺无肿大。颈软，甲状腺不大，气管居中，颈静脉无充盈。双肺中下可闻爆裂音。心脏不大，心率90次/分，心律齐，心尖部可闻2级收缩期杂音，P_2无亢进。腹软无压痛和反跳痛，肝脾未及。四肢关节无肿胀，无病理征。

实验室检查：血常规WBC（4.3～6.9）$\times10^9$/L，Hb 105～122g/L。PLT（105～149）$\times10^9$/L。ESR 64mm/第一小时末。尿常

规示比重 1.005，pH 7.0，白细胞 25/μl，蛋白（-）。胸部 CT：双侧肺纹理增多，伴双肺多发空腔影，主动脉及冠状动脉壁钙化。肝肾功能：ALT 60U/L，A/G 0.8，总蛋白（TP）7.2g/dl，肌酐（Cr）1mg/dl，尿素氮（BUN）8mg/dl，葡萄糖 77mg/dl。2000 年 12 月 3 日血培养有伤寒杆菌生长，药敏：对替卡西林、哌拉西林 + 他佐巴坦、头孢西丁、头孢他啶、头孢噻肟、头孢曲松、阿米卡星和环丙沙星均敏感。

诊断：伤寒
干燥综合征
长期用免疫抑制药
慢性活动性肝炎

住院后于 2000 年 12 月 2 日开始用头孢他啶 1g iv q8h，第二天体温下降，于 2000 年 12 月 9 日改用左旋氧氟沙星 0.1g，po 3 次/日 ×10 日停药后出院。出院前血培养一次（-）。粪便培养 3 次（-）。

点评

本例有干燥综合征长期用泼尼松 10mg qod，用过 CTX 40mg 2 次/月，后改为 800 ~ 1000mg 1 次/（3 ~ 6 个月），共用 10200mg；改为 MTX 2.5mg 2 次/日，po，1 次/月，增至 15mg 1 次/日，1 次/周减为 10mg 1 次/日，1 次/周共用量 785 mg。2000 年 9 月开始发热一直未明确诊断，转来我院经血培养发现伤寒杆菌，诊断才确定。用头孢他啶 1g iv q8h，第二天体温下降，一周后改用左旋氧氟沙星 0.1g po 3 次/日 ×10 日停药后出院。一般发热 2 月要考虑慢性病，但血培养阳性确定了诊断，患者伤寒如此迁延可能与其长期用激素有关，激素可使病灶扩散和恢复缓慢。

（二）金黄色葡萄球菌感染

病例 4 郭某，男性，57 岁，技师。入院日期 2002 年 2 月 22

日，出院日期2002年3月5日。

主诉： 反复发作泪囊肿痛18年，加重伴发热3天。

现病史： 患者于1984年8月无明显诱因发现右眼内眦近鼻根部可扪及一黄豆大小的肿块，不可活动、有压痛、表面红肿、局部跳痛明显，伴泪液增多，有畏光，未挤出脓液。在我院眼科门诊摄片示右上颌窦炎，筛窦密度增高，右筛窦模糊。1994年8月23日曾住耳鼻喉科行上颌窦根治术。术后症状恢复，1984年9月4日出院，之后双泪囊炎反复发作，局部用药和口服抗生素均能缓解。3天前，受寒后出现畏寒、发热、体温最高达38.9℃，伴双眼睑肿胀，以左侧为重，表面红肿热痛，不向其他部位放射，双眼分泌物无增加，泪液增多但视力无妨，用青霉素静脉滴注，并口服头孢拉定，因病情不见好转乃住院治疗。

既往史： 1998年发现高血压，19岁时ALT升高，原因不明（非病毒性），吸烟10多年，每天1~2支。爱人、孩子健康。

体格检查： T 38.6℃，P 98次/分，R 21次/分，BP 130/80mmHg。

患者发育正常，营养中等，神清合作，皮肤巩膜无黄染，左颌下可扪及一小淋巴结，双眼睑红肿，左侧重，左泪囊肿大，可扪及2cm×2cm×3cm，硬肿块，不可活动，轻挤有黄色带血的分泌物。双侧瞳孔等大，对光反应好，咽不红，扁桃体不大，颈无抵抗，心肺（-），腹软肝脾未及，双下肢不肿。

实验室检查： 血常规Hb 144g/L，WBC 14.8×10^9/L，N 0.76，L 0.128。尿常规正常；肝功能正常；乙肝病毒检测（-）；ESR 60mm/第一小时末。眼分泌物涂片（-），分泌物培养第一次培养未得结果，第二次有大肠杆菌。再次取眼泪囊挤出的脓性分泌物培养为MRSCoN，MRSCoN对头孢菌素全耐药，对环丙沙星、左氧氟沙星、万古霉素和克林霉素敏感，对利奈唑胺（linazolid）高敏（32S）。而大肠杆菌对哌拉西林、替卡西林钠/克拉维酸钾（特美汀）和头孢菌素敏感。考虑患者泪囊引起局部蜂窝织炎由革兰阳性球菌引起可能性大。于2月23日起用利奈唑胺600mg q12h，用药3天体温降至37.3℃，第4天体温正常，患者用药后效果明显（图1-1），共用利奈唑胺10天。恢复期眼分泌物培养仍有大肠杆菌。

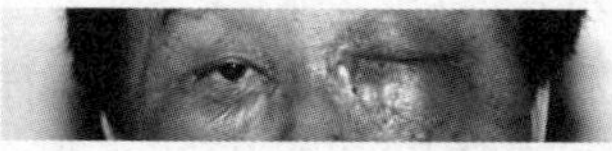

用利奈唑胺前

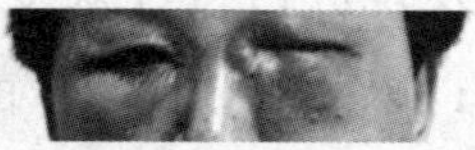

用利奈唑胺4~5天后

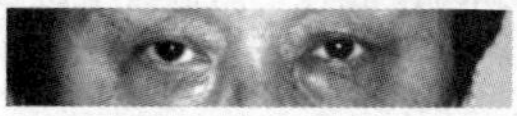

停药恢复后

图1-1　病例4患者治疗前后对比

点评

1. 患者泪囊炎引起局部蜂窝织炎是大肠杆菌还是MRSCoN引起的？

我们认为是MRSCoN，因为用利奈唑胺前后均由结膜分泌物培养出大肠，用药4天后体温正常，临床明显进步，不应该再培养出100%大肠杆菌。MRSCoN是取的泪囊内挤出的脓液做的培养，比眼结膜分泌物结果要可靠些。在用药第3天时曾有些医师认为不符合利奈唑胺用药的要求，主张停止，结合临床我们仍认为是革兰阳性球菌，继续用利奈唑胺，且恢复后眼分泌物未再培养出MRSCoN，却仍然培养出大肠杆菌，说明大肠杆菌是寄植菌，MRSCoN是致病菌。

2. 为何我们重视面部蜂窝织炎的治疗？

因为这个区是危险区，容易导致海绵窦感染性血栓形成，死亡率很高，治疗很棘手。

3. 培养所获阳性菌不一定是临床感染部位的致病菌？

我们重视血培养阳性的病原菌，但痰、口腔鼻分泌物和尿便的培养仅作为参考，这也符合我们临床用药的情况。就是细菌室报告敏感但临床结果不好的要改药；报告耐药但临床反应良好，继续用，不更改；报告复数菌要联合用药。关键根据细菌室报告的结果要结合临床进行判断。

病例5 黄某，女性，67岁，干部，籍贯北京，已婚。第一次入院日期2004年11月8日，出院日期2004年12月3日。

主诉：发现肝占位性病变2个月。

现病史：患者于2个月前查体，B超发现肝右叶有5.4cm×5.9cm大小低回声区，作腹部CT显示肝右叶前段占位，性质待定。肝血池显像右肝叶占位性病变。发病以来无呕血、黑便，食欲睡眠尚可，体重无明显变化。

既往史：发现HBsAg阳性十多年，无肝功能异常史，1995年作冠脉造影未见异常。有外痔史。

个人史：生于原籍，久居北京，无烟酒嗜好。

月经婚育史：15岁初潮，平素月经规则，51岁停经。爱人和3个子女均健在。

家族史：家属中有食管癌病史。

体格检查：T 36.6℃，P 84次/分，R 19次/分，BP 120/80mmHg。

患者发育正常，营养良好，神清合作，应答切题，全身皮肤巩膜无黄染，浅表淋巴结无肿大，头颅无畸形，双瞳孔等大等圆，对光反应灵敏，耳鼻无异常，口唇无发绀，颈软无抵抗，甲状腺不大，气管居中，胸廓对称。心界不大，心率84次/分，未闻器质性杂音，两肺清未闻及干湿啰音。腹平软，肝脾未及，腹部无包块，无移动性浊音，双肾区无叩痛，下肢不肿，生理反射存在，病理反射未引出。

实验室检查：血常规：WBC 5.37×10^9/L，N 0.627，L 0.258，Hb 140g/L，PLT 162×10^9/L。尿常规：比重1.015，蛋白（-），糖（-），Ery（-），白细胞（Leu）70/μl。肝功能：ALT 232U/L，总蛋白（TP）4.5g/dl，ALB 2.7g/dl，总胆红素（TBil）2.19mg/dl，直接胆红素（DBil）1.23mg/dl，BUN 21.9mg/dl，Cr 0.94mg/dl，葡萄糖（Glu）177mg/dl，血氨31.5μmol/L，快速梅素螺旋体反应素试验（RPR）（-），HIV-Ab（-），乙肝病毒检测HBsAg（+），HBcAb（+）。

入院诊断：肝右叶占位

住院后因诊断明确，术前用头孢呋辛 + 甲硝唑于 2004 年 11 月 12 日在全麻下行手术。术中见肿瘤位于右肝前叶，肝门有一肿大淋巴结直径 2cm，经与家属协商后作右半肝切除术，手术顺利，术中出血 2000ml，输血 1200ml（自体 400ml，异体 800ml）。病理报告：肝低分化胆管癌，紧邻断端，淋巴结有转移癌。术中肝下及膈下各放一引流管。术后第 2 天右胸腔有积液，右下肺不张，于 11 月 19 日在 CT 引导下，行胸腔穿刺置管引流术，术后每天引流出 200ml。肝脓液和胸腔液培养有粪肠球菌和 MRScoN，对万古霉素和替考拉宁敏感，抗生素用头孢美唑 2g q12h + 阿米卡星 0.4 iv qd。11 月 21 日拔除膈下引流管，11 月 29 日拔除胸腔引流管。出院时已不发热，但感乏力、气短、食欲减退、腹胀。于 2004 年 12 月 3 日带肝下引流管出院。

出院前检查： 血常规 WBC 4.9×10^9/L，N 0.719，L 0.198，Hb 102g/L，PLT 128×10^9/L。尿常规：比重 1.020，蛋白（－），糖（－），Ery（－），Leu（－）。肝功能：ALT 44U/L，TP 6.3g/dl，ALB 3.1g/dl，TBil 1.47mg/dl，DBil 0.63mg/dl，BUN 7.5mg/dl，Cr 0.63mg/dl。

出院诊断： 肝低分化胆管癌，已有淋巴结转移

出院带药： 口服莫西沙星（拜复乐）0.4g qd，甲硝唑 0.2g tid。

第二次入院日期 2005 年 1 月 17 日，出院日期 2005 年 2 月 6 日。

2004 年 12 月 3 日出院后情况尚可，于 2005 年 1 月 7 日肝下引流管自行脱落，来我院急诊重新放置。患者同时伴高热，体温最高达 39.2℃，给予头孢哌酮钠后体温可下降，无腹痛恶心和呕吐，无黑便。CT 检查发现肝内有低密度灶，右侧胸腔积液。为进一步诊治收住院。全腹无压痛及反跳痛，亦无包块，肝脾未及。2005 年 1 月 18 日在局麻下经 CT 引导做肝脓肿引流术，置入 10λF 外引流管一根，操作顺利，引流出脓液 180ml，肝下引流液 35ml。血培养有表皮葡萄球菌（MRSA）；脓液、肝下引流液培养均有 MRSA。1 月 19 日血常规 WBC 18.83×10^9/L，N 0.907。经用万古霉素 0.5g iv q8h + 舒普深 2g iv q8h，体温逐渐下降。1 月 21 日局麻下引右胸腔穿刺引

流术，放置 8.5λF 外引流管一根。1 月 22 日肝下引流管液体已很少，下午拔除肝下引流管。1 月 25 日复查 CT 右胸腔积液减少乃于下午拔除胸腔引流管。至此只剩一根肝脓肿引流管。万古霉素 0.5g iv q8h + 头孢哌酮钠 2g iv q8h 继续用至出院前一天。1995 年 2 月 4 日血常规：WBC 4.76×10^9/L，N 0.57，L 0.33，Hb 112g/L，PLT 157×10^9/L；肝功能：ALT 34U/L，TP 8.5g/dl，ALB 3.4g/dl，TBil 0.85mg/dl，DBil 0.38mg/dl，BUN 8.2mg/dl，Cr 0.82mg/dl，Glu 90mg/dl。

出院诊断： 肝脓肿
右胸腔积液
肝低分化胆管癌术后

第三次入院日期 2005 年 2 月 14 日，出院日期 2005 年 3 月 3 日。

患者于 2 月 6 日出院，2 月 8 日再次发热伴寒战、畏寒，有轻干咳，自服阿莫西林（力百汀）625mg bid，症状不见改善。曾恶心呕吐 3 次，为胃内容物，发热时伴头痛，肝下引流处仍有脓液流出。

住院后于 2 月 16 日作腹部 CT 显示肝脓肿引流管位置，肝下引流切口周围有较大低密度影。请外科会诊，在局麻下于皮下置管引流，脓液较少，考虑为局部蜂窝织炎，尚未形成脓肿，继续给予万古霉素 0.5g iv q8h + 头孢哌酮钠（舒普深）2g iv q8h 治疗。血培养阴性。脓液培养：MRSA。药敏（纸片法）：万古霉素（18S）、替考拉宁（15S）、氯霉素（24S）、复方新诺明（22S）、利奈唑胺（34S）。

放射科对腹部 CT 片会诊，认为肝脓肿引流管较细，建议更换粗引流管。2 月 14 日下午外科医师在放射科用交换导丝换入 12λF 外引流管，并抽出 40ml 左右脓液，外接引流袋。并拔除皮下引流管。

2 月 24 日感染内科查房，考虑患者适合参加利奈唑胺临床药物试验组。经家属同意签字后，2 月 25 日开始用利奈唑胺 600mg iv q12h。用药 4 天体温正常，用药第 8 天 WBC 下降至 3.64×10^9/L，血小板亦在用药第 11 天由用药前 191×10^9/L 下降至 87×10^9/L。乃于 2005 年 3 月 11 日停用利奈唑胺，改用万古霉素 0.5g iv q12h。共用利奈唑胺 14 天。患者于 2005 年 3 月 26 日出院。

出院诊断： 肝脓肿

MRSA 菌血症

肝下引流管切口周围蜂窝织炎

肝低分化胆管癌

右半肝及胆囊切除术后

出院医嘱： 肿瘤科门诊随诊

注意伤口感染，定期外科随诊择期拔除肝脓肿引流管

之后又于 2005 年 4 月 1 日，2005 年 11 月 7 日，2006 年 3 月 9 日分别住院 3 次，前 2 次仍系肝脓肿及肝内多发转移。最后一次是除肝内转移外，尚有腹膜后多发淋巴结转移，同时可能有脑转移合并肺部感染，肝功能衰竭。死亡时间是 2006 年 3 月 16 日，死亡原因是呼吸循环衰竭。

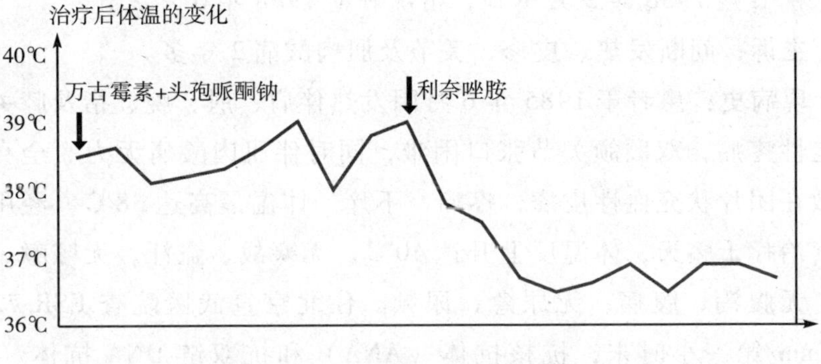

图 1-2　利奈唑胺治疗后体温变化

点评

本例是肝癌，右半肝手术切除后引起的肝下、膈下、胸腔感染和肝脓肿，虽经放管引流和抗生素联合应用，仍反复发热，主要是肝脓肿和肝内多发转移，用抗生素只能控制感染，对肿瘤无效。其中一次为 MRSA 用利奈唑胺 14 大感染控制但白细胞、血小板减少，只能停药。最后有多处转移，一般情况差，又合并多处感染，肝衰竭，呼吸循环衰竭病故。

表 1-1　利奈唑胺治疗后血常规的变化

日　期	WBC（$\times 10^9$/L）	Hb（g/L）	PLT（$\times 10^9$/L）
2 月 22 日	6.43	93	216
2 月 25 日	6.8	100	191
3 月 3 日	3.64	100	120
3 月 7 日*	3.15	92	87
3 月 10 日*	5.5	96	60
3 月 11 日*	4.1	95	86
3 月 14 日	5.04	87	98
3 月 21 日	4.25	105	163

注：* 为治疗期间一过性血小板减低，无出血倾向。

病例 6　夏某，女性，30 岁，籍贯北京，妇产科医师。第二次入院日期 1988 年 3 月 1 日，出院日期 1988 年 6 月 2 日。

主诉： 间断发热、皮疹、关节及肌肉酸痛 2 年多。

现病史： 患者于 1985 年 6 月因发热伴肩、肘、腕、指及膝关节游走性疼痛，双颞颌关节张口困难，同时伴肌肉酸痛无力。全身出现散在团片状充血性皮疹，疼痛，不痒。体温最高达 38℃。经用青霉素治疗十多天，体温反上升达 40℃，无寒战、盗汗，无咳嗽、咳痰，无腹泻、腹痛，无尿急、尿频。住北京宣武医院查 ESR 72～121mm/第一小时末，抗核抗体（ANA）和抗双链 DNA 抗体（ds-DNA）（－），蛋白电泳正常，肝肾功能正常。血肌酐、肌酸正常，CPK 8U/L，胸片未见异常，考虑药物热，停药观察体温仍高。加用吲哚美辛（消炎痛）75mg/d＋泼尼松 40mg/d，症状明显缓解，两周后泼尼松逐渐减量，出院时口服泼尼松 5mg/d，诊断为变态反应性疾病。此后多次原因不明发热，间断用激素，ESR 最高 91mm/第一小时末。1986 年 5 月再次入北京宣武医院住院，因黄疸、恶心、呕吐，检查发现 HBsAg（＋），HBeAg（＋），HBcAb（＋），ALT ＞500U/L，TBil 10mg/dl，胸片发现左上肺阴影，性质待查，因急性乙型肝炎转第二传染病院治疗。在传染病院逐渐停泼尼松及吲哚美辛，开始保肝治疗和抗结核治疗，用链霉素＋乙胺丁醇。住院一个多月肝功能正常，HBsAg（+），HBeAg（+），体温正常，1986年7月由传染病院出院，出院诊断：急性黄疸性乙肝，左上浸润性肺结核。出院后住温泉结核病院治疗。抗结核用链霉素+乙胺丁醇+异烟肼治疗长达10个月。链霉素只用半年，总量140g，出现耳鸣后停用，单用异烟肼和乙胺丁醇，停用激素有8个月。1987年2月17日第一次住我院，体格检查：一般尚可，淋巴结不大，心肺（-），腹软，肝在肋下0.5cm，脾未及。实验室检查：WBC $9.6 \times 10^9/L$，N 0.81，L 0.19，Hb 131g/L，PLT $224 \times 10^9/L$；ESR 45mm/第一小时末；肝肾功能正常，HBsAg（-）；胸片：左上肺结核。住院后继续用异烟肼+乙胺丁醇及葡醛内酯，住院3周体温正常，于1987年3月11日出院。出院诊断：左上肺结核，乙型肝炎史。

1988年3月1日第二次住我院。

主诉：发热、恶心、呕吐伴关节痛一个多月。

现病史：1987年3月出院后继续保肝和抗结核治疗，1987年8月再次发热伴恶心、呕吐及关节游走性疼痛，左肘内侧出现充血性皮疹，第二天就消退。查ALT > 500 U/L，血象WBC $10 \times 10^9/L$，PLT $40 \times 10^9/L$降低，血红蛋白正常，用升WBC、PLT药物治疗一个月，血象及肝功能恢复正常。再次用异烟肼+乙胺丁醇+链霉素治疗，1987年12无任何诱因又开始发热，伴四肢关节疼痛及皮疹，于北京宣武医院查ESR 60mm/第一小时末，WBC $12 \times 10^9/L$，N 0.90，尿蛋白（+++），转来我院。

发病以来无脱发，光过敏，口干、眼干，复发性口腔溃疡，多发关节痛但无红肿热现象，食欲减退，睡眠尚可，咳嗽、咳痰无血丝。

既往史：1984年有扁桃体炎史，曾疑有青霉素过敏史。

个人史：出生于北京，在银川长大，未去过流行病或传染病流行地区。

月经史：13 $\frac{4\sim5}{30}$，末次月经1988年2月4日，经量正常，白带不多。

家族史： 无特殊。

体格检查： T 37.4℃，P 105 次/分，R 21 次/分，BP 90/60mmHg。

患者发育正常，营养中等，体型微胖，神清合作。皮肤巩膜无黄染。左前臂内侧有 3cm×4cm 大小的色素斑，左颌下、左腋下可扪及米粒至黄豆大小的淋巴结，活动无压痛。头发正常，无眼睑水肿，结膜无充血，角膜无溃疡，双瞳孔等大等圆，对光反应灵敏，鼻腔通畅，咽充血，无龋齿，双乳突无压痛。颈无抵抗，气管居中，甲状腺不大，两肺清未闻干湿啰音。心界不大，心率 116 次/分，各瓣膜区无器质性杂音。腹软，肝在肋下刚可及，脾未及。脊柱四肢无畸形，神经系统检查：四肢肌力正常，肌张力正常，无病理征。下肢不肿。

实验室检查： 血常规 WBC 12×10^9/L，N 0.90，L 0.10，ESR 60mm/第一小时末，尿蛋白（+++）。

入院诊断： 发热、皮疹关节痛待查
Poncets 综合征
CTD
左上肺结核
药物性肝炎

住院后开始用青霉素 320 万 U iv q12h，当时不发热，3 月 10 日加用抗结核药异烟肼+乙胺丁醇，3 月 11 日开始发热，体温在 39℃左右。停青霉素加哌拉西林（氧哌嗪青霉素）和苯唑西林（新青霉素Ⅱ）4g iv q12h，体温降至正常，哌拉西林共用 8 天，苯唑西林减量后 2 天停药，又发热再用苯唑西林+链霉素不见好。开始用地塞米松 5mg 2 次/日 iv×4 天，患者出现精神症状，改为口服泼尼松 20mg/d×2 天，后增至 30mg/d。1987 年 4 月 8 日出现左面额部和左眼周围红肿，其上有黑痂，左眼不能睁开，肿胀扩散至右眼周围，表现为左眼及颜面蜂窝织炎，体温升高，2000 年血象 WBC 下降至 1.4×10^9/L，抗生素改为头孢美唑钠（先锋美他醇）2g iv q8h+头孢他啶 1g iv q8h，血培养结果为金黄色葡萄球菌和大肠杆菌。诊断是败血症，WBC 下降可能与金黄色葡萄球菌感染有关。家属对骨

髓穿刺有顾虑乃未作。5 月 4 日 B 超示左颌下已有局限脓肿形成，作好定位准备穿刺引流。

5 月 7 日口腔科在左颌下切开引流不畅，局部穿刺有脓较稠，手术顺利，脓腔较大，与左眶下瘘管相通，术中出血约 150ml，脓液 20ml，脓液送培养和药敏，后报告有金黄色葡萄球菌 + 肠球菌生长。5 月 8 日术后渗血较多。体温升高达 40℃，血压下降 70/50mmHg，立即输新鲜血 400ml，抗生素维持用头孢美唑酮（先锋美他醇）+头孢他啶，心率快出现奔马律，心电图示一至二度房室传导阻滞，提示中毒性心肌炎，病情进一步加重。自 5 月 7 日起每天输血 400 ~ 800ml 总量 >4000ml，外加冻干人纤维蛋白 5g，地塞米松、白蛋白和肝素。5 月 9 日鱼精蛋白副凝固（3P）试验（-），纤维蛋白原半定量 <60mg/dl，优球蛋白溶解 20 分钟完全溶解，血钾 2.8mmol/L。皮肤黄染明显，血总胆红素升高 4.2mg/dl，DBil 2.5mg/dl，ALT 110U/L，TP 3.4g/dl，ALB 2.1g/dl，血常规：WBC $13.2\times10^9/L$，N 0.45，L 0.55，Hb 6.6g/dl，PLT $350\times10^9/L$。5 月 10 日 3P 试验（+），优球蛋白溶解时间 >90 分，纤维蛋白原半定量 >60mg/dl。准备转 ICU。

诊断： DIC 纤溶亢进期

左面部蜂窝织炎

脓肿切开引流术后

血流感染，中毒性心肌炎

左上肺结核

CTD——Still 病？

乙肝病史

经过 4 天抢救后于 1988 年 5 月 10 日转 ICU 治疗，继续抗感染治疗，用苯唑西林 4g iv q6h + 甲硝唑 0.5g iv q6h，给予间断输血、肝素、酚磺乙胺（止血敏）及伤口换药等。仍有间断发热，可能与原发病有关。1988 年 5 月 25 日肝功能：ALT 正常，TBil 1.8mg/dl，DBil 1.4mg/dl，TP 7.0g/dl，ALB 4.2g/dl。HBsAg（-）。尿常规：蛋白（-），WBC 2 ~ 4 个/HP，RBC（-）。1988 年 6 月 3 日出院回北京宣武医院继续诊治。

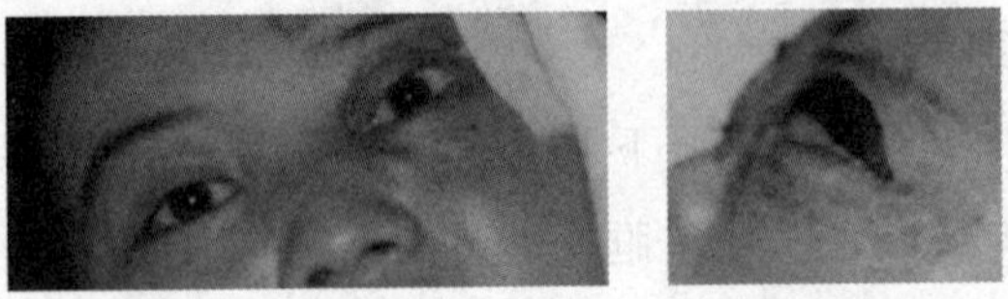

图 1-3　病例 6 患者治疗前后对比

点评

患者在因发热、皮疹关节痛住宣武医院，考虑药物热查血 HBsAg（+），胸片左上肺结核，因药物热用泼尼松好转后出院。第二次因发热左颜面部蜂窝织炎，左上肺结核住院，病情较重，发生感染性休克，DIC，中毒性心肌炎经抢救逐渐恢复。为何此次发病严重，认为和用泼尼松有关。经局部左下颌切开引流脓腔和左眼眶周围脓腔相通，加上抗生素 + 高营养和精心护理换药，患者逐渐好转，恢复后回宣武医院继续治疗。患者发生左上肺结核、面部蜂窝织炎、血流感染（blood stream infection，BSI）也是与长期用泼尼松相关。目前基层对高热处理均用地塞米松，时间长久后就容易使结核播散，感染扩散加重形成 BSI。建议如无适应证最好不随便用激素。

病例 7　包某，男性，59 岁。第一次入院日期 2008 年 3 月 11 日，出院日期 2008 年 6 月 7 日。第二次入院日期 2008 年 6 月 7 日，入院日期 2008 年 7 月 31 日。第三次入院日期 2008 年 8 月 4 日，入院日期 2009 年 2 月 15 日。

主诉：反复发热 6 月余，尿量减少半个月。

现病史：患者 2007 年 9 月因颅内血管瘤破裂，蛛网膜下隙出血后继发脑积水，导致意识障碍，于 2007 年 10 月在外院行左侧脑室-心房分流术。术后持续发热，体温高达 39℃。腰穿压力正常，脑脊液无色透明，白细胞 0/μl，蛋白 1.1g/L，葡萄糖 2.6mmol/L，氯化物 110.9mmol/L；胸部 CT 扫描显示双下肺纹理紊乱、斑片索条影。先后予头孢曲松、头孢他啶、亚胺培南等抗感染治疗和地塞米松（10～5mg/d）治疗无效。因血培养为“葡萄球菌”，遂换用万古霉素（0.5g，q12h 静脉点滴），1 个月后体温逐渐正常，停药出院。出院以后仍间断发热，体温在38℃左右。2008 年 1 月复查血、尿常规和肝肾功能正常；腰穿压力正常，脑脊液无色透明，白细胞 0/μl，蛋白 1g/L，葡萄糖 2.8mmol/L，氯化物 116mmol/L，细菌培养阴性。2008 年 3 月出现持续高热，体温达 40℃，偶寒战，伴尿量减少（1000ml/d），尿色发红，尿中泡沫增多，双下肢轻度可凹性水肿和血压升高。血常规：白细胞 6.2×10^9/L，中性粒细胞 0.856，血红蛋白 99g/L，血小板 222×10^9/L；尿常规：红细胞 9.8×10^8/L，蛋白（++）；尿沉渣：正常形态红细胞 80%；血肌酐（Cr）374.4μmol/L，尿素氮（BUN）13.82mmol/L；血清蛋白 25g/L；24h 尿蛋白 2.5g；ESR 48mm/第一小时末，CRP 58.4mg/L；补体：C_3 0.69g/L（↓），C_4 正常；ANA、抗 dsDNA 抗体和抗 ENA 抗体均阴性。予头孢他啶抗感染和甲泼尼龙（甲强龙）60mg/d 治疗一周，体温无明显变化，Cr 下降至 257μmol/L。3 月 9 日于我院急诊就诊，血常规：WBC 12.17×10^9/L，N 0.909，Hb 84g/L，PLT 197×10^9/L；尿常规：PRO > 3.0g/L，RBC 200/μl；尿沉渣：正常红细胞比率 80%；Cr 由 297μmol/L 升高至 389μmol/L；胸片示双肺纹理增厚，双下肺斑片影，双侧肋膈角变钝。静脉注射莫西沙星 0.4g/d 和口服泼尼松 50mg/d、补液及输蛋白、利尿等治疗，尿量约 1200ml/d。

既往史： 乙肝 10 余年，2 个月前发现 HCV-Ab 阳性。

体格检查： T 38.5℃，P 82 次/分，R 18 次/分，BP 120/80mmHg。

神清，言语略迟缓，皮肤黏膜略苍白，浅表淋巴结未触及。颈软，无抵抗，左颈部可触及皮下管道。心、肺和腹查体未见明显异常。双下肢轻度可凹件水肿。病理征阴性。

实验室检查： Cr 419μmol/L（CCr 14ml/min），K^+ 5.1mmol/L，总二氧化碳（TCO_2）17.4mmol/L。B 超：右肾 12.3cm，左肾 14cm，双肾皮质回声增强，皮髓质分界尚清，肾盂无扩张，双侧集

合系统未见明确结石。

患者入院后仍发热，尿少（1200ml/d）。予泼尼松50mg/d，阿莫西林/克拉维酸钾0.6g，q12h静脉滴注，静脉丙种球蛋白10g/d×5d。血红蛋白进一步下降至77g/L，血Cr最高升至456μmol/L，肌酐清除率（CCr）12.8ml/min；血白蛋白24g/L，24h尿蛋白2.56g；补体：CH50 1.2×10^4U/L［（2.6～5.5）×10^4U/L］，C_3 0.41g/L（0.6～1.5g/L），C_4 0.11g/L（0.12～0.36g/L）；免疫球蛋白正常；类风湿因子（RF）：120×10^4U/L［（0～2）×10^4U/L］；ESR 39mm/第一小时末；抗核抗体、抗ds-DNA抗体、ENA、抗中性粒细胞胞浆抗体（ANCA）和抗肾小球基膜（GBM）抗体均阴性；直接抗人球蛋白试验（Coombs试验）和冷球蛋白试验阴性。CT：双下肺轻度间质改变。腰椎穿刺：脑脊液压力100mmH_2O，白细胞0/L，蛋白0.45g/L，糖4.6mmol/L，氯化物119mmol/L，细菌培养阴性。入院后第1天行超声心动图未见瓣膜赘生物，并分别于寒战和发热时抽取两套血培养。

入院后第2天在超声引导下行肾穿刺活检。

入院第3天血培养为耐甲氧西林的表皮葡萄球菌（MRSE）。肾活检病理显示肾小球大量细胞性新月体形成，有袢坏死，间质急性炎症，符合新月体型肾小球肾炎（图1-4）。

入院后第3天下午紧急多科会诊，认为分流性肾炎诊断明确，目前肾功能急剧恶化，病情危重，预后不佳，必须尽快去除感染灶，在充分抗感染的前提下争取机会挽救肾脏功能。即刻更换为利奈唑胺0.6g，q12h静脉滴注抗感染，并于当日夜间拔除脑室心房分流管，重置脑室外引流管。拔除的导管每5cm切割成4段，送半定量培养，导管内脑脊液接种在血培养瓶内。导管和导管内的脑脊液均培养出MRSE，分流导管从脑室端到心房端的半定量培养分别为5个菌落、15个菌落、大量菌落和大量菌落。

术后继续使用利奈唑胺抗感染治疗及琥珀酸氢化可的松300mg/d静脉滴注。术后患者体温正常，一般情况好转，自主尿量增加至1500～2000ml/d。手术后3次血培养阴性，2次脑脊液培养阴性。

再次经多科会诊讨论，鉴于血液和脑脊液培养均已经阴转，一

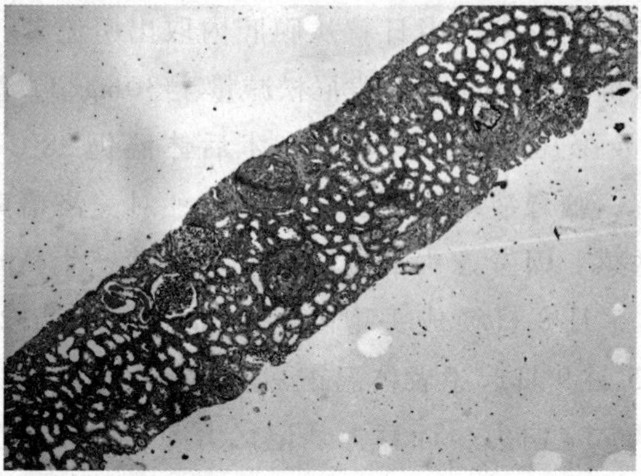

图 1-4　肾组织检查病理学结果（HE ×40）

全片共 23 个肾小球。7 个球性硬化（其中 1 个纤维性环形体，2 个大型纤维性新月体），3 个节段硬化（其中 2 个细胞纤维性环形体，1 个大型细胞性新月体），其余肾小球 2 个细胞纤维性环形体，2 个大型细胞纤维性新月体，4 个小型细胞性新月体。符合新月体肾炎。免疫荧光（-）

致认为目前是挽救患者肾功能的最佳时机。术后第 6 天起予甲基泼尼松龙冲击治疗（1g/d × 5 天），随后改用琥珀酸氢化可的松 300mg/d 静脉滴注，同时继续抗感染治疗。患者 SCr 迅速下降。冲击治疗后 1 周，SCr 已降至 97μmol/L，CCr 升至 60ml/min。在此期间监测脑室外引流量 200 ~ 300ml/d。

术后第 2 周血小板进行性下降至 $39 \times 10^9/L$，停用利奈唑胺后恢复正常。3 月 31 日患者出现头痛、发热、昏迷及抽搐，脑脊液变混浊。考虑颅内感染，予脑脊液充分引流，美洛培南（美平）及万古霉素抗感染、降压、脱水、抗癫痫及支持治疗；2 天后神志转清，体温正常。CSF 培养为鲍曼不动杆菌。抗感染治疗 1 周后，脑脊液培养阴性，脑脊液中白细胞 < 10 个/μl。为减少导管相关的脑室感染的机会，4 月 10 日将引流管从腹壁引出，同时也方便了后续的脑室腹腔引流。术后继续予美洛培南、万古霉素抗感染。患者体温正常，神志清楚。4 月 28 日脑脊液常规、生化及病原学检查均阴性。5 月 4 日将引流管置入腹腔，术后出现畏寒，寒战，体温 38℃，脑膜刺激征阳性，继之出现局限性腹膜刺激征，腰穿示脑脊液压力

280mmH$_2$O，外观混浊，WBC 570/μl，蛋白 11.55g/L，考虑颅内感染，伴局限性腹腔感染。当日就从腹腔内取出引流管，给予美洛培南及万古霉素抗感染，同时将泼尼松减量至 30mg/d，静脉注射环磷酰胺 0.4g/w 及降压、脱水等治疗。术后体温仍 38℃左右，头痛、腹痛有所缓解。脑脊液培养为黏质沙雷菌，对美洛培南、头孢他啶和头孢吡肟敏感。因考虑头孢吡肟可避免细菌产生 AmpC 酶，故停用美洛培南，5 月 8 日换成头孢吡肟 2g 静脉滴注 q12h 治疗（CCr 61ml/min）。5 月 9 日起患者体温正常。使用头孢吡肟第 2 天，患者出现缄默少语，定向力、计算力、记忆力障碍，使用头孢吡肟第 3 天后换成美洛培南，上述症状缓解。考虑头孢吡肟导致的中枢神经系统不良反应。

此后患者体温正常，无头痛，神志清晰，脑脊液清亮，但是脑脊液仍能培养出黏质沙雷菌。先后使用美洛培南、头孢他啶和复方新诺明均无法清除脑脊液中的黏质沙雷菌。在使用复方磺胺甲噁唑（复方新诺明）期间，血肌酐一过性升高，停药后恢复正常。考虑到单药无法清除细菌，于是决定采用联合治疗。由于顾虑到氨基糖苷类和磺胺类药物的肾毒性，不选这两类药物联合治疗。根据文献报道，在动物模型中，莫西沙星血脑屏障的穿透率在 70% 左右，使用头孢他啶联合莫西沙星（MIC = 0.19mg/L）治疗。联合治疗的第 3 天，采集血标本和脑脊液标本进行血药浓度测定。莫西沙星的血浓度和脑脊液浓度见图 1-5。在脑脊液中莫西沙星的 AUC/MIC = 146，达到氟喹诺酮类治疗革兰阴性杆菌的 PK/PD 折点。采用头孢他啶和莫西沙星联合治疗成功清除了黏质沙雷菌。

半年后患者一般情况良好，血红蛋白 128g/L，血肌酐 100 ~ 120μmol/L，CCr 50 ~ 60ml/min，24h 尿蛋白 0.31g，补体、ESR、RF 均正常。脑室腹壁外引流通畅，发生 2 次菌交替，分别为松鼠葡萄球菌和短吻杆菌，均根据药敏选择抗生素，每次疗程在 4 周以上，未再发生颅内感染。已停用激素和环磷酰胺。择期行脑室腹腔分流术。

诊断：

（1）蛛网膜下出血后脑积水

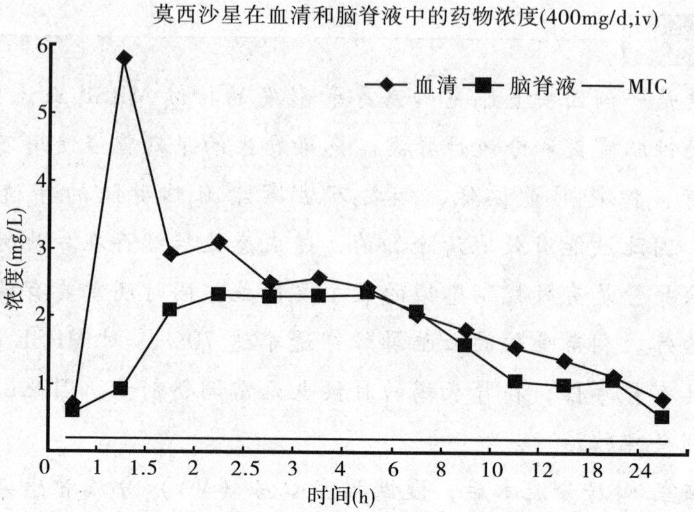

图 1-5　莫西沙星在血清和脑脊液中的药物浓度

莫西沙星 400mg，每日一次，静脉点滴（1 小时），在第 3 天留取血液和脑脊液标本进行药物浓度测定。莫西沙星的 MIC = 0.19mg/L。血清中的 AUC/MIC = 199，脑脊液中 AUC/MIC = 146

（2）左侧脑室 - 心房分流术后脑室心房分流管取出术后分流性肾炎急性肾功能衰竭

（3）右侧脑室额角穿刺引流术后侧脑室引流管取出术后

（4）左侧脑室腹壁外引流术后颅内感染

（5）慢性肝炎（乙肝、丙肝）

（6）高血压

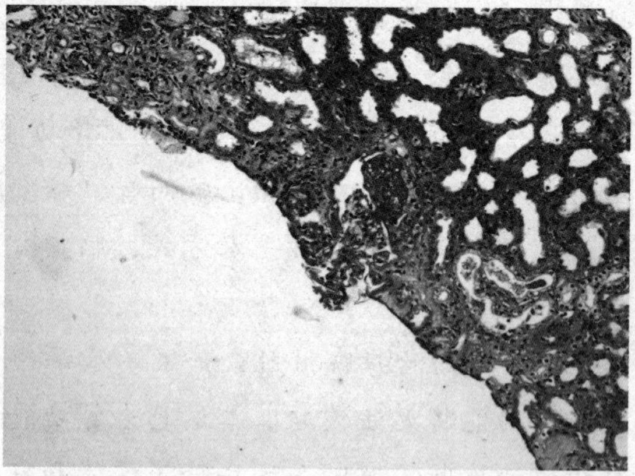

图 1-6　肾组织检查病理学结果（高倍镜下）

点评

这是一例因安置脑室心房导管引发的持续MRSE血流感染，导致慢性脑室炎和分流性肾炎。感染发生的早期曾经使用万古霉素治疗，但是剂量偏低，加之万古霉素血脑屏障的穿透率仅21%，因此没能有效地清除细菌，造成感染持续存在。此时，尽快去除导管是有效控制感染的最主要措施，同时还需要有效的抗感染治疗。利奈唑胺的血脑屏障穿透率达70%，对MRSE敏感，且不具有肾毒性，在肾衰竭的时候也无需调整剂量，因此，应该首选利奈唑胺治疗。

脑室-心房分流术后，慢性脑室心房（VA）分流管感染相关的免疫复合物介导的肾小球肾炎，称为分流性肾炎。文献报道，VA分流的患者中，分流管感染的发生率1%～18%，而其中，分流性肾炎的发生率仅0.7%～2.3%。其发病机制在于葡萄球菌对VA疏水管有特殊亲和力，易定植在分流管上，并且形成黏多糖生物膜，“逃避”抗生素的作用，因此形成低毒力的持续性菌血症，激活免疫反应，介导肾小球肾炎的发生。分流性肾炎的肾脏病理多表现为膜增生性肾小球肾炎，免疫荧光可见免疫球蛋白和C_3在内皮下及系膜区的沉积。还可有系膜增生性肾小球肾炎、毛细血管内肾小球肾炎等病理类型。类似本例患者的新月体肾炎较为少见。多数患者血培养或脑脊液培养可有阳性结果，这是分流管相关感染的直接证据。其中表皮葡萄球菌最常见，约占75%。分流性肾炎的处理原则，首先必须完整去除已感染的分流管，如果不能去除分流管，单纯抗生素抗感染治疗是无效的。而对于及时去除分流管的病例，预后往往较好，肾功能可以恢复。其次需给予足量敏感抗生素治疗。相比较而言，脑室腹腔分流的感染发生率较低，现在多采用这种手术方式，脑室心房分流已少采用。

新月体肾小球肾炎的治疗窗很短，如果不尽早给予大剂量糖皮质激素治疗，肾功能将无法恢复。本例患者肾功能之所以能恢复正常，得益于快速诊断，及时手术去除了导管和有效的抗感染

治疗。由于患者接受了免疫抑制治疗，机体的免疫功能受损，也许是慢性脑室炎反复发生菌交替的原因之一。

动物试验表明左氧氟沙星和莫西沙星能够透过血脑屏障，但是人体研究很少。通过对本患者的药代动力学研究，莫西沙星血脑屏障的穿透率为80%左右，脑脊液的AUC/MIC达到氟喹诺酮类药物治疗革兰阴性杆菌的PK/PD折点（AUC/MIC = 125），理论上佐证了头孢他啶联合莫西沙星可有效清除黏质沙雷菌。

病例8 张某，女性，26岁。入院日期2005年3月3日，出院日期2005年5月4日。

主诉：发热21天，四肢肿胀15天。

现病史：2005年2月7日突然出现高热，体温持续在39℃以上，伴畏寒、寒战和浓茶色尿。在外院给予静脉点滴阿奇霉素、克林霉素等药物，口服对乙酰氨基酚（百服宁）退热，治疗3天无效。2月10日出现鼻出血一次，填塞止血。2月14日患者出现双膝关节疼痛，伴双下肢肿胀和乏力。15日清晨症状明显加重，出现双肘关节疼痛和肿胀，双膝关节不能屈曲。患者服用汤药，外敷中药，四肢疼痛和肿胀进行性加重。2月20日来我院急诊，查血常规：WBC 8.34 × 10^9/L，N 0.82，Hb 97 g/L，PLT 240 × 10^9/L；尿常规正常；ANA（−），抗ds-DNA抗体（−），P-ANCA 1∶20，皮肤科考虑“药物过敏”，感染不除外，给予对症治疗，病情无改善。2月28日再次来急诊，血常规：WBC 18.5 × 10^9/L，N 0.89，Hb 68g/L，PLT 209 × 10^9/L；生化：ALT 93U/L，ALB 16g/L，TBil 2mg/dL，DBil 1.56mg/dl；B超显示肝脏回声欠均匀，腹腔积液，四肢软组织积液。先后给予头孢曲松、甲硝唑和亚胺培南/西司他丁治疗，病情无好转，为进一步治疗入院。

既往史：既往体格健壮，无肝炎、结核病史。无手术外伤史。无输血史。无过敏史。

个人史：生长在北京，否认静脉滥用药物和冶游史。

体格检查：T 38.6℃，P 106次/分，R 20次/分，四肢肿胀无法测量血压。

一般状况可，急性病容，平车入病室，神志清晰，查体合作。皮肤、巩膜轻度黄染，无皮疹，浅表淋巴结无肿大。头颅、五官查体正常。颈软，无抵抗，甲状腺正常。双肺查体正常，心界不大，心率110次/分，律齐，主动脉瓣听诊区可闻及3级收缩期杂音，向颈部传导。腹平软，无压痛，肝脾肋下未及，无包块，移动性浊音(+)。双上肢、下肢和胸壁皮肤明显肿胀，皮温增高，触痛明显，皮肤张力较大，双肘关节和左踝关节处可触及波动感，局部皮肤红肿明显，左踝关节处皮肤溃破，有黄白色脓液流出，四肢关节因疼痛无法活动。

根据病史和体格检查，特别是体格检查，严重的皮肤和皮肤结构感染诊断明确，病变范围广，感染严重，已经造成严重的贫血和低蛋白血症，因此必须给予积极的抗感染治疗和支持治疗。

3月3日切开左肘部脓肿，引流出脓液400ml。经验性给予万古霉素联合亚胺培南抗感染。

3月4日左前臂放置引流管，引流出脓液300ml，脓液送涂片和培养。脓液涂片革兰染色找到革兰阳性球菌。调整抗生素为头孢美唑2g iv，每8小时一次，输红细胞悬液400ml。

3月5日引流出脓血520ml，体温在38.2℃。脓液中培养出甲氧西林敏感的金黄色葡萄球菌(MSSA)。继续使用头孢美唑抗感染，输红细胞悬液400ml，锁骨下静脉插管，进行胃肠外营养，输白蛋白，改善患者的全身，争取能尽早耐受手术。B超显示四肢多发脓肿形成（图1-7，图1-8）。

3月13日行切开引流。左股后下部纵行切开皮肤10cm，右股后下部纵行切开皮肤8cm，左小腿后正中切开皮肤6cm，右上臂内侧切开皮肤6cm，右前臂切开皮肤4cm，均有大量脓液流出。清理脓腔，并将脓壁清除干净，填塞棉纱引流。手术后继续使用头孢美唑抗感染，伤口每日换药多次，继续给予胃肠内和胃肠外营养支持，体温降至38℃左右。

3月19日伤口分泌物为黄绿色，培养出铜绿假单胞菌（绿脓杆菌），对环丙沙星高度敏感，加用环丙沙星200mg iv，每12小时

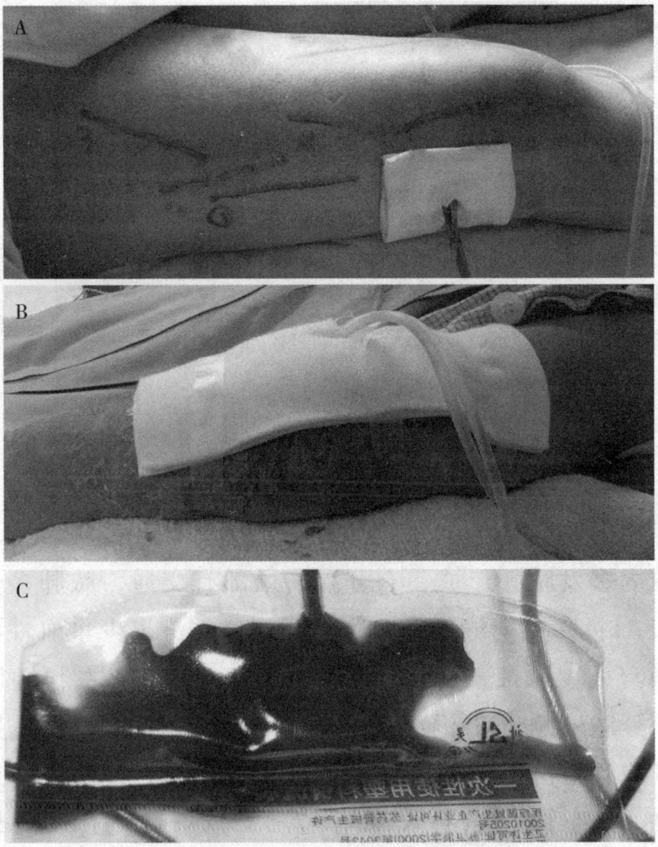

图 1-7　股部脓肿及引流物

患者右股部脓肿的部位（A）；右肘部的脓肿已经溃破，置管引流（B）；脓液为血性（C）

一次。

3 月 22 日体温升至 39℃，伤口分泌物明显减少。23 日进手术室冲洗伤口、换药。沿左小腿后正中切口切开肌层，大量脓液流出，在肌肉表面分离皮下组织与左踝部切口相通，清理肌腱表面脓苔，冲洗其他伤口，更换敷料。手术后停用头孢美唑和环丙沙星，改用头孢吡肟 2g iv，每 12 小时一次。

第二次手术后患者体温降至 38℃ 以下，继续抗感染治疗和换药，病情逐渐好转。3 月 29 日缝合右肘和右大腿伤口。4 月 6 日缝合其余伤口。

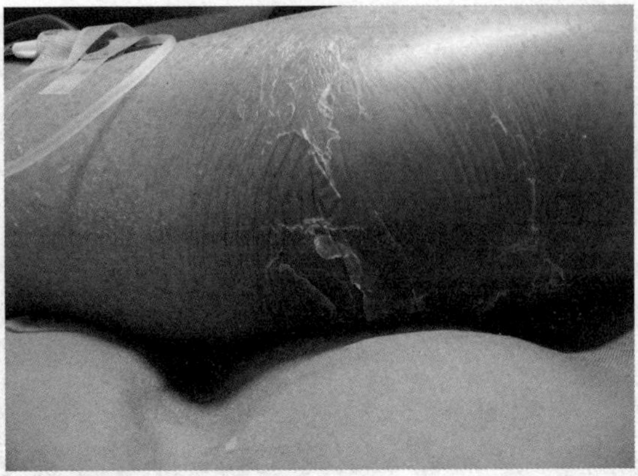

图 1-8　左肘部脓肿

4 月 11 日右大腿再次出现肿胀，大腿外侧压痛明显。B 超发现右侧大腿内多发脓肿形成，有分隔，局部有交通，脓肿多分布在肌肉间。12 日拆除右腿缝线，再次豁开伤口，流出少量血性脓液。13 日右侧腘窝处皮肤溃破，流出 1000ml 黄色脓液，右腿肿胀明显减轻。腘窝处脓液培养出铜绿假单胞菌（绿脓杆菌）和鲍曼不动杆菌。继续与骨科医生密切合作，积极清理伤口、换药，使用头孢吡肟抗感染。4 月 16 日起体温降至 37.5℃以下。4 月 22 日缝合右大腿伤口。5 月 4 日出院，出院时除左踝部伤口外，其余伤口均已愈合，双上肢功能恢复好，活动自如，但是双膝关节屈曲困难。出院后继续换药和功能锻炼。

患者出院后经积极的功能锻炼，除膝关节以外，其余关节功能恢复良好，但是双膝关节功能恢复不理想。左膝关节活动度为 5°～15°，右膝关节活动度为 0°～30°。2008 年 3 月 25 日行左全膝人工关节表面置换术和股四头肌 V-Y 成形术。手术后左膝关节活动度恢复至 0°～90°。

点评

这是一例由金黄色葡萄球菌引起的严重的皮肤、皮肤结构感染，感染累及四肢，侵及肌肉。早期可能存在金黄色葡萄球菌的血流感染，没能及时诊断和引流脓肿，而抗生素应用不够强有力，致使感染控制不好，造成播散，这不能说不是一个遗憾。尽早进行彻底的清创是治疗的关键，刚入院时患者的全身状况差，恐难以耐受巨大创面的清创，看似简单的手术，其实蕴含着巨大的风险。对于这样严重的感染，清创、合理使用抗生素和支持治疗三者缺一不可。

（三）奴卡菌感染

病例9 时某，男，56岁，已婚，银行工作人员。第二次入院日期1998年9月7日，出院日期1998年9月23日。

主诉： 乏力、嗜睡 肾功能异常，伴尿少一年多。

现病史： 患者于1997年4月感乏力、嗜睡，去医院检查发现血压180/100mmHg，血清尿素氮62mg/dl，肌酐8.4mg/dl，诊断慢性肾炎，尿毒症。开始用降压药和每日中药灌肠，但尿量逐渐减少，患者出现全身水肿，行腹腔透析，曾于1998年6月9日转北京协和医院急诊行同种异体肾移植，术后恢复良好，并开始服用硫唑嘌呤（依木兰）0.1g/d，泼尼松20mg/d，环孢素每天8mg/kg；血压维持在（140～160）/（90～100）mmHg，尿量在2500ml/d，尿素氮28mg/dl，肌酐0.9mg/dl，患者于1998年6月30日出院。

出院疗养期间，继续服用硫唑嘌呤、泼尼松和环孢素，另有降压药等，血压平稳。1998年7月患者突感口渴、多尿和乏力。检测空腹血糖223mg/dl，餐后2小时血糖485mg/dl，开始用阿卡波糖（拜糖平），空腹血糖在100～130mg/dl。1998年8月患者有咳嗽，咳黄痰，无胸痛，不发热，痰中不带血。4天后开始发热、恶心、呕吐，血糖上升至501mg/dl，尿中出现酮体，诊断糖尿病酮症酸中毒，用胰岛素治疗，糖尿病和酸中毒被控制，但发热、咳嗽不见好转。8月19日体温上升至于39℃，症状加重，胸片显示双肺片状阴影，两上肺有团块影。第一次痰培养为铜绿假单胞菌（绿脓杆菌），8月24日胸片显示两肺蜂窝状空洞样病变，患者于9月7日第二次转入北京协和医院。

体格检查：高热重病容，神志清楚，轻度发绀，血压120/80mmHg，体温37.4～39.9℃，脉搏100次/分，两肺散在湿啰音，心率100次/分，腹软，肝脾未触及。

实验室检查：血常规：血红蛋白85g/L，WBC 19.4×10^9/L，中性0.86，淋巴0.11，血小板43×10^9/L。尿常规：比重1.015，pH 5，蛋白15mg/24h，白细胞（－），糖（－），酮体（－）。肝肾功能：ALT 10U/L，TBil 0.8mg/dl，DBil 0.4mg/dl，乙肝标志物（HBVM）（－），抗HCV抗体（－），BUN 143mg/dl，肌酐1.2mg/dl。其他：血糖187mg/dl，ESR 130mm/第一小时末，衣原体抗体（－），支原体抗体（－），抗巨细胞病毒（CMV），抗体IgG 1∶128，HSV抗体IgG 1∶128，军团菌抗体（－）。痰涂片：上皮细胞<25/Lp，白细胞>24/Lp，可见革兰阳性球菌和革兰阴性杆菌，未见抗酸杆菌和真菌。

入院诊断：肺炎（双）

糖尿病

同种异体肾移植后

住院后继续用胰岛素和阿卡波糖（拜糖平）控制糖尿病，移植肾仍用环孢素、硫唑嘌呤和泼尼松同前，院内获得性肺炎用哌拉西林2g，8小时1次静脉、氟康唑0.1g，1日次静脉，及头孢噻肟2g，12小时1次静脉。自1998年9月7日至9月9日用上述抗生素无进步，痰培养结果未得到。1998年9月7日，9月14日和9月22日患者用头孢哌酮/舒巴坦和甲硝唑治疗后，胸片显示两肺病变明显吸收好转，空洞已基本消失，体温正常，只有轻咳和少量白痰，血象示白细胞和中性粒细胞仍稍高，于1998年9月23日出院回当地治疗继续使用抗生素1～2个月（图1-9）。

点评

患者诊断比较清楚，肾移植后出现糖尿病，发生过酮症酸中毒，转来住院是肺炎，两上肺团块阴影。关于病原学，由于临床怀疑真菌、结核希望细菌室帮助，细菌室要求深部咳出的痰，他们是这样操作的：取痰标本先将沙堡培养基内加氯霉素培养，结

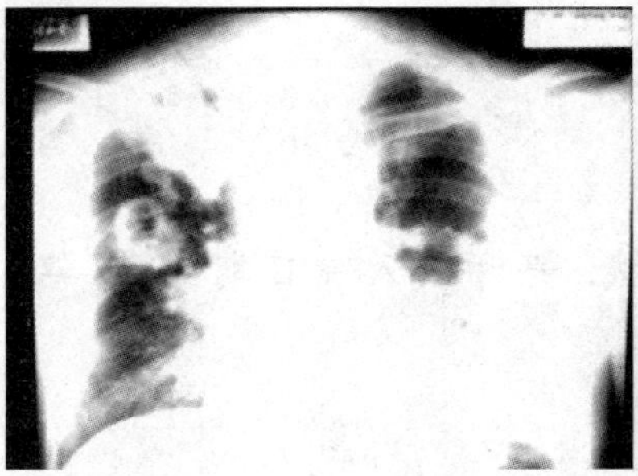

1998年9月7日胸片

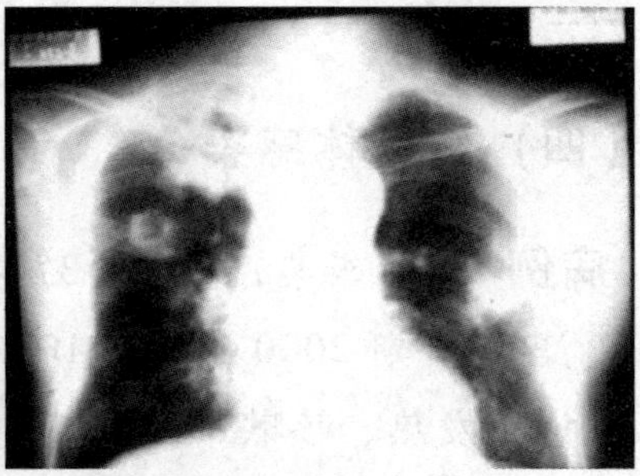

1998年9月14日胸片

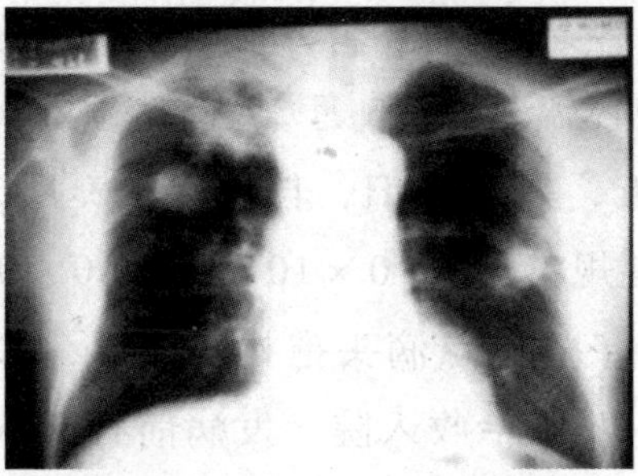

1998年9月22日胸片

图 1-9　病例 9 患者治疗前后胸片

果无细菌生长，因培养基加氯霉素主要分离真菌，培养阴性说明无真菌；然后用沙堡培养基去氯霉素再取痰培养，有细菌生长，是抗酸杆菌；取菌落作涂片，用盐酸脱色，如为结核杆菌，应阳性，但患者的结果是阴性，故亦不是结核杆菌；用硫酸脱色显阳性，说明可能是奴卡菌，再作生化反应证实为奴卡菌。患者先后 6 次痰培养均为奴卡菌，从其治疗反应来看经用第三代头孢菌素头孢哌酮/舒巴坦和甲硝唑后恢复良好，体温下降，除血白细胞 22×10^9/L，中性 0.86，稍高外，一般情况在逐渐好转。作为临床感染科的医师，应该了解细菌室的操作和鉴定，临床医师提出合理的要求，细菌室用操作的步骤来说明，使医师有很大收获。

本例是奴卡菌所致的严重肺炎，一般奴卡菌感染可用磺胺嘧啶，本例患者不合适，因为做过肾移植，肾功能较差，乃用头孢哌酮/舒巴坦疗效很明显。这类细菌感染不多见，但对免疫功能受损者要密切注意本菌引起的感染，我院在临床工作中已发现多例。

（四）支原体感染

病例 10 李某，男性，37 岁，已婚。入院日期 2000 年 3 月 31 日，出院日期 2000 年 4 月 10 日。

主诉： 发热、咳嗽 6 天。

现病史： 患者于 6 天前突然发热，体温 38.7℃，伴畏寒，有咳嗽，无铁锈色痰，伴乏力、全身酸痛。在外口服对乙酰氨基酚（泰诺）热退，但很快体温复升。3 月 27 日起，口服阿莫西林（弗莱莫星）0.5g bid×2 天，发热依旧，伴胸痛。3 月 31 日，来我院急诊体温 39.4℃，血常规 WBC 6.0×10^9/L，N 0.70，胸片示右上肺实变及炎性浸润，给予静脉点滴头孢拉定 2.0g q12h 及口服罗红霉素 150mg bid。为进一步诊治收入院。发病前有游泳史。

既往史： 无肝炎、肺结核史。

个人史： 无烟酒嗜好。父亲死于前列腺癌。

体格检查： T 37.8℃，P 90 次/分，R 20 次/分，BP 120/80mmHg。

患者发育正常，营养中等，急性面容，神清；巩膜、皮肤无黄染，浅表淋巴结不大；咽红，扁桃体不大，颈无抵抗，气管居中，右上肺呼吸音粗糙，未闻湿啰音；心脏正常；腹软，肝脾未及。

实验室检查： WBC 7.0×10^9/L，N 0.719，Hb 145g/L，PLT 200×10^9/L，ESR 67mm/第一小时末。冷凝集试验 1∶8，肺炎衣原体抗体 IgG 1∶64，肺炎支原体抗体 IgG >1∶160。肝肾功能正常。胸片：肺部有斑片状阴影，小量胸腔积液，胸膜有炎性反应。

诊断： 支原体肺炎

住院后治疗用罗红霉素 150mg 2 次/日 po，3 天后热退，4 月 10 日出院。

点评

诊断明确，治疗效果满意。以往肺炎住院均用头孢类抗生素，好转出院，很少进一步检查属那类病原菌引起的肺炎。目前检测的技术有进步，可以判定是细菌性、支原体、衣原体、真菌等，有利于临床正确应用抗生素。

（五）布氏杆菌

病例11 王某，男性，38岁。入院日期1996年3月20日，出院日期1996年4月7日。

主诉：发热11个月，关节痛7个月。

现病史：患者自1995年4月开始无明显诱因出现发热寒战，体温波动在38～39℃，伴阵发性头痛，无咳嗽咳痰，无关节痛，无皮疹，无尿频、尿急、尿痛，无腹泻、腹痛等。在当地医院检查白细胞增多，给予抗生素治疗无效。自服退热药有时体温下降，体温最高达39.5℃，其间亦有4～5天体温正常，至8月逐渐出现双手指关节痛，活动受限，走路跛行，但无红肿热，双手不能握拳。1995年11月双上肢症状减轻，但右髋关节疼痛加重，活动受限。来我院门诊检查髋关节不肿，ESR 38mm/第一小时末，RF（－），人类白细胞表面抗原B_{27}（HLA-B_{27}）（－），布氏杆菌凝集试验阳性，疑诊布氏杆菌病收住院。

发病以来，精神尚可，近3个月来食欲减退，体重下降5kg，粪便干燥，1995年6月开始有手掌、足底、腋下出汗增多，经常因关节痛服用激素。

既往史：生于河北大厂县，从事牛羊贩卖工作，有时杀羊，从不戴手套。

家族史：爱人健在，一子一女均健康。

体格检查：T 37.5℃，R 22次/分，P 84次/分，BP 120/70mmHg。

步入病房，患者发育正常，营养中等，神清合作，皮肤巩膜无黄染，无淤斑，双颌下可扪及小淋巴结。鼻窦无压痛，咽不红，扁桃体不大，颈无阻力，心肺无异常，腹软，肝脾未及。无病理征。

实验室检查： 血常规：WBC 4.53 × 10^9/L，N 0.48，L 0.42，M 0.097，Hb 157g/L，PLT 223 × 10^9/L。尿常规：比重 1.020，蛋白（－），糖（－），ERY 25/μl。布氏杆菌凝集试验（＋），乙肝病毒检测（－），肝功能 ALT 30U/L，A/G 4.5/2.6，TBil 0.5mg/dl，DBil 0.2mg/dl，抗 BB 螺旋体抗体（－）。

诊断： 布氏杆菌病

住院后开始用四环素＋链霉素，患者用链霉素后有头晕、恶心等不适，改用阿米卡星 0.2g 肌内注射，2 次/日，用药 3 周后，已不发热，因不适应医院伙食要求出院，因病情稳定乃同意门诊随诊，嘱外购多西环素 0.1g 2 次/日。

点评

患者布氏杆菌诊断明确，有从事贩牛羊肉工作，发热 11 个月，出现关节痛 7 个月，体格检查未发现异常，布氏杆菌凝集试验阳性。在基层医院应该能诊断，患者治疗好转后，他的弟弟、亲戚等五六人先后来检查，男的多。只要是从事杀牛羊的，都是布氏杆菌病，都用多西环素 0.1g 3 次/日或 0.2g 2 次/日，有些两个疗程有些 3 个疗程，恢复回家。有一例又感染了，原因还是杀羊不戴手套。最后告诉患者变成慢性布氏杆菌病后，关节会畸形，走路疼痛，老了更难受，希望他回当地做些宣传工作，另外请他转告当地医师及防疫站，因为在当地治疗费用要省很多，至少不用花路费了。因为实验室检查并不复杂，应该提高基层医疗水平。

（六）BB 螺旋体感染

病例 12　曹某，女，24 岁，未婚，化妆师。入院日期 1994 年 11 月 19 日，出院日期 1994 年 12 月 15 日。

主诉：发热、头痛6天。

现病史：患者于1994年11月13日下午外出受寒后，14日下午五点始觉头晕、头痛、视物旋转感，头痛性质与既往偏头痛相似，无鼻塞、流涕。15日仍有头晕、头痛，下午始觉发冷，无寒战，自觉发热（未测体温）。16日凌晨4时觉畏寒较重，头痛加重，伴双颞侧跳痛，呕吐一次（非喷射性），为胃内容物，16日晚测体温38.9℃，肌内注射安痛定热退，视物时觉人影上、下跳动，无明确复视现象。17日头痛继续加重，头变化位置（卧位），低位置疼痛最重，发热37.9℃，予退热药复方阿司匹林后稍好转。18日上午朝阳医院就诊，为脑膜炎。下午来我院就诊（神经科），T 37.2℃，BP 110/70mmHg，意识清、双瞳等大等圆，有复视，双眼左侧凝视时有水平眼震。行腰穿，压力为380mmH$_2$O，术后甘露醇250ml脱水，颈软无抵抗。脑脊液（CSF）常规示细胞总数：3230/μl，WBC 1640/μl，多核0.10，单核0.90，蛋白（+），糖五管阳性。转内科血WBC 8.4×10^9/L，分叶0.61，嗜酸0.05，淋巴0.34，予头孢曲松钠（菌必治）抗炎，并分别于下午8时、11时予甘露醇脱水。1994年11月19日晨予50%葡萄糖60ml及20%甘露醇q8h交替脱水，并收入病房。

既往体健，今年9月去秦皇岛出差，回来后发热，并出现口周水疱，经治疗后好转，否认肝炎、结核、手术史，否认药物、食物过敏史。3岁时曾有过头部外伤。

患者发病以来精神尚可，食欲差，睡眠不佳，排尿无明显异常，排便由1次/天，变为1次/（2~3）天。

体格检查：T 37.2℃，P 88次/分，R 18次/分，BP 105/60 mmHg，一般情况好，神清语利，定向力好，回答切题，查体合作，未见黄染、皮疹及皮下出血点。浅表淋巴结未及。眼睑无水肿，巩膜无黄染，角膜透明，瞳孔等大等圆，直径2.5mm，对光反射灵敏，双眼各方面运动不受限，左眼复视，右眼外斜，向左侧凝视时有水平眼震，并有人影浮动。耳鼻无异常，口唇红、咽红，左侧扁桃腺Ⅰ度，右侧Ⅱ度肿大，无红肿，表面无白苔。颈软无抵抗，气管居中，甲状腺不大。双肺清，未及干湿啰音。心界不大，心率94

次/分，律齐，S_1 较钝，未闻及杂音及异常心音。腹软，无肌紧张，无压痛，肝脾未及。布氏征（－），克氏征（－），低头压颈试验（＋）。

实验室检查：血常规：Hb 115g/L，RBC 3.75×10^{12}/L，WBC 6.4×10^{9}/L，分叶 0.631，嗜酸 0.022，淋巴 0.303；PLT 108×10^{9}/L。ESR 7mm/第一小时末，HBsAg（－）。血 K^+ 4.6mmol/L，Na^+ 141mmol/L，Cl^- 107～109mmol/L，Cr 0.8mg/dl，BUN 5mg/dl。

1994 年 11 月 19 日，患者一般情况可，平卧不感头痛，起身低头感头痛，搏动性。予头孢曲松钠（菌必治）2g qd iv 滴注及甘露醇 250ml q8h 脱水，下午复查 CSF，压力 200mmH_2O。1994 年 11 月 20 日，脑脊液检查结果示：外观无色透明，蛋白（±），细胞总数 739，糖五管（＋），白细胞 624，多核 0.29，单核 0.71。1994 年 1 月 21 日，患者今上午腹泻一次，给乳酶生 0.9g 口服、整肠生 0.5g 口服，考虑为头孢曲松钠引起的菌群失调，减头孢曲松钠为 1g qd iv 滴注，甘露醇改为 250ml 静脉滴注 Qd。1994 年 11 月 23 日，眼科会诊：双眼底大致正常，双眼水平眼震。CSF 生化报告：糖 57mg/dl，蛋白 79mg/dl，氯化物 130mg/dl。B 超示胆囊结石合并胆囊息肉；1994 年 11 月 24 日，患者无头晕头痛，一般情况可，停 20% 甘露 250ml iv 滴注。停整肠生 0.5g tid。1994 年 11 月 29 日，复查 CSF，压力 240mmH_2O。1994 年 12 月 1 日，CSF 常规回报：无色透明，细胞总数 114，WBC 45，多核 0.10，单核 0.35；CSF 生化：糖 53mg/dl，蛋白 31mg/dl，氯化物 126mg/dl，隐球菌（－）；CSF 送神经科行细胞学检查：淋巴 0.50，单核 0.40，偶见中性粒及嗜酸性粒细胞。患者一般情况可，仍有眼震及视物浮动感，予青霉素 320 万 U iv 滴注，脱水暂用甘油盐水。1994 年 12 月 3 日，流研所报告患者莱姆抗体 ELISA 法 IgG 1∶500（＋），仔细询问患者于 10 月 25 日去香山拍电影，患者替演员化妆后去附近灌木丛中休息，可能被硬蜱咬后感染，时间符合该病潜伏期，高度可疑为莱姆病，予青霉素 400 万 U iv 滴注 q6h。1994 年 12 月 10 日，流研所报莱姆病确诊试验 5 条特异性条带中有 3 条阳性，确诊莱姆病，合并脑膜炎。1994年12月13日，复查CSF，测压力190mmH_2O，停甘油盐水脱水。1994年12月14日，CSF报告：无色透明，白细胞7 μl，蛋白（-），糖五管阳性。已用青霉素400万U iv滴注q6h 13天。患者一般情况可，无不适主诉，眼球右侧凝视轻度震颤。从CSF看已治愈，1994年12月15日出院。

患者因莱姆病合并脑膜炎复发于1995年1月7日第二次住入我院。1995年1月23日出院。

患者出院后未再使用抗生素维持治疗，曾间断服用复方氨酚烷胺（快克）、维生素C、复合维生素B等药物，曾出现一过性皮疹、肢体麻木不适。1995年1月4日出现复视（左眼视物时），伴眼球水平震颤。腰穿：颅压240mmH_2O。考虑莱姆病，伴脑膜炎复发。本次发病无明显发热，左侧枕部疼痛不适。

体格检查：神志清楚，查体合作，全身皮肤、黏膜无黄染，未见明显皮疹，浅表淋巴结未及肿大。结膜无充血及苍白，巩膜无黄染，眼睛向左侧视物时出现复视，伴眼球水平震颤。辐辏反射较差。口唇红润，咽不红，双侧扁桃体不大。颈轻无抵抗，活动自如，气管居中，甲状腺不大。双肺呼吸音清，未闻干湿啰音。心界水大、律齐，心率90次/分，听诊未及明显杂音。腹平软，肝脾未及，肠鸣音存在，尢亢进。四肢脊柱活动自如，克氏征（-），布氏征（-）。

1995年1月7日，患者入院后一直予头孢曲松钠2g静脉滴注qd及20%甘露醇间断脱水，症状已稍减轻。1995年1月9日改头孢曲松钠1g静脉滴注。1995年1月15日，眼科随诊：右眼外斜5°~10°，双眼球运动不受限，左下视野复视，建议继续内科治疗。1995年1月19日，复查腰穿，压力185mmH_2O，送检。1995年1月22日，患者左侧视物有轻度复视，仍有水平震颤，脑脊液回报CSF生化：糖53mg/dl，蛋白31mg/dl，氯化物125mg/dl；CSF常规：无色透明，蛋白阴性，糖五管阳性，细胞总数10/μl，白细胞2/μl。CSF细胞学：淋巴细胞40%，单核50%，少量吞噬细胞，个别巨噬细胞。停治疗，1995年1月24患者出院，门诊随诊。

出院诊断：莱姆病

合并脑膜炎（复发）

点评

本例为莱姆病，合并脑膜炎，刚住院时曾考虑病毒性脑膜炎和结核性脑膜炎，专业组查房时发现患者有右眼外斜，根据书本记载莱姆病，合并脑膜炎，神经受损可以有眼外斜。由此提出请流研所帮助查抗 B B 螺旋体抗体，结果阳性，经蛋白印迹法确证为莱姆病。患者用青霉素 400 万 U iv q8h 治疗 2 周后，明显好转，停药出院。可能治疗不够彻底，出院 3 周，脑膜炎又复发，乃再次住院换用头孢曲松 2g iv qd × 1 疗程，CSF 正常，仅剩左眼有复视及水平震颤，恢复出院，未再复发。

莱姆病在北京并不常见，主要在西山果园内有些工人被硬蜱咬后感染，多见的是游走性红斑，关节炎和脑膜炎。早期诊断早期治疗可完全康复，晚期则容易形成关节终身畸形。

表 1-2　病例 12 患者治疗前后血常规变化

日期	Hb (g/L)	RBC ($\times 10^9$/L)	WBC ($\times 10^9$/L)	中性粒细胞	淋巴细胞	PLT ($\times 10^9$/L)	嗜酸性细胞 ($\times 10^9$/L)
1994 年 11 月 21 日	115	3.75	6.4	0.631	0.303	108	0.022
1994 年 11 月 29 日	133	4.57	6.1	0.683	0.256	136	0.066
1994 年 12 月 9 日	154	5.18	6.7	0.422	0.523	175	
1995 年 1 月 10 日	137	4.61	6.0			123	

表 1-3　病例 12 患者实验室检查资料

日期	检验项目	结果
1994 年 11 月 18 日	CSF 细胞	脑脊液白细胞 1640 个，单核 90%，多核 10%
1994 年 11 月 19 日	CSF 常规	无色透明，蛋白（±），细胞总数 739/μl，白细胞 624/μl，多核 29%，单核 71%
	CSF 找隐球菌	墨汁涂片阴性，反相乳酸凝集阴性

续 表

日期	检验项目	结果
	CSF 抗酸菌	荧光涂片法阴性
	CSF 生化	糖 57mg/dl，蛋白 79mg/dl，氯化物 130mg/dl
1994 年 11 月 20 日	蛋白电泳	白蛋白 57.9%，α_1 2.9%，α_2 6.9%，β 11.4%，γ 20.9%
	血电解质	K^+ 4.6mmol/L，Na^+ 141mmol/L，Cl^- 107mmol/L
	肾功能	BUN 5mg/dl，Cr 5mg/dl，CO_2CP 24vol%
	ESR	ESR 7mm/第一小时末
	HBsAg	阴性
	肝功能	SGPT 正常，胆红素 < 1.0mg/dl，蛋白 TP 6.3g/dl，Alb 3.7g/dl
1994 年 11 月 21 日	IgE	IgE 325U/ml
	CSF 猪囊虫凝集试验	阴性
	血猪囊虫凝集试验	阴性
	粪便培养	未找到致病菌
1994 年 11 月 22 日	B 超	胆囊结石合并胆囊息肉
1994 年 11 月 24 日	CSF 细菌培养	普通培养无细菌生长
	X 线胸片	双下肺纹理厚
1994 年 11 月 28 日	CSF 常规	无色透明，蛋白阴性，细胞总数 114/μl，糖五管试验阳性，白细胞 40/μl，多核 10%，单核 35%
	粪便虫卵检查	未查见人体寄生虫卵
	CSF 生化	糖 53mg/dl，蛋白 31mg/dl，氯化物 126mg/dl
	CSF 囊虫间接血凝试验	阴性
	CSF 找隐球菌	墨汁染色及反相乳酸凝集均阴性
1994 年 11 月 29 日	血电解质	K^+ 4.8mmol/L，Na^+ 138mmol/L，Cl^- 107mmol/L

续 表

日期	检验项目	结果
1994 年 11 月 30 日	肾功能	BUN 9mg/dl，Cr 0.7mg/dl，CO_2CP 52vol%
	弓形虫 IgM	阴性
	BB 螺旋体抗体	IgG　1:500（+）
	梅毒血清试验（RPR）	阴性
1994 年 12 月 13 日	CSF 常规	无色透明，蛋白阴性，糖五管阳性，细胞总数 28/μl，白细胞 7/μl
	CSF 生化	糖 57mg/dl，蛋白 24mg/dl，氯化物 122mg/dl
	CSF 细胞学	淋巴 40%，单核 10%，激活淋巴细胞 40%，少量吞噬细胞
1995 年 1 月 9 日	血电解质	K^+ 4.6mmol/L，Na^+ 139mmol/L，Cl^- 111mmol/L
	肾功能	BUN 10mg/dl，Cr 0.7mg/dl，CO_2CP 45vol%
	蛋白电泳	白蛋白 55.0%，α_1 3.1%，α_2 7.1%，β 10.9%，γ 23.9%
	肝功能	SGPT 正常，蛋白 TP 7.4，ALB 3.8，胆红素 <1.0mg/dl
1995 年 1 月 19 日	CSF 生化	糖 53mg/dl，蛋白 31mg/dl，氯化物 125mg/dl
	CSF 常规	无色透明，蛋白阴性，糖五管阳性，细胞总数 10/μl，白细胞 2/μl
	CSF 细胞学	淋巴细胞 40%，单核 50%，少量吞噬细胞，个别巨噬细胞

病例 13　杨帆，女性，19 岁，学生，籍贯江西。入院日期 1995 年 10 月 6 日，出院日期 1996 年 4 月 11 日。

主诉：间断发热伴关节痛 1 年 7 个月，加重 3 个月。

现病史：患者于1994年3月无明显诱因出现双肘、双膝关节痛，不红肿，在当地医院查ASO、RF（-），给予青霉素640万U/d静滴及阿司匹林1片/日，疼痛不见缓解。一个月后痛发展至双腕及双手指掌关节及近端指间关节，伴大小鱼际皮肤出现圆形红斑，如铜钱大小，查ESR 76mm/第一小时末。1994年5月开始有发热，体温最高达38.5℃，伴干咳、结膜充血。于当地医院用氨苄西林+复方丹参治疗。体温降至正常，但关节症状，干咳、结膜充血无好转。当地医院查红斑狼疮细胞（+）。为进一步确诊5月18赴上海瑞金医院检查，3次狼疮细胞均（-）。ANA，ENA（-），C_3、C_4、CH_{50}正常，行纤维支气管镜检查：慢性炎性改变，取支气管分泌物找抗酸杆菌结果1次（-），1次（+），两次PPD试验1次（-），1次（+），ESR增至105mm/第一小时末。关节痛见轻，但胸椎疼痛逐渐延伸至颈部，干咳亦加重，给予异烟肼、利福平、链霉素三联抗结核治疗半个月，症状无好转，加用地塞米松5mg静脉点滴qd，后用泼尼松30mg po qd和头孢曲松2g iv qd治疗半个月，疗效不佳，停抗结核治疗换用CTX 100mg/d，次日体温正常，乃于1994年7月20日开始激素减量，患者体温未再上升，1994年7月28日出院。出院后逐渐减激素的量至1995年4月停用。服药期间，偶有低热，颈项疼痛和干咳稍好转。

1995年5月再次出现间断发热，体温最高39℃静滴青霉素后体温能降至正常，偶有手掌、足底出现红斑，可自行消退。1995年7月又发热，午后升高，有脱发，抗生素治疗无效，乃于1996年9月13日来京进一步诊治而收入我院。

患者发病以来，精神尚可，食欲减退，体重下降5kg，睡眠尚可，1995年起有耳鸣，无眩晕、恶心、呕吐。

既往史：小时候患过黄疸性肝炎和肺门淋巴结核，未经正规抗结核治疗。

月经史：16岁初潮，量中等，周期不规则。

家族史：家中无类似疾病，父亲有结核史。

体格检查：T 36.3℃，P 76次/分，R 75次/分，BP 100/75mmHg。

发育中等，营养稍差，慢性病容，神清合作，自主体位，头颅五官未见畸形，球结膜轻度充血，睑结膜苍白，双瞳孔等大等圆，对光反应存在，双耳道无渗液，听力正常。颈部有抵抗，双侧可扪及小淋巴结，质软无压痛，气管居中，甲状腺不大，两肺呼吸音清，心尖可闻及1~2级吹风样收缩期杂音，心律齐，腹软，肝脾均肋下可及，肠鸣音正常，克氏征（+），未引出其他病理征。

实验室检查：血常规：WBC 10.9 × 10^9/L，N 0.98；Hb 107g/L，PLT 199 × 10^9/L；ESR 70mm/第一小时末，乙肝病毒学检测（－）。ANA（－），抗 DsDNA 抗体（－），ANCA（－），ENA（－）。蛋白电泳：γ球蛋白28.85%；CMVIgM（－），IgG（+）。RF 1∶16。肝肾功能正常。

住院后首先要明确诊断，10月11日腰穿发现压力250mmH_2O，无色透明，细胞总数24，WBC 20，单核18，多核2，糖五管（+）；生化：糖51mg/dl，蛋白21mg/dl，氯化物119mmol/L，墨汁涂片未见隐球菌，抗酸染色未见细菌，脑脊液不正常。考虑有脑膜炎，以结核性可能性大。1995年10月12日乃开始用异烟肼+利福平+乙胺丁醇，因颅内压高开始用20%甘露醇250ml iv q12h，脱水降颅压。

至11月初颅压升高375mmH_2O，20%甘露醇250ml iv q8h，抗结核治疗2个多月后效不显乃停用。由于有多个脏器（关节、眼结膜、脑膜）累及，应考虑莱姆病，可送血和脑脊液去流研所查抗B B螺旋体抗体，以协助明确诊断。1995年11月28日同时查血和脑脊液，11月30日报告很可能是莱姆病，血：IFA IgG（+），IgM（－），ELISA IgG（+）IgM（－），Western blotting IgG（±）有4条阳性反应带，IgM（－）无阳性反应带；脑脊液：IFA IgG（+）IgM（－）；ELISA IgG（+），IgM（－）；WB IgG（±）有三条阳性反应带，IgM（－）。1995年12月4日再送一次血查抗B B螺旋体抗体，结果同前，流行病研究所教授建议按莱姆病治疗。至此诊断明确为莱姆病。1995年12月7日开始用青霉素400万U静滴q6h，总量1600万U/d，疗程要3~4周，同时加泼尼松15mg/d。因为患者病程长，病变广，已是Ⅱ~Ⅲ期。用青霉素过程中应注意，在 24 ~48 小时会出现赫氏反应，由于大量螺旋体死亡，临床表现有体温升高，关节痛症状加重。12 月 20 日腰穿压力 305mmH_2O，20% 甘露醇 250ml 调整为 iv q8h。1995 年 12 月 26 日用大剂量青霉素 2 周多，效不显，改用头孢曲松 2g iv qd。

1996 年 1 月 6 日用头孢曲松 10 天体温正常，眼结膜充血好转，弯腰拾物试验（-），慢性莱姆病治疗，有难度，泼尼松减为 10mg/d。1996 年 1 月 10 日复查腰穿颅压 265mmH_2O，当晚开始发热，1 月 12 日体温升高达 40℃，考虑患者出现发热、咽痛、咳痰，白细胞增多，可能有呼吸道感染，暂停头孢曲松，用环丙沙星 0. 2g iv q12h。1996 年 1 月 16 日热退，咽痛明显减轻，泼尼松减为 5mg/d。1996 年 1 月 18 日停环丙沙星。1996 年 1 月 22 日再次用头孢曲松 2g iv qd 至 1996 年 2 月 12 日。1996 年 2 月 13 日泼尼松减为 5mg po qod。

颅压一直偏高，除 20% 甘露醇 250ml iv q8h 外，加口服 50% 甘油盐水 80ml q8h。眼科会诊视盘水肿已消退，按莱姆病治疗后，有明显改进。1996 年 2 月 26 日腰穿压力 135mmH_2O。1996 年 3 月 25 日腰穿初压 230mmH_2O，末压 110mmH_2O。脱水药随颅压的高低来调整用药次数，1996 年 4 月 4 日血抗 BB 螺旋体抗体（-）。1996 年 4 月 6 日腰穿初压 230mmH_2O，末压 200mmH_2O。CSF 细胞总数 5/μl，白细胞 2/μl；CSF 抗 BB 螺旋体抗体（-）。1996 年 4 月 11 日出院带 50% 甘油盐水 200ml/40ml po qd。出院前血常规、肝肾功能均正常，ESR 45mm/第一小时末，嘱注意休息，定期复查。

点评

本例的病程较长，1 年 7 个月，病情复杂。有关节痛、干咳、皮肤有红斑，在外院 2 次支气管镜取分泌物，1 次找到抗酸杆菌，2 次 PPD 其中 1 次阳性，ESR 105mm/第一小时末。在当地按结核病治疗，用异烟肼 + 利福平 + 链霉素三联半个月不见好转，加用地塞米松 5mg iv qd 后改为泼尼松 30mg po qd + 头孢曲松半个月仍无变化。停用抗结核药。加用 CTX 100mg qd 体温降至正常，乃减泼尼松量，1994 年 7 月 28 出院，1995 年 4 月停激素。1995 年 5 月又开始发热，静滴青霉素体温能下降至正常，1996 年 9 月 13 日来京收住我院。

体格检查颈有抵抗，住院后就作腰穿，发现颅压增高 250mmH_2O，CSF 白细胞 24/μl，多核 18/μl，单核 2/μl，糖五管 (+)；生化：糖 51mg/dl，蛋白 21mg/dl，氯化物 119mmol/L，墨汁涂片未见隐球菌，涂片抗酸染色未见细菌，诊断脑膜炎，以结核可能性大。1995 年 10 月 12 日乃开始用异烟肼 + 利福平 + 乙胺丁醇，因颅压高开始用 20% 甘露醇 250ml iv q12h，脱水降颅压。至 11 月初颅压升高 375mmH_2O，20% 甘露醇 250ml iv q8h，抗结核治疗 2 个多月后效不显乃停用。

由于有多个脏器（关节、眼结膜、脑膜）累及，应考虑莱姆病，送血和脑脊液去流研所查抗 B B 螺旋体抗体，以协助明确诊断。1995 年 11 月 28 日同时查血和脑脊液，11 月 30 日报告很可能是莱姆病，查蛋白印迹法，血有 4 条阳性反应带，CSF 有 3 条阳性反应带。1995 年 12 月 4 日送血重复查抗 BB 螺旋体抗体，结果同前，流研所张教授建议按莱姆病治疗。至此诊断明确，为莱姆病。1995 年 12 月 7 日开始用青霉素 400 万 U 静滴 q6h，总量 1600 万 U/d，疗程要 3 ~ 4 周，同时加泼尼松 15mg/d，因为患者病程长，流研所教授提醒我们病变广，已是Ⅱ ~ Ⅲ期。用青霉素过程中应注意，在 24 ~ 48 小时会出现赫氏反应，由于大量螺旋体死亡，临床表现有体温升高、关节痛症状加重等。12 月 20 日腰穿压力 305mmH_2O，20% 甘露醇 250ml 调整为 iv q8h。1995 年 12 月 26 日用大剂量青霉素 2 周多，效不显，改用头孢曲松 2g iv qd。1996 年 1 月 6 日用头孢曲松 10 天后体温正常，眼结膜充血好转，弯腰拾物试验 (-)，泼尼松减为 10mg/d。1996 年 1 月 10 日复查腰穿颅压 265mmH_2O，当晚开始发热，1 月 12 日体温升高达 40℃，考虑患者出现发热、咽痛、咳痰、白细胞升高，可能有呼吸道感染，暂停头孢曲松，用环丙沙星 0.2g iv q12h。1996 年 1 月 16 日热退，咽痛明显减轻，泼尼松减为 5mg/d。1996 年 1 月 18 日停环丙沙星。1996 年 1 月 22 日再次用头孢曲松 2g iv qd 至 1996 年 2 月 12 日。1996 年 2 月 13 日波尼松减为 5mg po qod。

颅压一直偏高除 20% 甘露醇 250ml iv q8h 外另加口服 50% 甘油盐水 80ml q8h。眼科会诊视乳头水肿已消退，按莱姆病治疗后，有明显改进。1996 年 2 月 26 日腰穿压力 135mmH_2O。1996 年 4 月 4 日血抗 BB 螺旋体抗体（-）。1996 年 4 月 6 日腰穿初压 230mmH_2O，末压 200mmH_2O。CSF 细胞总数 5μl，白细胞 2μl；CSF 抗 BB 螺旋体抗体（-）。1996 年 4 月 1 日出院带 50% 甘油盐水 200ml/40ml po qd。出院前血常规、肝肾功能均正常，ESR 45mm/第一小时末，嘱注意休息，定期复查。

我们有过第一例莱姆病合并脑膜炎的经验，这是第二例，所以诊断相对容易些。如果没有前一例，也仍然会诊断结核性脑膜炎的，这里提出 2 例莱姆病供大家参阅，以便共同提高临床的诊断。

病例 14 李某，女性，19 岁，学生，山东潍坊人。入院日期 1996 年 1 月 18 日，出院日期 1996 年 5 月 29 日。

主诉： 反复出现皮疹 5 个月，肌痛 3 个月，低热 2 个月。

现病史： 患者于 1995 年 8 月无诱因感下肢皮肤瘙痒，抓后出现圆形斑丘疹，用皮炎平软膏涂无效。2 周后自行消退。皮疹无脱屑、水疱、溃烂。1995 年 9 月再次出现类似皮疹，持续 20 多天不消退，后经用“皮康霜”、“舒服特”等 1 周后才消退。3 个月前出现不明原因左下肢肌肉游走性阵发针刺样疼痛，数日后肌痛自行减轻，但出现左膝关节周围痛，有轻微压痛。20 多天后肌痛波及右下肢，伴行走时双下肢肌肉紧束感，开始有心悸、低热，心率 80 ~90 次/分，最快达 120 次/分，体温在37. 1 ~ 37. 4℃，在外院诊断深静脉炎，服中药无效。1995 年 11 月双上肢亦出现类似的肌痛、关节痛，偶有手指小关节痛，无红肿、皮疹及出血点。曾用阿司匹林 0. 1g po tid ×15 天，间断服用吲哚美辛（消炎痛）无效停用。曾用地塞米松 0. 75g tid ×7 天，加青霉素 800 万 U ×10 天亦不能缓解，经常午后低热，体温 37.1 ~ 37.7℃，晚上体温正常。1995 年 12 月 10 日颈背部出现弥漫丘疹，不伴痛痒，亦无脱屑。1995 年 12 月 13 日来我院门诊，查血抗 BB 螺旋体抗体，结果 IgG（+），IgM（-），拟诊莱姆病，给予青霉素 400 万 U q12h × 10 天，同时口服四环素 0.5g qid × 10 天后，体温曾有数日 <37℃，之后服用多西环素（强力霉素）0.1g qd × 16 天，皮疹时轻时重。1996 年 1 月 11 日因全身疼痛伴低热住入潍坊市人民医院，再用青霉素 + 强力霉素一周，肌痛减轻，皮疹消退。因诊断不明转来我院。

发病以来无明显头痛、恶心、呕吐，近 1 个月来有耳鸣，食欲尚可，体重无明显下降，因肌痛睡眠差。

既往史： 否认肝炎、结核、外伤、手术史

个人史： 出生原籍，1995 年 8 月发病初出皮疹时在乡下，1995 年 9 月再次出皮疹时在济南市郊外山下，无明显虫咬史。

月经史： $13\frac{7 \sim 8}{30 \pm}$，量中等，无痛经，1995 年 9 月开始经期延长达 10 天，经服中药近 2 个月来基本正常。

家族史： 祖父曾患结核病，家中无类似的患者。

体格检查： T 37.2℃，P 80 次/分，R 20 次/分，BP 95/55mmHg。

发育正常，营养中等，神清合作，对答切题，皮肤、黏膜无黄染，无出血点，在颈根部、背部可见多数散在粟粒样红丘疹，双下肢皮肤有多个黄豆至花生米大小的色素沉着斑，浅表淋巴结不大，头颅正常，发黑分布均匀，双眼睑无水肿，巩膜无黄染，角膜透亮，双瞳孔等大等圆，对光反应灵敏，耳鼻无异常，听力正常，唇不发绀，咽不充血，双扁桃体不肿大。颈软，气管居中，甲状腺不大，颈静脉不曲张，胸廓无畸形，双肺呼吸音清，心界不大，心尖搏动在左锁骨中线第五肋处，心率 80 次/分，心律齐，各瓣膜区未闻病理性杂音。腹软无包块，无压痛及反跳痛，肝脾未及，无移动性浊音，肠鸣正常，四肢脊柱无畸形，双下肢不肿，生理反射存在，无病理征。

实验室检查： 血常规：（1996 年 1 月 24 日）WBC $9.44 \times 10^9/L$，

N 0.844，L 0.138，Hb 142g/L，PLT 263 × 10^9/L；ESR 17 ~ 25mmH_2O。尿常规：（1995 年 1 月 22 日）比重 1.025，反应 6.5，蛋白 2.5，糖微量，Leu 25/μl，Ery 10/μl。肝肾功能：ALT 63U/L，AST 50U/L，TP 7.2g/L，Alb 4.8g/L，TBil 0.6mg/dl，DBil 0.2mg/dl，BUN 10mg/dl，Cr 0.6mg/dl，Glu 82mg/dl。B-US 肝胆脾胰未见异常，乙肝病毒学检查 HBsAb（+），余（-）。CMVIgG（+），CMV IgM（-），弓形虫抗体 IgG（-），IgM（-），猪囊虫试验 ELISA（-），肥达外斐反应（-），EBV 抗体（-）。

腰穿：（1996 年 1 月 23 日）颅压 80mmH_2O，蛋白（±），糖 5 管（+），CSF 常规细胞总数 4μl。

血及 CSF 抗 BB 螺旋体抗体检测见表 1-4。

表 1-4 血及脑脊液抗 BB 螺旋体抗体检查

	抗 BB 螺旋体抗体	IgG	IgM
血	IFA	1∶64	（-）
	ELISA	（+）0.14	（-）
	W. B.	32、36、41、43kD ±	（-）
CSF	IFA	1∶40（+）	（-）
	ELISA	1∶40（+）	（-）
	W. B.	32、36、60kD ±	（-）

双肘、双膝关节像：未见异常。胸片：未见异常。

血涂片：（1996 年 3 月 3 日）发现红细胞表面有小光亮点，经军科院专家鉴定可能为附红细胞体病，建议电镜观察。1996 年 3 月 13 日送抗凝血至医科院基础所电镜室教授作电镜检查，因血标本要预处理，先固定后用环氧树脂包埋然后，于 1996 年 3 月 24 日行超薄切片在电镜下观察。经放大 10 ~ 20K，镜下可见个别红细胞内有瓜子样类圆体，表面似有荚膜，边界光滑，其最长径为红细胞的 1/20 ~ 1/10，未见纤毛样物，与过去确诊的附红细胞体病患者的电镜照片相比，极为相似，认为本患者患有附红细胞体病。建议用青蒿素治疗。1996 年 3 月 29 日我院血液科报告 3 次血作光镜及相差镜检查，均可见红细胞内有附红细胞体。至此诊断明确，为莱姆病及附红细胞体病。

关于莱姆病患者住院后一直用青霉素治疗莱姆病，1月27日至2月3日青霉素480万U iv q6h，效不显，2月13日改用头孢曲松（菌必治）2g iv qd，当天下午全身出现充血性皮疹，痒，乃停用头孢曲松，加用泼尼松20mg口服及阿司咪唑（息斯敏）10mg qd和特非那定（敏迪）60mg bid，皮疹不见消退，又用琥珀酸氢化可的松100mg iv qd×3d，口服泼尼松逐渐减量15mg qd×3d，10mg qd×3d，5mg qd×5d，皮疹消退。1996年5月7日再次用头孢曲松，开始用头孢曲松0.5g肌注，无反应下午再用0.5g肌注一次，5月8日起用头孢曲松1g iv qd共19天，同时口服氨苯那敏（扑尔敏）4mg tid，密切注意皮疹及皮肤发痒，用药过程中仅在输液腕部有小片红色斑丘疹，考虑对胶布过敏，需用脱敏胶布。

1996年3月24日确诊有附红细胞体病后于3月26日开始用二氢青蒿素60mg po qd至5月2日停用。1996年4月10日及1996年4月16日血涂片中附红细胞体逐渐减少至0.1%～0.2%。停药后血涂片附红细胞体又有增多，至5月28日增至70%。5月13日开始再一疗程的二氢青蒿素首剂口服120mg，以后口服30mg tid（每片60mg），5月20日起用二氢青蒿素维持量60mg po qd。出院时嘱患者用60mg bid，估计需维持3～6个月或更长。曾咨询中医研究所二氢青蒿素半衰期1.63～1.70h，排泄快，但红细胞内浓度高，长期应用未见明显副作用，无肝肾损害，仅在动物实验中对网织红细胞有影响，但人身上未见类似现象，治疗疟疾是维持量最大为80mg/d，持续2～3个月未见明显不良反应。

出院诊断：莱姆病

附红细胞体病

点评

本例因皮疹5个月，肌痛3个半月，发热2个月来我院门诊，1995年12月13日在我院门诊查抗BB螺旋体抗体IgG

（+），确诊莱姆病，用青霉素及多西环素（强力霉素）治疗，皮疹、肌痛有好转，但低热依旧，因诊断不明1996年1月18日住院诊治。作腰穿颅压80mmH_2O，CSF常规生化正常，CSF：BB螺旋体抗体IgG（+），血和脑脊液BB螺旋体抗体的蛋白印迹试验各有三条阳性带，因此莱姆病肯定而且是慢性的，用青霉素480万U iv q6h×7天，用药后效果不显，改用头孢曲松2g iv qd，当天下午出现过敏，皮肤痒，乃停药用琥珀酸氢化可的松100mg iv qd×3d，口服泼尼松15mg-10mg-5mg后停用。

1996年3月3日血涂片偶见红细胞表面有小光亮点，经军科院专家鉴定可能为附红细胞体病，又经基础所电镜室检查，1996年3月24日证实为附红细胞体病，1996年3月26日至5月2日开始用二氢青蒿素60mg qd po。服药时附红细胞体逐渐减少，停药后又上升。咨询中医研究所二氢青蒿素半衰期1.63～1.70h，排泄快，但红细胞内浓度高，长期应用未见明显副作用，无肝肾损害，治疗疟疾是最大维持量为80mg/d，持续2～3个月未见明显不良反应。乃加大剂量120mg st，30mg tid，7天后改为60mg po qd，出院前红细胞80%占有附红细胞体，出院用60mg po bid。

本例的特点是临床医师发现一些线索，紧追不懈，最后终于明确诊断。莱姆病比较少见，合并附红细胞体病则更罕见，治疗也有困难，无多西环素改用米诺环素，缺乏二氢青蒿素，家属四处奔走，最后在当地购到二氢青蒿素，才解决问题。

（七）病毒性脑炎

病例15　徐某，男性，14岁，学生。入院日期1982年9月3日，出院日期1982年9月25日。

主诉：高热、恶心、呕吐2天，伴抽搐5小时。

现病史：患者于昨天开始发冷发热，体温持续在39.5～40℃，伴恶心、呕吐一次，为非喷射性，量较多，呕吐物为咖啡色。今日午后3时多起，症状加重，持续高热，说胡话，恶心、呕吐2次，为褐色，量不多，自6时起出现抽搐，发作时两眼上翻，无口吐白沫，每次抽搐为2～3分钟，逐渐加重及频繁，9月2日曾去儿童医院，诊断为扁桃体炎，因3天未排便，儿童医院取肛拭子查粪便，RBC 15～30/HP，WBC 1～3/HP，未见黏液，有时腹痛，给予输液和庆大霉素8U小壶入，症状不见缓解。今日下午4时来院，患者高热语言错乱，双上肢抽搐，请神经科会诊，未发现局灶体征，认为抽搐与高热相关。查血 WBC $19.4\times10^9/L$，N 0.70，L 0.26，M 0.04；下午10∶10分患者出现双瞳孔不等大，右侧>左侧。在急诊室肛拭子检查2次（－），胸片为肺纹理增粗，给予输液5%葡萄糖盐水加青霉素240万U静滴，神经科建议腰穿，因频繁抽搐先用地西泮（安定）10mg肌注镇静，病情危重急收入院。

既往史： 3岁患肝炎，平时易患扁桃体炎。

家族史： 父母健在，一姐无发热，均住校，学校在郊外，附近蚊子较多。

体格检查： T 39.8℃，P 100次/分，R 32次/分，BP 150/100mmHg。

高热昏迷，神志不清，急性重病容，平车入室，皮肤巩膜无黄染，双下肢可见散在针尖大小出血点，5～6个，右颌下及右腹股沟可扪及花生米大小淋巴结，双瞳孔不等大，右侧约6mm，>左侧4mm，对光反应存在，耳、鼻（－），口腔黏膜未见出血点，咽充血，扁桃体Ⅱ度肿大，表面无脓性分泌物。颈有明显抵抗，甲状腺不大，气管居中，胸廓对称，两肺呼吸音清晰，未闻干湿啰音，心界不大，心率100次/分，各瓣膜区未闻杂音，心律齐，腹软，无压痛及肌紧张，肝脾未及，无移动性浊音，脊柱四肢无畸形，生理反射存在，病理反射未引出。

实验室检查： 血常规：WBC $23.5\times10^9/L$，N 0.72，L 0.28，Hb 124g/L，PLT $146\times10^9/L$。

住院后一直高热抽搐，至9月4日上午10∶10左右呼吸停止，经人工呼吸后恢复，此后又停止2次，一面给呼吸兴奋剂，一面与家长谈作气管切开，在征得同意后于上午11∶30气管切开术顺利完成，下午12:30呼吸再度停止，用人工捏皮球，人工呼吸机准备就绪，一旦不行就用人工呼吸机。为治疗脑膜炎及预防呼吸道感染用青霉素320万U iv q6h。

由于病情危重又必须作腰穿，与家长说明原因，存在一定的危险性，经用20%甘露醇250ml脱水（30分钟内滴完）和地西泮10mg入小壶后进行腰穿，于9月4日下午1时由神经科医师局麻下进针顺利，颅压300mmH_2O，急送常规和生化，结果脑脊液白色微混，蛋白（++），细胞总数440/μl，白细胞254/μl，单核75%，多核25%，糖五管（+）。生化：蛋白100mg/dl，糖85mg/dl，Cl^- 115mmol/L。脑脊液培养（-），同时用冰袋降头部温度，地塞米松10mg iv qd，减轻脑水肿，降颅压。诊断比较肯定为流行性乙型脑炎。

9月4日下午体温开始下降，双瞳孔不等大，右>左，但仍有抽搐，呼吸不好血气显示有酸中毒。加用碳酸氢钠，控制出入量，注意电解质的问题。9月5日昏迷状态，呼吸暂停次数较前减少，能自行恢复，偶有抽搐，用10%水合氯醛10ml鼻饲有预防作用。9月6日目前主要是流行性乙型脑炎，脑实质弥漫性损伤，脑水肿，中枢性呼吸衰竭和继发性肺部感染，青霉素可以减量，加庆大霉素8万U iv 2次/日。

9月7日开始体温正常，呼吸暂停的次数减少，双球结膜仍有水肿，昏迷仍深，请传染病院会诊，同意诊断为流行性乙型脑炎，病情较重，病变广泛，表现呼吸衰竭，全部反射消失，昏迷已第5天，但体温已正常，呼吸有好转，为减轻脑水肿，可加用25%人血清白蛋白50ml静滴，同时用中药鼻饲。

9月9日双上肢偶有自主活动，疼痛反射稍有恢复，提睾反射亦逐渐恢复，呼吸平稳，血气氧分压最低为53.4mmHg。9月10日8天未排便给予灌肠，排出多量粪便，脑水肿有改善，继续用白蛋白，甘露醇改为3次/日，地塞米松减为3mg iv q8h，胸片双肺清未见阴影，肺部感染已控制。9月12日角膜反射、双上肢肱二头肌、肱三头肌、膝腱反射均可引出，且对声音有反应，呼其名头能向声音处转动，双瞳孔等大等圆，对光反应灵敏。20%甘露醇改为2次/日。地塞米松减为2mg iv 2次/日。9月14日开始有阵发咳嗽，痰培养有硝酸盐阴性杆菌，改抗生素为氨苄西林+阿米卡星，病情在逐渐恢复过程中，视力有进步，已能认识人，但看不清楚，停地塞米松。下午10:20分突然将气管插管连套囊一起咳出，急请耳鼻喉科会诊重插。神志有进步，已能数数，并正确回答"1+1=2"，下午开始能叫妈妈和说简单的字组，但反应迟钝。由于呼吸平稳，将气管插管口堵塞，如无不适第二天就可拔气管插管。9月16日拔除气管插管，用胶布封住气管切口。体温正常，呼吸平稳，鼓励患者口服牛奶及水，停用地塞米松。9月20日停输液及抗生素，体温血压正常，已能将简单英语翻译成汉语。智力也在逐步恢复。

出院前复查血常规：WBC 5.2×10^9/L，N 0.44，L 0.54，嗜酸0.02，Hb 109g/L，ESR 30mm/第一小时末。尿常规：蛋白（-），WBC 4~7/HP，RBC 3~5/HP，肝肾功能正常，血气分析pH 7.48，PaO_2 118.2mmHg。

双份血清送北京市卫生防疫站，查乙脑补体结合试验结果：1982年9月6日（-），1982年9月24日（-）。患者于1982年9月25日出院回家。

随访患者停学一年后，恢复上学，功课良好，智力未受影响，高中毕业后考上大学，现已结婚生子。

点评

本例虽然最后乙脑补体结合试验（-），但从临床上仍然诊断乙型脑炎。可以从发病的季节、患者的症状体征和恢复的顺序，基本符合脑炎的过程。高热、昏迷、抽搐，呼吸停止，颅压高、脑水肿，脑实质病变广泛，经降温、气管切开，维持呼吸、控制肺部感染，激素降颅压、利尿、通便、精心护理患者逐渐恢复。体征上首先是膝腱反射、提睾反射恢复，然后听力、瞳孔、咳嗽、视力，最后是智力和说话功能的恢复，由于家属理解住院时间长容易发生医院内感染，虽然患者开始很严重，但在患者住院22天就出院了。我们把注意事项都交代清楚，家长回家对患者照顾非常好，护士长还表示有任何困难，护士们都会帮助解决，家长很感激带着儿子高兴地走了。

（八）流行性出血热

病例16 刘某，女性，36岁，籍贯河北，农民。入院日期1998年5月14日，出院日期1998年6月18日。

主诉：食欲不振，恶心呕吐1个多月，伴发热10天。

现病史：患者于1998年4初人工流产后，无诱因开始食欲不振，2~3两（100~150g）/日，间断恶心、呕吐，每天4~5次，为所进食物，量不多，非喷射性，无腹痛、腹泻，偶有反酸，自觉手脚发热，未测体温。1998年5月3日恶心、呕吐加重，喝水进食均吐，偶伴有黄色胆汁，在当地输液治疗效果不显。5月9日去河间市人民医院就诊，检查：咽红，软腭有出血点，双肺清。血常规：WBC 12.2×10^9/L，Hb 142g/L，PLT 135×10^9/L。尿常规：蛋白20mg/dl，血BUN 34.9mmol/L（正常0.5~14mmol/L），Cr 380mmol/L（正常40~80mmol/L）。腹部B超；胆囊壁增厚。疑流行性出血热给予输液治疗，症状不见缓解，并出现咳嗽，咳少量白痰，尿量减少500~1000ml/d，尿色深黄，无尿频、尿急，自觉阵发性头痛、头晕，视物旋转，双眼眶痛，乃于1998年5月9日夜急诊来我院。查体：T 36℃，BP 85/55mmHg，巩膜无黄染，心肺（-）腹部右上腹和左下腹有压痛，无肌紧张及反跳痛。

实验室检查：WBC 14.3×10^9/L，N 0.655，Hb 125g/L，PLT 32×10^9/L，血BUN 96mg/dl，Cr 4.2mg/dl，ALT 1286U/L，TBil 3.0mg/dl；乙肝五项和甲肝抗体（-）；胸片右侧胸腔积液；腹部B超：左卵巢囊肿，胆囊壁增厚，盆腔积液。在急诊室予以输液用头孢噻肟钠抗感染，患者恶心、呕吐有减轻，但仍间断发热，T 39.2℃，尿量有增加，血Cr逐渐下降。5月14日ALT 415U/L，AST 219U/L，TBil 2.39mg/dl，DBil 0.55mg/dl，BUN 15mg/dl，Cr 1mg/dl。患者皮肤在输液周围出现多个淤斑。为进一步诊治收入院。

既往史：体健，无肺结核、糖尿病、心脏病史，无外伤史。1985年做过右侧卵巢囊肿切除术，1987年行右乳腺增生切除术。无过敏史。

个人史；出生于河北，当地医院曾发现数例流行性出血热患者，患者居住地尚无流行性出血热患者。

月经婚姻史：17 $\frac{5}{30}$，月经量中等，生育2个子女，爱人体健。

家族史：母有心脏病，父体健，2姐2弟健在。

体格检查：T 39.2℃，P 96 次/分，R 20 次/分，BP 110/65mmHg。

发育正常，营养中等，慢性病容，步入病房，神清合作，自主体位，全身皮肤黏膜轻度黄染，静脉穿刺处可见大片淤斑，左右颌下可扪及1～2个0.5cm大小淋巴结，左右腹股沟亦可扪及小淋巴结，无压痛，可活动，头颅无畸形，双眼睑轻度可凹性水肿，巩膜黄染，双瞳孔等大等圆，对光反应灵敏，唇无发绀，但唇干裂出血，牙龈出血，咽红，扁桃体不大。气管居中，甲状腺不大，两侧胸廓对称，双下肺叩诊浊音，呼吸音减低，未闻干湿啰音，心界不大，心率96次/分，心尖部有Ⅱ级收缩期杂音，腹软，中下腹可见切口瘢痕，肝脾未及，全腹无压痛，肝区有叩痛，双肾区有叩痛，可疑移动性浊音，双下肢轻度可凹性水肿，生理反射存在，病理征未引出。

实验室检查：血常规：WBC 14.3×10^9/L，N 0.655，Hb 125g/L，PLT 3.2×10^9/L。ESR 18mm/第一小时末。尿常规：蛋白100mg/dl，RBC 200/μl，Leu（－）。血生化见表1-5。

表1-5 病例16患者血生化检查

日期	ALT (U/L)	AST (U/L)	TP (g/dl)	ALB (g/dl)	TBil (mg/dl)	DBil (mg/dl)	BUN (mg/dl)	Cr (mg/dl)
5月9日	1286				3.0		98	4.2
5月10日							71	3.1
5月14日	415	219			2.38		15	1
5月18日	307		5.4	1.9	2.47	0.6		

诊断： 发热呕吐待查

流行性出血热？

住院后于5月15日及22日2次右胸腔穿刺，抽出血性胸腔积液150ml及5ml，常规：细胞总数18750～11000/ml，WBC 40～800/ml，单核100%～96%，黎氏（+），蛋白2～3g/ml，胸腔积液找抗酸杆菌（-），细菌培养（-）。5月18日骨髓穿刺涂片未见异常。5月20日汉坦病毒抗体IgM（+），效价1∶6400，5月28日复查汉坦病毒抗体IgM 1∶25600，IgG 1∶1280，IgM呈动态上升，诊断流行性出血热明确。患者肝肾功能恢复很快，6月5日ALT 32U/L，AST 37 U/L，TBil 0.7mg/dl，DBil 0.4mg/dl，Cr 1mg/dl，BUN正常。血常规WBC 4.2×10^9/L，N 0.584，Hb 86g/L，PLT 149×10^9/L。ESR 54mm/第一小时末。胸腹部CT未见异常。腹部B超脾脏肿大。患者一般情况见好，体温在37.2～36.5℃，食欲好转，尿量增多2000ml/d，皮肤巩膜黄染消退，已无淤斑。于1998年6月18日出院，嘱门诊随诊，复查肝肾功能、蛋白电泳、血常规，因患者胸腔积液为渗出液仍需除外结核性胸膜炎。

点评

本例流行性出血热整个过程比较典型，①有发热期，毛细血管损害期无三红，但有头痛、腰痛、眼眶痛，PLT 3.2×10^9/L，软腭有出血点，静脉穿刺处有血肿；②低血压期和少尿期混在一起，有少，尿，肝功能差，ALT 1286U/L，TBil 3mg/dl，肾功能差Cr 4.2mg/dl，BUN 98mg/dl；③多尿期尿量增加肾功能逐渐好转；④恢复期热退，血压正常，尿量增多，肾功能恢复正常。关键在于考虑到送血查流行性出血热抗体。患者居住区有流行性出血热患者。

（九）输血后乙型肝炎、丙型肝炎

病例17 高某，女性，25岁，技术员。因急性阑尾炎于

1991 年 3 月 14 日住院急诊手术，出院日期 1991 年 3 月 21 日。

术后第二天因白细胞低，输血浆 200ml。术后 7 天出院。出院后 2 天因发热、伤口红肿痛再次住院，用抗生素控制感染 10 天出院。术后约 43 天全身乏力、食欲减退、不发热，去保健室查肝功能，ALT 600U/ml，HBsAg（-），HBsAb（+），HBeAb（+），HBcAb（+）。

按乙型肝炎住传染病院一个月，ALT 正常，体力仍差，食欲不太好，继续休息 3 个月后恢复工作。1991 年 11 月在肝炎门诊复查，发现 HCV-Ab（+），诊断丙型肝炎。

按一般保肝治疗断续 3 年，ALT 波动，1994 年 7 月 ALT 120U/ml，开始用干扰素 300 万 U3 次/周，共 2 个疗程。

1995 年 7 月恢复上班二周后，发现早孕，乃继续休息，至 1996 年 3 月分娩，产假后，于 1996 年 8 月上班，其间 ALT 一直正常。

自 1996 年上班以来，随查 ALT 始终正常，体力等各方面均很好。目前 HCV-Ab（+），HCV RNA（-），ALT 正常，仍在随诊。

点评

本例是急性阑尾炎，年轻患者手术后完全能自行恢复，病房医师出于好心，术后输血浆 200ml，导致感染了乙肝和丙肝，两种肝炎，使患者经历达 3 年多才逐渐恢复，幸运的是没有成为终身 HBsAg（+），但丙肝和乙肝病毒却永远留在体内了。

（十）手术误伤导致急性腹膜炎

病例 18 游某，男性，63 岁，籍贯广东，内科医师。入院日期 1996 年 12 月 13 日，出院日期 1997 年 4 月 9 日。

主诉：渐进性排尿困难 6 年。

现病史：患者于 6 年前出现排尿困难，夜尿增多，2 年前体格检查发现前列腺肥大，1 年前 B 超前列腺 4.3cm×5.0cm×3.3cm，且发现膀胱内有强回声团，此次为进行手术入院。

既往史：体健有轻度高血压，口服复降片能控制，无肝炎史，无结核病史，亦无心脏病史。

个人史：出生广东，来北京工作，无特殊嗜好。

婚姻史：已婚，爱人及女儿体健。

家族史：否认家中有遗传病史，无传染病患者。

实验室检查：血常规：WBC 7.46×10^9/L，N 0.68，L 0.28，Hb 140g/L，PLT 168×10^9/L；尿常规：比重 1.010，pH 7.0，蛋白（-），糖（-），镜检 Leu（-），Ery25；肝功能正常，HBsAg（-），BUN 13mg/dl，Cr 1.3mg/dl，K^+ 3.6mmol/L，Na^+ 128mmol/L，Cl^- 103mmol/L。胸片：未见异常。ECG：窦性心动过速，频发结性期前收缩，心电图不正常。

诊断为膀胱结石和前列腺肥大，准备行开腹取石及前列腺切除。

1996 年 12 月 23 日在常规消毒和麻醉下行膀胱切开取石，并作前列腺电切。术后患者感腹胀，两下腹抽出血性液体，乃于下腹放置引流管。术后第二天腹胀，并有压痛等腹膜炎体征，B 超检查发现腹腔有积液，12 月 26 清晨腹部平片显示双膈下有游离气体，示有肠穿孔，乃于 12 月 26 日中午急诊剖腹探查。术中发现腹腔积液混浊含粪渣，盆腔腹膜高度充血，表面有脓苔覆盖在乙状结肠前壁，在直肠膀胱反折上 10cm 处有 2 个穿孔，相距 1cm，修补缝合穿孔并放置引流管，为安全考虑，做横结肠造瘘，远端横结肠断端封闭，置切口旁，盆腔放一粗乳胶引流管，从左下腹引出，逐层缝合切口。术后开始血压下降，体温上升达 39.4℃，尿量减少，给予多巴胺持续静滴维持血压，术后血钾下降至 2.6mmol/L，积极补钾，恢复至 4.1mmol/L，患者出现低氧血症，为维持血氧引气管插管。凝血结果：血小板降低至 74×10^9/L、PT + A 延长、3P 试验（+）、血气氧分压 71.9mmHg，诊断感染性休克有急性呼吸窘迫综合征（ARDS）和弥散性血管内凝血（DIC）。

开始全院会诊用低分子肝素纠正 DIC，输入新鲜血及血小板，加压给氧和静脉滴注多巴胺维持血压，抗生素用亚胺培南和甲硝唑，另外皮下注射生长激素。患者一度出现黄疸和 BUN 升高，病情危重。经上述积极处理后，逐渐好转，血压平稳，血小板正常，3P

试验（-），体温下降，腹腔炎症吸收。抗生素于3天后改为亚胺培南和立克菌星，亚胺培南共用6天，改为环丙沙星继续用药6天，于1月6日停所有抗生素。由于禁食曾短期用过静脉高营养，于1997年1月9日自ICU转至泌尿外科，腹腔炎症吸收。病情逐渐稳定。1997年3月27日在硬膜外阻滞麻醉下行横结肠还纳术，术前用头孢呋辛（西力欣）+甲硝唑，手术顺利，术后回普外科病房。3月28日停抗生素，术后3天不发热，有排气开始进少量水，第4天有排气排便。1997年4月9日出院。

点评

作为内科医师，认为假如一次剖腹手术，先取膀胱结石，再作前列腺切除，可能不会损伤乙状结肠，造成严重的化脓性腹膜炎、感染性休克、DIC，差点儿丧命。同时作膀胱取石再作前列腺切除，可能手术难度大一些，膀胱切口要大，术后会出现漏尿、尿失禁。但至少是在直视下操作，手术视野大些，不容易损伤结肠，也不会出那么多血——2000ml。不过这些都是“马后炮”，幸运的是患者抢救过来了，回顾分析：①术前讨论没做好没有预计到可能发生的问题；②电切的技术不够熟练，把前列腺旁边的乙状结肠烧了2个孔，粪便外流导致化脓性腹膜炎。今后值得注意，术前准备工作既要完善又要仔细，不能有丝毫的麻痹大意，手术操作要熟练稳妥，术后护理要轻巧体贴。

病例19　董某，女性，36岁，干部。入院日期2007年4月19日，手术日期2007年4月20日，出院日期2008年8月1日。

主诉：发现宫颈病变一年。

现病史：患者发现子宫肌瘤4年多，宫颈病变一年，2007年3月16日在外院做宫颈锥切，病理报告宫颈鳞癌Ⅱ级。我院病理科会诊宫颈原位癌伴浸润，深度0.9cm。近3个月同房有出血，无腹痛、尿频、尿急，无发热，3天来有阴道出血量同月经量。

既往史：2004年有乙型病毒性肝炎后恢复，14岁时有肾小球肾炎治疗后好转。无结核病史。

个人史： 末次人工中止妊娠（人流）在 2005 年，母亲疑有乳腺癌。

体格检查： 患者发育正常，营养中等，皮肤无黄染，浅表淋巴结不大，心肺（-），腹软肝脾未及，下肢不肿。

妇科检查：宫颈锥切后伤口未愈，子宫 8～10 周大小，宫旁未扪及结节。

患者住院后于 2007 年 4 月 20 日于全麻下经腹腔镜行子宫全切，盆腔淋巴结清扫+双卵巢悬吊术，术中出血 800ml，Hb 93g/L，PLT 100×10^9/L，输红细胞 2U，血浆 200ml。术后阴道引流有血。再输细胞 4U，血浆 400ml。

2007 年 4 月 23 日腹部平片（立位），见膈下有积气。

2007 年 4 月 24 日出现腹胀、腹痛、寒战高热，体温 39℃。

2007 年 4 月 25 日阴道引流先流出 30ml，后又流出 300ml，Hb 69g/L，PLT 9.6×10^9/L。急诊作血管造影，见肠系膜下动脉盆腔内分支有造影剂外溢，考虑盆腔血管出血，乃行栓塞。术后腹胀、腹痛加重，腹部有压痛，反跳痛明显。急请外科会诊建议剖腹探查。

2007 年 4 月 26 日全麻下剖腹探查，见腹腔内有出血 1000ml，同时有血块 400ml，乙状结肠有一 0.5cm 破口，行破口修补术+横结肠造瘘术，术中输红细胞 4 单位，血浆 400ml。腹腔引流一根，阴道引流一根及造瘘蘑菇导管一个。

2007 年 4 月 29 日腹腔引流液培养有大肠杆菌（ESBL+），阴道引流培养有克雷伯杆菌（ESBL+）+阴沟杆菌+粪肠球菌，抗生素改用亚胺培南/西司他丁（泰能）+替考拉宁（他格适）。

2007 年 4 月 30 日大会诊，作胸腹部 CT，见全腹多处积液，双胸腔有少量胸腔积液。在 CT 引导下穿刺并放置引流左髂窝一根，耻骨上积液引流一根，后者涂片有细菌。

2007 年 5 月 1 日体温 37～38℃，WBC 8.4×10^9/L，N 0.84，PLT 89×10^9/L，Hb 111g/L。

2007 年 5 月 4 日停亚胺培南/西司他丁改用哌拉西林/他佐巴坦钠（特治星）4.5g iv q6h+替考拉宁 0.4g iv qd，肝肾功能正常，

2007 年 5 月 6 日加用氟康唑。

2007 年 5 月 8 日发热，39.9℃，伴寒战，改用亚胺培南/西司他丁 0.5g iv q8h，导尿管开放。

2007 年 5 月 15 日拔除腹腔引流管。

2007 年 5 月 16 日 B 超示右输尿管扩张，血培养：多形拟杆菌。

2007 年 5 月 17 日因腹腔感染有厌氧菌，用左旋氧氟沙星（可乐必妥）无效乃改为厄他培南 1g iv qd × 5d。

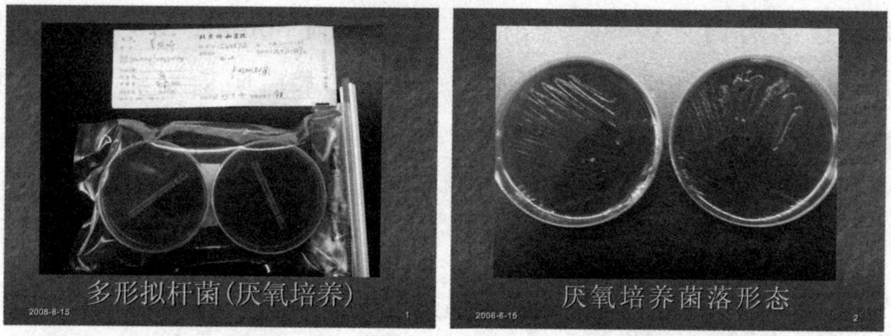

2007 年 5 月 16 日血厌氧培养有多形性拟杆菌生长

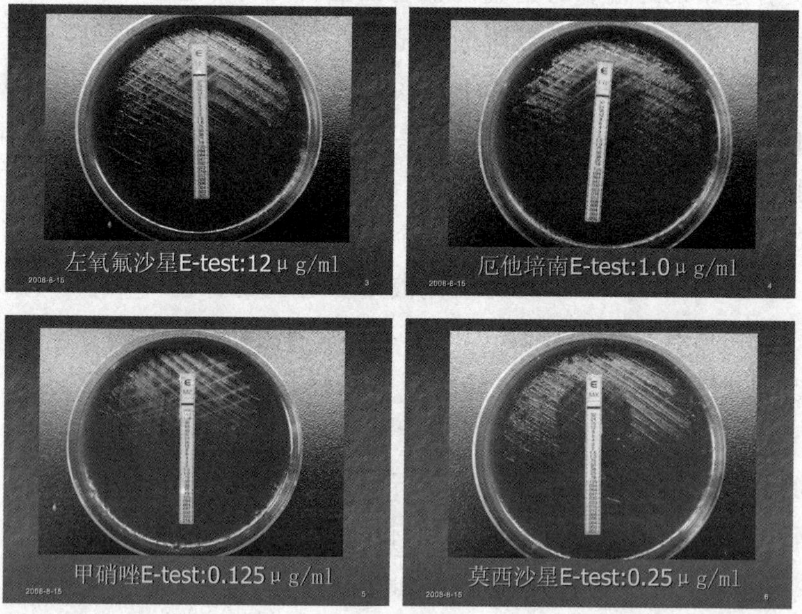

E-test 药敏结果甲硝唑 < 莫西沙星 < 厄他培南 < 左氧氟沙星，甲硝唑最敏感

图 1-10　病例 19 患者的细菌培养与药敏

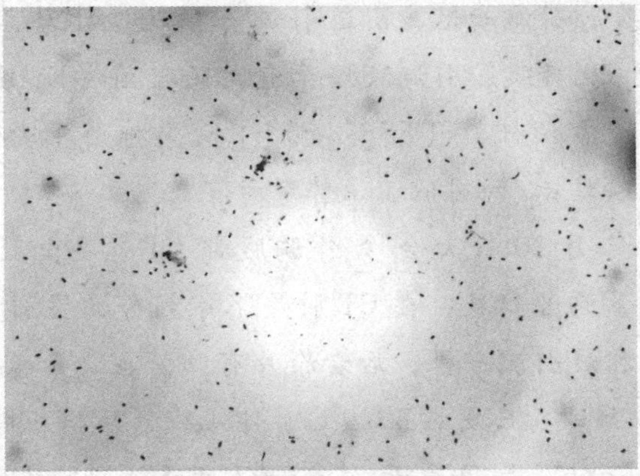

图 1-11　涂片革兰染色镜下见革兰阴性短杆菌

2007 年 5 月 21 日向外拔出耻骨上引流管 1 ~ 2cm。

2007 年 5 月 25 日又发热，B 超示右肾积水，考虑宫颈癌手术游离输尿管，术后发生粘连导致，尿中 WBC 增加。拔除耻骨上引流管。

2007 年 5 月 28 日停厄他培南后体温降至正常，自觉症状好转。

2007 年 6 月 7 日又有低热，体温在 37.5℃左右，B 超左下腹壁引流管处有 2.7cm × 0.8cm 低回声区与腹腔相通，左下腹见 3.1cm × 1.4cm 无回声区。抗生素再次用厄他培南 1g iv qd，同时准备在 B 超声下穿刺引流皮下脓液和左下腹无回声区液体。

点评

患者有宫颈癌在外已作锥形切除，病理诊断宫颈鳞癌，来我院准备作子宫全切。2007 年 4 月 20 日于全麻下经腹腔镜，行子宫全切 + 盆腔淋巴结清扫 + 双卵巢悬吊术，术中出血 800ml。术后阴道引流有血。

2007 年 4 月 23 日腹部平片（立位），见膈下有积气。2007 年 4 月 24 日出现腹胀、腹痛、寒战、高热，体温 39℃，急请外科会诊建议剖腹探查。2007 年 4 月 26 日全麻下剖腹探查，见腹腔内有出血 1000ml，同时有血块 400ml，乙状结肠有一 0.5cm 破口，行破口修补术 + 横结肠造瘘术，术中输红细胞 4 单位，血浆400ml。腹腔引流一根，阴道引流一根及造瘘蘑菇导管一个。2007年4月29日腹腔引流液培养有大肠杆菌（ESBL+），阴道引流培养有克雷伯杆菌（ESBL+）+阴沟杆菌+粪肠球菌，抗生素改用亚胺培南/西司他丁+替考拉宁。

2007年4月30日大会诊 作胸腹部CT 见全腹多处积液，双胸腔有少量胸腔积液，在CT引导下穿刺并放置引流左骼窝一根，耻骨上积液引流一根，后者涂片有细菌。

2007年5月8日发热39.9℃，伴寒战，改用亚胺培南/西司他丁0.5g iv q8h，导尿管开放。2007年5月15拔除腹腔引流管。2007年5月17日因腹腔感染有厌氧菌，用左旋氧氟沙星无效乃改为厄他培南1g iv qd×5d。

2007年5月28日停厄他培南后体温降至正常，自觉症状好转。2007年6月7日又有低热，体温在37.5℃左右，B超左下腹壁引流管处有2.7cm×0.8cm低回声区与腹腔相通，左下腹见3.1cm×1.4cm无回声区。抗生素再次用厄他培南1g iv qd，同时准备在B超声下穿刺引流皮下脓液和左下腹无回声区液体。腹腔感染基本控制。横结肠造瘘的回纳等患者一般情况好转后再进行。这例也是经腹腔镜作的，切除子宫和双卵巢悬吊术，在腹腔镜下操作相对好一些，但盆腔淋巴结清扫，范围大难度也大，可能造成肠道的损伤的原因，由于发现早，处理及时，但应引以为戒。

（十一）感染性休克

病例20 全某，男性，66岁，已婚。入院日期1994年4月28日，出院日期1994年7月6日。

主诉：发热4天，进行性呼吸困难3天。

现病史：患者于4天前晨起感头晕，不能活动，欲呕未吐，去当地医院就诊，作脑CT未见颅内出血或血栓形成。诊断：眩晕待查。给静脉输注706代血浆+复方丹参，输液20分钟后，突然出现寒战、畏寒，疑输液反应，立即停止输液，肌注地塞米松（氟美松）和异丙嗪（非那根），但未缓解，体温上升至40℃，伴大汗、恶心、呕吐，吐出胃内容物700ml，血压逐渐下降由130/80mmHg降至70/40mmHg。近6小时无尿，经补液并泵入多巴胺200mg+间羟胺（阿拉明）100mg/第一小时末，尿量逐渐增多，但血压仍低，精神萎靡，尿少，尿比重1.030，血渗透压800mmol/L，血WBC由入院时$4.0\times10^9/L$升至$22\times10^9/L$，血小板则由$120\times10^9/L$降至$30\times10^9/L$。急请协和医院会诊，诊断为菌血症，内毒素性休克，给予静滴亚胺培南/西司他丁（泰能）0.5g q8h+阿米卡星0.4g qd，同时用甲基泼尼松龙1g静滴第一天，第二天用400mg，并补液，尿量逐渐增加，但呼吸困难，血气PaO_2持续下降，最低为50mmHg。胸片：心胸比例增大，肺底可闻湿啰音，心脏偶有奔马律。ECG：窦性心动过速，肢体导联低电压，予以强心药及利尿，症状改善不明显，为进一步诊治转北京协和医院。

既往史：有高血压史10多年，间断服用硝苯地平（心痛定），否认冠心病史。

个人史：生长在辽宁，无特殊嗜好。

家族史：无特殊。

体格检查：T 37.2℃，P 105次/分，R 20次/分，BP 110/70mmHg。

发育营养中等，痛苦表情，神清合作，巩膜皮肤未见黄染，亦未见出血点和淤斑，右踝部有一水疱，周围皮肤发红，浅表淋巴结无肿大，头颅五官无畸形。颈软，胸廓对称，左侧呼吸音弱，双肺底可闻及细湿啰音，心界扩大，心率105次/分，心律齐，未闻杂音，腹平软，肝脾未及，双下肢不肿，左臀部有一血肿，无压痛。

实验室检查：血常规：WBC $14.2\times10^9/L$，N 0.84，L 0.16，Hb 133g/L，PLT $26\times10^9/L$。血气分析：pH 7.49，$PaCO_2$ 19.4mmHg，PaO_2 73.8mmHg。DIC：3P试验（－），优球蛋白溶解时间>90分钟，FIB（纤维蛋白原半定量）<60mg/dl。血生化：K^+ 3.3mmol/L，Na^+ 145mmol/L，Cl^- 108mmol/L，BUN 31mg/dl，Cr 1.4mg/dl，血糖156mg/dl。

入院诊断： 菌血症，内毒素性休克

急性呼吸窘迫综合征

中毒性心肌炎

血小板减少原因待查

患者住 ICU 后诊断为感染性休克，因此继续抗感染；ARDS 也基本成立，心脏有中毒性肌炎，关于 DIC 在复查 3P 试验（++），PLT 2.6×10^9/L，PT 11s，纤维蛋白降解产物 FDP < 60mg/dl 可以确定有 DIC。治疗除抗感染外，要用输血浆及新鲜细胞补充凝血因子，肝素 25mg + 生理盐水 20ml 24 小时泵入。监测凝血方面各项检查。中毒性心肌炎在外院已用大量激素。暂可不用，加辅酶 Q10 胶囊 10mg tid。经 2 天抢救呼吸平稳，已无气短。DIC 经输血、血浆及肝素等 3P 试验转阴，FDP 由 32μg/ml 降至 16μg/ml，FDP 由 < 60mg/dl 升高至 153mg/dl，PLT 由 26×10^9/L 上升至 83×10^9/L，均说明在好转。乃于 1994 年 5 月 9 日由 ICU 转至普通病房。

在普通病房于电磁治疗左臀部血肿，5 月 12 日头部出现带状疱疹，皮科会诊给予阿昔洛韦（无环鸟苷）及对症治疗后好转。因 ALT 升高查乙肝五项及抗丙肝抗体，5 月 13 HCV-Ab（+），暂保肝治疗。

至于头晕，进行了有关检查，脑电图报告：轻度不正常；头颅多普勒超声显示：椎基底动脉血流速偏慢（左椎动脉明显），其余血管流速正常；颈椎正侧位像：考虑轻度颈椎病；头颅 MRI 片：右外囊区小梗死灶。经治疗后体温正常左臀部血肿消失，心肺正常，心率 72 次/分，超声心动图正常，24 小时动态心电图（Holter）亦基本正常。6 月 30 日复查 ALT 82U/L，A/G 3.3/3.2，Bil < 1.0mg/dl，BUN、Cr 及血尿便均正常。乃于 1994 年 7 月 6 日出院回当地随访。

出院诊断： 感染性休克

弥散性血管内凝血

急性呼吸窘迫综合征

中毒性心肌炎

椎基底动脉供血不足

输血后丙型肝炎

周围神经炎

随访患者曾多次住我院，均因慢性丙型肝炎、右肾透明细胞癌、脑转移等，于2009年初病故于辽宁沈阳。

点评

本例是输了怀疑有污染的706代血浆后发生的血流感染，由于患者年龄66岁，机体抵抗力弱些，发展成感染性休克、DIC、中毒性心肌炎，又因纠正DIC输大量血制品而感染了丙型肝炎，幸运的是抢救成功了。关键是控制了感染，使后面的抢救工作能顺利推进。也就是说每一位危重患者，都有其特点，有些是呼吸道不通畅，主要矛盾是吸痰、气管插管、加大吸入氧浓度；有些是脑膜炎颅压高，需行脑室引流减压；患者是血流感染，引起的感染性休克DIC，必须尽快杀灭细菌才能度过危险期。因此一边用抗生素一边输血，补充各种凝血因子，用肝素是使毛细血管内不再凝血，逐渐患者病情慢慢好转恢复出院。

（十二）皮下脓肿——慢性胰腺炎

病例21　祝某，男性，50岁，干部，籍贯长春。入院日期1999年10月20日，出院日期1999年11月5日。

主诉：皮下结节，伴关节痛1个月。

现病史：患者1999年9月下旬进食炸鱼，饮啤酒后出现呕吐，呕吐胃内容物，服镇吐药后缓解。次日发现右踝部黄豆大小红色结节，略高于皮肤，较硬，触痛，肿物迅速增大，2~3天后直径3~5cm。皮下肿物胀痛明显，之后肿物变软，疼痛好转，触之波动感。皮损日渐增多，发展至躯干、上肢等多处；同时出现跖趾关节、踝关节和膝关节胀痛，伴活动障碍，触痛明显。外院检查：白细胞 $10.8\times10^9/L$，中性粒细胞0.698，红细胞沉降率（ESR）22~45mm/第1小时末，抗核抗体（ANA）阴性，24小时尿蛋白0.6g、

抗链球菌溶血素“O”（-）、类风湿因子（-）。诊断“结节性红斑”，给予泼尼松10mg 3次/日，雷公藤和吲哚美辛（消炎痛）等。患者病情加重，肩胛部皮损自行溃破，流出灰褐色黏性分泌物，分泌物镜检无红白细胞，潜血试验（++），结核杆菌DNA PCR法检测阴性。20天后将泼尼松剂量增加到20mg　3次/日。骨穿示继发性浆细胞增多，双侧髋关节和膝关节X线像无异常。因病情无改善，仍有新的皮下结节出现，疼痛明显，1周内逐渐停服泼尼松。患者自起病以来，无发热，无腹痛，体重下降10kg。

既往史：1985年起常感腹痛。1997年B超诊断“慢性胰腺炎，胰腺囊肿”。中药治疗1年囊肿消失。无手术外伤史，无过敏史。

个人史：生长在长春，无有害物质接触史。饮酒20多年，最初6~7年每日饮1斤（500ml）白酒，以后每日1~3两（50~150ml），自1997年后仅饮啤酒。吸烟30年，每日约15支。

家族史：无家族性和遗传性病史。

体格检查：T 37.8℃，P 80次/分，R 20次/分，BP 90/60mmHg。

一般状况差，面色晦暗，平车推入病房，被动体位，神志清晰，查体合作。全身皮肤无黄染，皮肤稍干，弹性可，手足见小片脱屑，肝掌（+），蜘蛛痣可疑，四肢、胸腹部及背部可及多处皮损，最大直径8cm×5cm，质中，高于皮面，有触痛，有波动感，皮肤不红，局部皮温不高，左肩胛部皮损溃破，窦道内流出灰褐色黏稠糊状物（图1-12）。全身浅表淋巴结不大。巩膜轻度黄染，双扁桃体Ⅱ度肿大，可见膜状分泌物，心肺无异常体征。腹软，无压痛，肝脾肋下未及，移动性浊音阴性，肛诊无异常，双下肢水肿，双膝关节及踝关节肿胀明显，明显触痛，活动受限，左浮髌试验阳性。

患者入院后体温波动在36~39℃，血红蛋白从103g/L下降至74g/L，白细胞从$10.4\times10^9/L$升至$23.1\times10^9/L$，中性粒细胞（GR）0.772~0.846，血小板正常。尿常规3次蛋白15mg/dl，余无异常；24小时尿蛋白1.48g（39mg/dl）。两次血培养无菌生长。多次皮下结节引流物革兰染色仅见少量革兰阳性和阴性杆菌，偶见酵母样真菌。ANA、抗ds-DNA抗体和ANCA阴性；血免疫球蛋白

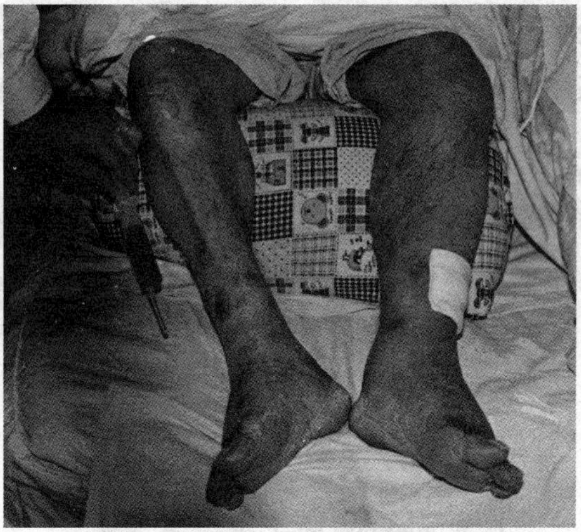

图 1-12　下肢多发皮肤损害

高于皮面，有触痛，有波动感，局部皮温不高，抽出灰褐色黏稠糊状分泌物

正常；血补体正常；蛋白电泳：白蛋白 33.6%，α_1 10.2%，α_2 16.6%，β 14.9%，γ 20%。ESR 98mm/第一小时末。肝肾功能正常。骨穿：粒红比值为 3.9/1；粒系左移，中性晚幼粒增多，中性粒细胞质内见中毒颗粒。胸部、双髋、双膝、双踝、腰椎 X 线未见明显异常。

入院后诊断不明，考虑皮肤软组织感染，先经验给予左旋氧氟沙星 0.2g 3 次/日。同时积极寻找病原学诊断证据。反复采取脓液和带有血的脓壁拭子送检，细菌、真菌、诺卡菌培养菌阴性。10 月 26 日脓壁拭子涂片中找到弱抗酸的非结核分枝杆菌 2～5 个，考虑诺卡菌感染。从 27 日起给予头孢哌酮/舒巴坦 2g q12h 和复方新诺明 2 片 2 次/日。

患者入院后消耗明显，白蛋白仅 22g/L，给予补充清蛋白、脂肪乳、氨基酸等支持治疗，并嘱患者进食高蛋白饮食。虽经上述的抗感染治疗和支持治疗，患者病情无改善，在腹部出现新的皮下痛性结节。26 日行腹部皮下结节活检，完整切除一个皮下结节，标本送病理检查和组织培养。

11 月 1 日病理结果回报，镜下见脂肪小叶多灶性脂肪坏死，坏死

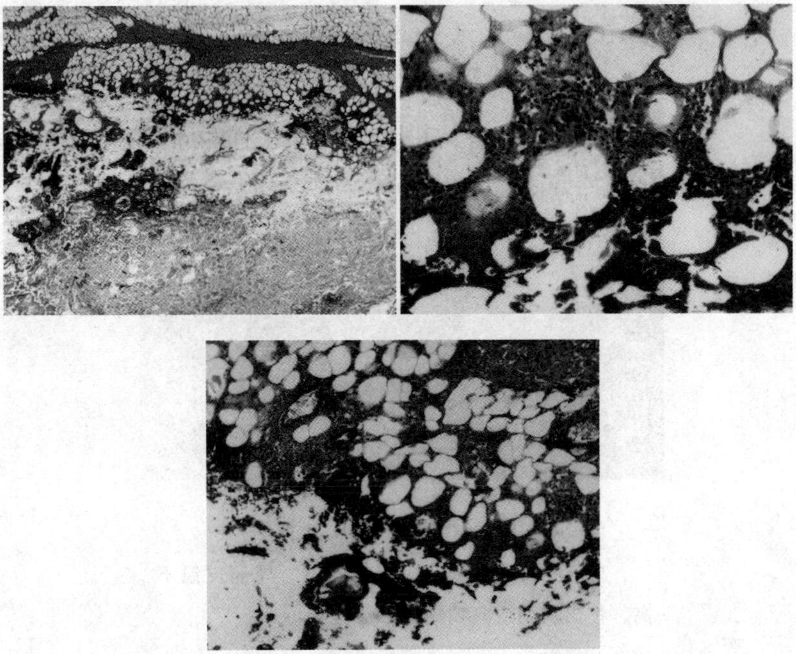

图 1-13　脂肪坏死组织低倍和高倍镜下所见

区有钙盐沉积，坏死区周围和间隔内有中性粒细胞、淋巴细胞和泡沫细胞浸润，病变不除外胰腺疾病性皮下结节性脂肪坏死（图 1-13）。

次日行腹部 CT 扫描，见胰腺增大，边缘结构不光滑，呈现炎症性改变，炎症累及小网膜，局部有液性暗区。血淀粉酶 6360 U/L。立即更改治疗方案，按照急性胰腺炎开始治疗，予以禁食，给予完全胃肠外营养，换用头孢吡肟 1g q12h，甲硝唑（灭滴灵）0.915g q12h 抗感染。

重新询问病史，起病初期和整个病程中没有腹痛。重新全面体格检查，腹部也没有腹膜炎的体征。组织培养未分离出细菌、真菌、诺卡菌和抗酸杆菌。11 月 5 日回当地医院继续治疗。

出院诊断： 慢性胰腺炎急性发作

胰腺性脂膜炎

胰腺囊肿

本例患者回原籍后，经生长抑素抑制胰腺外分泌，辅以支持治疗及抗感染等保守治疗 1 个月，未再出现新的皮损，溃破的皮损逐渐愈合。腹部增强 CT 证实胰尾囊肿。

点评

这是一个非常罕见的病例。因为患者没有腹痛，也没有腹膜炎的体征，皮肤损害酷似感染，因此，很难将诊断锁定在胰腺疾病。组织病理和组织培养为诊断提供了重要的线索。

腹痛是急性胰腺炎最常见的临床表现，但是个别患者表现为无痛性。本例患者有嗜烟酒及胰腺囊肿史。本次发病无腹痛的原因可能是由于既往反复发作的胰腺炎使胰腺周围产生包裹，本次发病炎症不能刺激腹膜产生疼痛。急性胰腺炎时血尿淀粉酶在6~24小时达高峰，第7日恢复正常。本例血淀粉酶在起病一个月余仍高达6360 U/L，血淀粉酶持久不降见于两种情况：一为胰源性腹腔积液，本例患者显然不是；二为假性胰腺囊肿的急性发作致持续胰液外流，漏入与之相通的血管和淋巴管，造成胰酶的全身播散，造成血淀粉酶持续升高，致使皮下脂肪坏死，而胰液未与腹腔相通，故无腹部体征。

脂膜炎是指以皮下脂肪层炎症为主的一组疾病，在病理上分为两类，一类炎症原发于皮下脂肪小叶间隔，称间隔性脂膜炎，如结节性红斑、结节性多动脉炎和脂质渐进性坏死症等，另一类炎症原发于脂肪小叶，称小叶性脂膜炎。

胰腺性脂膜炎（pancreatic panniculitis），也称结节性脂肪坏死（nodular fat necrosis），胰腺疾病时并发脂膜炎非常罕见。临床表现为多发性、疼痛性红色结节，1~2cm大小，部分溃破，排出油性物质，下肢好发，也可见于上肢和躯干。急慢性胰腺炎、胰腺假性囊肿和胰腺癌均可以导致胰腺性脂膜炎，伴发胰腺癌的患者皮损较多，以腺泡细胞癌多见。组织学表现具有确定诊断的价值，主要累及脂肪小叶，可见灶性脂肪坏死和颗粒状钙盐沉积，有特征性的“鬼影”细胞，坏死周围有炎症细胞浸润。以治疗原发病为主，局部给予对症治疗。

当诊断不明时，应该更多考虑常见疾病，常见疾病的罕见表现可能比罕见疾病更多见。

（十三）寄生虫病——广州管圆线虫病

病例22 李某，女性，39岁，汉族，教师，北京人。入院日期2006年8月4日，出院日期2006年9月15日。

主诉： 头痛、发热20多天。

现病史： 20多天前开始无明显诱因出现头痛，开始为枕部跳痛，后扩展至双侧颞部疼痛，伴头晕，视物旋转，曾晕倒伴有一过性意识不清，伴恶心、呕吐，为非喷射性。且间断出现发热，体温最高38.3℃。无明显畏寒、寒战，无咳嗽、咳痰，无腹痛、腹泻，无尿频、尿急、尿痛等不适。体温可自动降至正常。在外院查血常规：WBC $13.0\times10^9/L$，N 0.676，腰穿颅压200mmH_2O。CSF常规：WBC 422/μl，多核0.40，单核0.60，生化：Glu 2.6mmol/L，PRO 101mg/dl，Cl^- 117.1mmol/L，CSF找细菌、隐球菌、抗酸杆菌（-）。头部MRI脑白质脱髓鞘病变，考虑细菌性脑膜炎。给予头孢曲松抗感染及脱水降颅压治疗。患者自觉头痛较前有好转，逐渐出现左下肢皮肤疼痛，左足底痛，左上肢尺侧皮肤痛，乃就诊我院急诊。在急诊查血常规WBC $12.2\times10^9/L$，N 0.42，E 0.327～0.436，腰穿，颅压165～170mmH_2O，CSF无色透明，细胞总数1050～1060/μl，WBC 760～780/μl，单核0.11～0.24，蛋白0.91～1.16g/L，GLU 1.9～2.0mmol/L，Cl 111～116mmol/L，CSF培养、涂片找结核、墨汁染色找隐球菌均（-），诊断考虑细菌性脑膜炎可能性大，继续用头孢曲松及降颅压治疗，近日又出现双肩及膝关节疼痛，为进一步诊治收住院。患者有眼干，间断双膝关节痛，但无关节红肿，自述脱发较多，无明显口干、光过敏、晨僵、口腔溃疡、肌肉疼痛和雷诺现象。病初精神食欲差，经脱水治疗后好转，睡眠可，排尿正常，大便偏干3～4天一次。体重变化不详。

既往史： 体健，16岁时患过“甲型肝炎”已痊愈，否认高血压、糖尿病、冠心病史，无结核病史，也无结核接触史，否认外伤、输血、手术史，无药物过敏史。

个人史： 长期生活在北京，从事教师工作，无毒物接触史，无烟酒嗜好，家中无宠物，2006年6月底去通州学校开会一周。无蚊虫叮咬史，同事中有2～3人发病，均有头痛、腿痛等症状，均未作腰穿检查，患者是症状最重的。

月经婚育史： $12\frac{7}{30}$，末次月经是2006年7月8日，育有一女，爱人及女儿体健。

家族史： 母亲因乳腺癌去世，父亲有高血压病否认家中有类似疾病。

体格检查： T 38.3℃，P 100次/分，R 18次/分，BP 120/80mmHg。

发育正常，营养中等，自动体位，神清合作，皮肤巩膜无黄染，右侧季肋部和右肩胛5～7肋间各可见一红色斑痣，压之不褪色，无瘙痒或触痛。全身表浅淋巴结无肿大，头颅无畸形，眼睑无水肿，左眼裂略大，巩膜无黄染，双瞳孔等大等圆，对光反应灵敏，左鼻唇沟略浅，乳突及鼻窦区无压痛，口唇无发绀，咽不充血，伸舌偏右。颈略强直，颏胸距3横指，脑膜刺激征（-），气管居中，甲状腺未扪及肿大，颈静脉不充盈，胸廓对称，无压痛，双肺叩诊呈清音，未闻干湿啰音，心前区无异常，无震颤及心包摩擦感，心界不大，心率100次/分，各瓣膜区未闻病理性杂音。腹部平软，无压痛和包块，肝脾未及，肝区肾区无叩痛，肠鸣音正常，脊柱无畸形，棘突无压痛，四肢肌力及活动均正常，生理反射存在，无病理征。肛门及生殖器未查。

实验室检查： 血常规：WBC（11.74～15.65）$\times 10^9$/L，N 0.458～0.530，E 0.327～0.436，Hb 121～134g/L，PLT 186～201 $\times 10^9$/L。ESR 88mm/第一小时末。尿常规：少许红细胞，便常规+潜血：未见异常。粪便找寄生虫（-）。肝肾功能：ALT 13U/L，TP 75g/L，Alb 33g/L，TBil 9.0μmol/L，DBil 1.1μmol/L，GGT 17U/L，Cr 71μmol/L，BUN 4.25mmol/L，Glu 4.5mmol/L，PT + A：PbgC 6.774h/L。CSF常规：无色透明，165～170mmH_2O，细胞总数1050～1060/μl，WBC 760～780/μl，多核76%～89%；生化：蛋白0.91～1.16g/L，Glu 1.9～2.0mmol/L，CL 111～116mmol/L。CSF培养、涂片、找抗酸杆菌和墨汁染色均（-）。

胸片：两肺多发散在团片影，左肋膈角显示不清。胸部 CT：两肺多发结节斑片影，部分可见空洞，双侧胸腔积液。腹部 CT：未见明显异常。头颅 MRI：（平扫 + 增强）双侧侧脑室旁白质多发小片状长 T2 信号，DWI 呈稍高信号，左侧上颌窦囊肿可能。

入院诊断：脑膜脑炎性质待查

住院后一直按细菌性脑膜炎治疗，抗感染加颅压，腰穿颅压渐下降，细胞总数及白细胞亦有降低，但 CSF 送神经科细胞学检查，嗜酸性粒细胞在 0.70 ~ 0.80。2006 年 8 月 13 日神经科建议送血及 CSF 至广州中山医学院寄生虫病教研室查广州管圆线虫病抗体。2006 年 8 月 25 日回报，血清广州管圆线虫病抗体阳性，加上患者补充发病前在北京某餐厅进餐，吃过福寿螺，同行者 3 人均有不同程度的头痛等症状，以患者最重。

患者于 2006 年 8 月 16 日停头孢曲松开始用口服阿苯达唑（肠虫清）400mg qd × 7d，同时加用地塞米松 5mg iv qd，以减轻颅内炎性反应，用药后周围血嗜酸性细胞逐渐减少，无头痛、皮肤疼痛。8 月 24 日复查腰穿颅压 210mmH_2O，CSF 常规：细胞总数 250/μl，白细胞 160/μl，单核 0. 80，多核 0. 20，CSF 生化：蛋白 0. 57g/L，葡萄糖 2. 4mmol/L，氯化物 128mmol/L。由于患者脑、肺均有广州管圆线虫病病变，2006 年 8 月 30 日开始第二疗程治疗，用口服阿苯达唑 400mg qd × 15 天，未再用激素，仅用甘露醇脱水。过程顺利无头痛头晕等不适。9 月 11 日复查腰穿，压力 185mmH_2O，CSF 细胞总数 88/μl，白细胞 32/μl，单核 26，多核 6；生化：蛋白 0. 61g/L，葡萄糖 2. 4mmol/L，氯化物 121mmol/L。神经科细胞学定量：白细胞总数 400 ±，淋巴 0. 40，单核 0. 10，嗜酸性 0. 50。患者于 2006 年 9 月 15 日出院，嘱定期门诊随诊。

出院诊断：广州管圆线虫病

累及脑与肺

点评

患者起病急，主要表现为头痛、发热，白细胞增多，嗜酸性粒细胞明显增多，脑脊液颅压210mmH_2O，白细胞160/μl，以单核为主很像结核性或病毒性脑膜脑炎，但脑脊液中嗜酸性细胞亦增多，要除外寄生虫引起的，患者病变范围广，涉及脑、肺、皮肤、肌肉、关节。补充病史，一个月前有在外餐厅进餐史吃了福寿螺，同时进餐者均有不同程度的头痛，神经科会诊后建议抽血送广州中山医学院寄生虫病教研室查血清广州管圆线虫病抗体，报告抗体（+）。开始用脱水降颅压，8月16日同时开始口服阿苯达唑400mg qd×7d，加用地塞米松5mg iv qd，由于患者病变涉及多个脏器，8月30日又用第二疗程，口服阿苯达唑400mg qd×15天。该病在北京少见，我们内科是第一次收住这样患者，随着人群流动，与饮食的改变，其他地区的病也可以在北京出现，需时时警惕。应感谢神经科医师，使诊断及时明确，否则就会拖很久才能确诊。

（十四）立克次体病——斑疹伤寒

病例23 库某，男性，34岁，德语教师。入院日期2002年3月15日，出院日期2002年4月4日。

主诉：发热4天。

现病史：患者于2002年3月11日开始发热，体温39℃，伴发冷、寒战、流涕、和咽痛，无咳嗽、头痛、胸痛、心悸。在来我院前一天曾去另一医院，查血WBC 6.3×10^9/L，中性0.66，Hb 16.8g/dl，PLT 122×10^9/L，ECG示有心房颤动。来我院急诊室血常规WBC 4.5×10^9/L，中性0.762，Hb 164g/L，PLT 130×10^9/L，ECG偶见房颤，胸片未见异常。除发热外患者无其他不适，食欲睡眠良好。

既往史：出生于德国，无糖尿病、高血压、冠心病，亦无肝炎，肺结核、手术史及输血史。

婚姻史：未婚。

家庭史：父母健康，无高血压和冠心病。

体格检查：T 36.2℃，P 85 次/分，R 16 次/分，BP 120/80mmHg。发育正常营养良好，全身表浅淋巴结无肿大，双瞳孔等大，对光反应好，五官正常，咽稍红，扁桃体轻度肿大，左侧有少许脓液。甲状腺不大，双肺呼吸音清，心率 85 次/分，未闻杂音，心律齐。腹软肝脾未及，下肢不肿，未引出病理反射。

实验室检查：WBC 4.5×10^9/L，中性 0.762，Hb 164g/L，PLT 130×10^9/L，CPK 789U/L，CK-MB 2.52ng/ml；K^+ 3mmol/L，Na^+ 133.2mmol/L，Cl^- 100.5mmol/L；ECG 偶见房性期前收缩，胸片（-）。

入院诊断：病毒性心肌炎
急性上呼吸道感染

住院第二天患者出现全身充血性皮疹，不痒，请皮科会诊考虑玫瑰疹，急查肥达外斐反应，同时给用头孢呋辛和阿莫西林（安灭菌），体温不见改善。仍在 38～39℃。经了解，患者在发病前曾去哈尔滨，由北京至大连坐飞机，但由大连至哈尔滨则坐火车，当时火车很挤，因为正值春节，民工回家过年，带很多铺盖等行李。但患者未觉有虫咬，3 月 19 日外斐反应结果为 1∶160，开始用多西环素（强力霉素）0.1g 2 次/日，3 天后体温下降至正常，共用多西环素 12 天，患者于 2002 年 4 月 4 日出院，出院时仅 ALT 稍高，其余均正常，外斐反应 1∶10240。

出院诊断：斑疹伤寒合并心肌炎

表 1-6 病例 23 患者外斐试验结果

日期	外斐试验（X19 enterobacter Proteus）
2002 年 3 月 19 日	（+）1∶160
2002 年 3 月 25 日	（+）1∶2560
2002 年 3 月 28 日	（+）1∶10240
2002 年 4 月 19 日	（+）1∶40960
2002 年 5 月 29 日	（+）1∶1280

表 1-7　病例 23 患者 ALT、CPK 和 CK-MB 的变化

时间	ALT (U/L)	CPK (18～198U/L)	CK-MB (0～1.5ng/ml)
2002 年 3 月 15 日（2PM）	80U/L	789U/L	2.52ng/ml
2002 年 3 月 15 日（5PM）		1825	7.36
2002 年 3 月 15 日（8PM）		1972	5.76
2002 年 3 月 16 日（7AM）		2410	1.76
2002 年 3 月 16 日（5PM）		2941	<0.6
2002 年 3 月 17 日（7AM）	94	2532	1.04
2002 年 3 月 18 日（6AM）	176	1715	0.884
2002 年 3 月 19 日（6AM）			1.36
2002 年 3 月 21 日（6AM）		187	1.89
2002 年 3 月 25 日（9AM）	104	58	3.4
2002 年 4 月 1 日（9AM）	47		
2002 年 4 月 19 日（9AM）	26		

表 1-8　伤寒与斑疹伤寒的鉴别

	伤寒	斑疹伤寒
Pathogen	Salmonella	Rickettsia
Transmission	Fecal to oral	Louse borne
Season	Summer Autumn	Winter Spring
Incubation time	12 days	12 days
Symptoms	Fever slow pulse	Fever headache
Signs	Liver & spleen enlarged	Rashes palpitation spleen
Lab findings:,	Widal	Weil-Felix
	"O" "A" "B"（+）>1:160	（+）>1:16
	Blood culture（+）	
Treatment	Chloramph, TMPco, Quinolo	Doxycycline, Chloramph
Prevention	Vaccine	clear louse

点评

本例的诊断与询问病史关系密切，一个德国教师多数每天洗澡，不可能长虱子，怎么得了斑疹伤寒？虽然外斐反应阳性，病史中开始以为患者从北京直飞哈尔滨，仔细再问，他从北京到大连坐的飞机，大连至哈尔滨坐的火车而且是硬坐。当时正值春节，很多农民工回家过年，带了铺盖卷，火车上很拥挤，虽然患者没感觉被虫咬，但这机会是可能存在的。坐在他对面的朋友未患病，可能虱子并不多，只咬了他一人。治疗效果很好，用多西环素3天就退热了，但是外斐反应和CPK升高显著，特别是前者一个月后达1∶40960。

（十五）Q热——伯氏考克斯体病

病例24 董某，男性，41岁，河北农民，汉族。入院日期2008年3月12日，出院日期2008年5月9日。

主诉：发热11个月，全身皮肤、巩膜黄染4个月。

现病史：患者2007年4月初劳累后出现发热，体温最高38.5℃，伴乏力，食欲正常，无咳嗽、咳痰、腹痛、腹泻及尿路刺激症状，不伴心悸、盗汗、气短，当地诊所考虑感冒，间断予以安痛定、地塞米松及青霉素治疗，体温仍反复。2007年6月当地查血ALT 100U/L，TBil 20μmol/L，自觉尿色加深，未予以重视。2007年11月住入河北省第二人民医院，检查ALT 125U/L，AST 162U/L，TBil/DBil 64.4/47μmol/L，血常规WBC 8.0×10^9/L，L 0.57，Hb 173g/L，PLT正常。甲、乙、丙、戊肝抗体均阴性，多次血培养、骨髓培养（-）；胸部CT：正常，腹部CT：肝弥漫性肿大；超声心动图：主动脉瓣赘生物伴轻度关闭不全；肝穿刺病理：重度肝损伤；骨穿：淋巴细胞增多。当地医院考虑诊断为亚急性感染性心内膜炎，大颗粒淋巴细胞白血病待除外。予以氨苄西林/舒巴坦静脉治疗半个月，同时给予保肝退黄治疗。患者皮肤、巩膜黄染逐渐加深，粪便色正常，无明显乏力，厌油食，复查胆红素逐渐升高。体温高达40℃，为进一步治疗，于2007年12月24日住入北京302医院，复读病理切片，诊断：亚急性败血症性肝脏病变，程度G3S2，重叠药物性肝炎；予以保肝退黄治疗。定期复查肝功能：ALT 147～95U/L，AST 263～98U/L，TBil 301.5～135.3μmol/L，DBil 211～115μmol/L，ALP（↑），GGT（↑）。血常规：WBC（17～8.2）×10^9/L，L 0.71～0.39，异性型淋巴细胞0.002～0.15，尿常规正常，血培养（－），ESR、免疫球蛋白正常，蛋白电泳γ球蛋白不高，肥达反应、外斐试验：O 1∶80，A 1∶80，OX 1∶80；结核抗体、布氏杆菌凝集试验、抗CMV EBV均阴性。心脏磁共振：主动脉瓣畸形（呈二叶），后瓣有赘生物，反流，主动脉根部后方囊性病变，脓肿可能性大；腹部CT：肝硬化予以甲磺酸帕珠沙星治疗一周后改用青霉素480万U q6h iv，体温不降。请协和医院会诊加用琥珀酸氢化可的松iv 150mg qd×1周，100mg qd×1周，50mg qd至今。

患者使用激素过程中前5天体温正常，过后再次发热2008年3月初出现活动或平躺后有轻度憋气。胸CT提示右肺下叶背段楔形片影，少量胸腔积液，为进一步诊治收入我院。

发病后患者活动耐量下降，可走平坦的路及生活自理，精神欠佳，睡眠食欲尚可，无盗汗，无关节肌肉疼痛。

既往史：2006年发现肝大、巨脾，ALT 100U/L，当年在县医院作脾切除术，病理结果不详。否认高血压、糖尿病、冠心病。切脾手术时输过血。

个人史：生长在河北巨鹿县何寨乡，饲养牛羊，并与之有密切接触史，否认疫水或疫区接触史。4年前去过南非旅游，有烟酒嗜好15年，戒烟戒酒才一年。

婚育史：适龄结婚，育有一子一女，爱人及子女均健在。

家族史：父母健在，兄弟姐妹共6人，无类似疾病，否认家族遗传病和传染病。

体格检查：T 36.3℃，P 98次/分，R 20次/分，BP 120/70mmHg。

发育正常，消瘦，慢性病容，神清合作，自主体位，有肝掌，无蜘蛛痣，全身皮肤巩膜黄染明显，无色素沉着。全身浅表淋巴结不大，头颅无畸形，球结膜无水肿，双瞳孔等大等圆，对光反应灵敏，唇无发绀，咽无红肿，双扁桃体不大，颈无抵抗，颈静脉充盈，可见静脉搏动，颈动脉搏动正常，未闻血管杂音，气管居中，甲状腺不大。胸廓对称，胸壁静脉无曲张，胸骨无压痛，双肺呼吸音清，未闻干湿啰音。心前区无隆起，无震颤及摩擦音，心界向左扩大，心尖搏动在左锁骨中线上，心率 98 次/分，心律齐，主动脉瓣及主动脉瓣第二区可闻及 2～3 级吹风样收缩期杂音。腹平软，无压痛及反跳痛，左上腹有切口瘢痕，肝肋下 6 指，质硬边钝，表面光滑，无叩痛，无移动性浊音，肾区无叩痛，肠鸣正常。肛门生殖器未查，脊柱四肢无异常，关节无肿胀，肌力及肌张力正常，生理反射存在，无病理征。

实验室检查：血常规：（2008 年 3 月 13 日）WBC 8.56 $\times 10^9$/L，N 0.459，L 0.435；Hb 139g/L，PLT 239 $\times 10^9$/L，Ret（网织红细胞）2.06%。尿常规：比重 1.010，pH 7.0，Pro（－），Glu（－），UBG（尿胆元）16μmol/L，Bil 胆红质中等，管型 1～3/μl，颗粒管型 0.4/μl。肝肾功能（2008 年 3 月 13 日）：ALT 98U/L，TP 60g/L，Alb 33g/L，TBil 147μmol/L，DBil 118.8μmol/L，GGT 320U/L，AST 98U/L，Cr 61μmol/L，BUN 3.86mmol/L，Glu 3.2mmol/L，TC 6.48mmol/L，TG 4.59mmol/L。乙肝五项（－），HCV-Ab（－），HIV-Ab（－）。ESR 7mm/第一小时末，RPR（－）。TORCH：CMV IgG（＋），余均（－）CMV-PP65（－）。血培养：多次（－）。$CD4^+T/CD8^+T$ 比例倒置。

脑电图：中度不正常，左额、颞为主。腰穿（2008 年 4 月 15 日）：CSF 颅压正常，无色透明，常规、生化：PRO 0.54g/L，Glu 2.6mmol/L，Cl 121mmol/L，抗酸染色找结核杆菌（－），墨汁涂片找隐球菌（－）。

在外院的检查：河北第二医院骨髓穿刺：骨髓增生正常，未见幼稚细胞，淋巴细胞多见，呈散在、灶性分布，以小淋巴细胞为主。肝穿：可见大量炎性细胞浸润，分布在汇管区，肝窦扩张，肝细胞排列紊乱，呈颗粒样变性，空泡变性、嗜酸性变性及小量脂肪变性。肝小叶内弥漫灶性坏死和小片融合性坏死，汇管区扩大，炎性细胞浸润，主要为淋巴细胞。纤维组织弥漫性增生，未见肝细胞结节，可见肝细胞内淤胆和肝内毛细胆管淤胆。

解放军302医院，超声心动图（2008年2月22日）：主动脉瓣二瓣叶畸形，左侧瓣叶根部可见16mm×7mm赘生物，主动脉后壁可见2.0cm×2.9cm低回声，与主动脉无明显相通，考虑脓肿；三尖瓣、肺动脉瓣、主动脉瓣轻度反流。

住院后予以青霉素、阿米卡星抗感染，琥珀酸氢化可的松200mg iv qd，并逐渐减量至甲泼尼龙（美卓乐）8mg qd po。同时给予保肝、退黄等对症治疗。患者体温高乃将青霉素改为阿莫西林（安灭菌），之后有间断发热。肝功能住院后逐渐好转（表1-9）。

表1-9　病例24患者住院后肝功能变化

日期	ALT (U/L)	AST (U/L)	TBil (μmol/L)	DBil (μmol/L)
2008年3月13日	98	98	147.0	118.8
2008年3月18日	76	76	128.5	99.8
2008年3月26日	109		78.3	63.2
2008年4月2日	78		64.2	53.5
2008年4月5日	83	51	59.2	48.9
2008年4月7日	105		61.8	50.2
2008年4月11日	121	70	59.4	49.2
2008年4月14日	125		75.0	62.2
2008年4月16日	130		66.4	55.4
2008年4月21日	164	79	43.8	35.9
（2008年4月23日开始用米诺环素）				
2008年4月24日	145		35.9	28.4
2008年5月4日	55		21.5	15.4

先后请安贞医院、阜外心血管病医院会诊，认为目前无急诊心脏手术适应证，且肝功能差手术风险极大，建议内科保守治疗。2008年4月12日无诱因间断右侧枕部刀割样疼痛，血压正常，作

腰穿压力正常，CSF常规、生化、找病原菌均阴性。头颅MRI基本正常。脑电图：中度不正常，尤以左额、颞。请神经科会诊建议3个月后复查。经查阅文献，发现感染性心内膜炎，血培养（-），抗生素治疗效果不好，应除外Q热，乃决定送血至军事医学科学院查Q热抗体。2008年4月17日军科院回报Q热抗体：IFA Ⅰ相Q热抗体1:320，Ⅱ相Q热抗体1:320。

患者于住院一个月后诊断明确为Q热，病程已超过一年，涉及多个脏器，应诊断为慢性Q热。患者于2008年3月20日体温已有下降，但仍有波动，2008年4月22日开始用米诺环素100mg po bid。2008年4月17日起体温完全正常，皮肤巩膜黄染明显消退，4月28日停用阿莫西林，继续用米诺环素+甲泼尼龙。复查超声心动图：（2008年3月15日）主动脉瓣赘生物12mm×12mm，主动脉瓣周脓肿（32mm×21mm）；（2008年5月8日）主动脉瓣赘生物37mm×1mm，主动脉瓣周脓肿（39mm×27mm）。胸CT：（2008年5月5日）胸腔积液和叶间积液已完全吸收。患者肝脏明显缩小在肋下4.5cm。皮肤巩膜无黄染。患者于2008年5月9日出院。告之继续用药门诊定期随诊。

出院诊断： 慢性Q热累及肝与心

感染性心内膜炎

主动脉瓣赘生物形成

主动脉瓣瓣周脓肿

淤胆性肝炎

肝硬化

先天性心脏病

主动脉瓣二叶畸形

脾切除术后

点评

Q热也是我院近2年才认识的，此病比较罕见，病原学诊断颇为曲折，同时也很有意义。Q热于1935年首次于澳大利亚的Queensland地区发现，当时病原不明，故称query Fever（疑问热）“Q”乃 query 的第一个字母，即疑问之意。现已明确 Q 热病原体为伯氏科克斯体（Coxiella burnetii），属立克次体科，考克斯体属。该病疫区遍及全球几乎所有国家，是分布最广的人兽共患病之一。人类 Q 热的传染源主要是感染的家畜，特别是牛、羊，主要传播途径为呼吸道，也可因饮用污染的奶制品经口传播。我国的流行病学研究表明，部分地区的 Q 热暴发流行尤以孕畜的排泄物、胎盘及内脏所产生的大量微生物气溶胶，被吸入导致 Q 热发病率最高。患者曾从事牲畜接生工作，可能是感染的根源。

我国 Q 热流行多发生在屠宰场、食品加工厂、皮革厂、农牧场等单位；潜伏期 14 ~ 39 天，平均 20 天；患者以青壮年男性居多。传染与否主要取决暴露于病原的机会、程度和频度。Q 热虽然病死率不高，但其病原体的感染力和在外环境中的生存力都很强，极易传播。该病常累及多个系统，正因为其临床表现多样化、缺乏特异性，临床误诊、漏诊率高。本例发热 1 年，先后就诊多家医院，直至发生了严重的瓣膜损害仍未明确诊断。这提示我们，对于血培养阴性感染性心内膜炎，特别是有家畜接触史、多系统受累的患者，应重视流行病学史的采集，警惕 Q 热的可能，及时给予多西环素治疗可以改善预后。

患者在米诺环素治疗 1 周后一般情况、肝功能明显好转，因经济原因返当地医院继续治疗。

病例 25 潘某，男性，61 岁，已婚，山东人，退休干部。入院日期 2009 年 7 月 22 日，出院日期 2009 年 8 月 14 日。

主诉：发热、皮疹 4 个多月。

现病史：2009 年 3 月中旬无诱因出现午后发热，伴畏寒、寒战、乏力，体温最高 40.2℃，无咳嗽、咳痰、恶心、腹痛、腹泻、尿急、尿频、尿痛、关节肿痛等，服“扑热息痛”后体温可降至正常，次日于中上腹出现米粒大小充血性丘疹，伴刺痛和瘙痒，未予特殊治疗。此后患者反复发热，间隔时间逐渐缩短，由每周一次至每天发热，午后为重，体温高峰在38.2～38.5℃，无其他伴随症状，可自行退热，体温偶可高达39～40℃。皮疹范围逐渐扩大，分布于颈、胸、腹部，性状同前，时重时轻，与发热关系不明显。2009年4至5月体重下降5～6公斤。患者就诊当地医院，检查血常规白细胞正常低限，单核0.09～0.13，肝功能ALT、AST、GGT、ALP 2～3倍升高，ESR 25～42mm/第一小时末，CRP 20.81mg/L，IgG、IgA升高，补体正常，血培养（-），PPD（-），ANA HS 1∶40，ANCA（-），CA系列（-），胸部CT：左肺下叶纤维灶，腹部B超肝脾肿大，骨髓涂片粒细胞系明显左移，于头孢哌酮钠（舒普深）等治疗2周无效。2009年6月患者开始服用中药20多天，仍有发热但体温高峰降至38℃，近期体重增长约3kg。为进一步治疗于2009年7月22日收住院。患者于2008开始出现盗汗，发病以来精神、食欲尚可，近半月来睡眠欠佳，排尿正常。便干，1～2天一次。

既往史：10年前四肢伸侧出现皮肤瘙痒，之后局部遗留色素沉着，当地医院曾考虑皮肤淀粉样变、神经性皮炎。50多岁时牙松动脱落，多数连根拔除，末次在2008年春，否认高血压、糖尿病、冠心病史，无肝炎结核病史，无手术输血及外伤史。

个人史：生于原籍，未去过外地，未到过疫区，有烟酒嗜好，4个月前已戒酒，吸烟每天5支。

婚育史：适龄结婚，爱人女儿体健。

家族史：父有高血压，脑梗死病故，母自然死亡，1兄高血压，余兄妹体健，否认肿瘤遗传病史。

体格检查：T 38.6℃，P 88次/分，R 18次/分，BP 140/80mmHg。

发育正常，体型消瘦，步入病房，神清合作，对答切题，皮肤黏膜无黄染，颈胸部皮肤散在米粒大小丘疹，伴色素沉着，四肢皮肤伸侧有陈旧性丘疹伴色素沉着。全身浅表淋巴结无肿大，头颅无畸形，双眼睑无水肿，巩膜无黄染，双瞳孔等大等圆，对光反应灵敏，耳鼻无异常，唇无发绀，牙已大部脱落，咽不红，双扁桃体不大，颈软无抵抗，气管居中，甲状腺不大，未闻血管杂音。胸廓对称，呼吸音清，未闻干湿啰音，心脏不大，心率88次/分，心律齐，各瓣膜区未闻病理性杂音。腹平软，中上腹有深压痛，肝在肋下2cm，脾肋下及边，肠鸣音正常，肛门及外生殖器未查，四肢脊柱无畸形，关节无肿胀，生理反射存在，未引出病理征。

实验室检查：血常规：WBC 3.04×10^9/L，N 0.591，L 0.356，Hb 109g/L，PLT 105×10^9/L，ESR 33mm/第一小时末。尿常规：比重1.010，蛋白微量，糖（-），Leu 8.3/μl、Ery 200/μl。肝肾功能：ALT 55U/L，AST 76U/L，TP 70g/L，ALB 35g/L，TBil 13.8μmol/L，DBil 4.7μmol/L，GGT 81U/L，BUN 4.24mmol/L，Cr 69μmol/L，Glu 5.0mmol/L。乙肝五项，仅HBcAb（+），余均（-），丙肝抗体（-），HIV-Ab（-），RPR（-）。ANA（-），ANCA（-），CA系列（-）。CMVIgG（+），CMVIgM（-），EBV IgA/VCA 0.646U/ml，EBV IgG/EA 0.297U/ml，EBV IgG/VCA 0.863U/ml，EBV IgM/VCA 0.392U/ml，EBV抗体全部升高。血培养（-）。莱姆抗体（-）。

腹部B超：胆囊多发结石，脾大。超声心动图（2009年7月29日）主动脉瓣病变，无冠瓣可见大块中强回声，大小约16mm×8mm，摆动不明显，左冠瓣及右冠瓣可见小团块影。主动脉瓣关闭不全。

住院后首先考虑感染性疾病，以结核可能性大，免疫病实验室结果不符合，肿瘤因老年患者需进一步除外。2009年7月29日经超声心动图主动脉瓣有赘生物，结合长期发热，尿中有红细胞诊断为感染性心内膜炎，但细菌血培养+厌氧菌血培养均（-），结核分枝杆菌培养3次亦（-），在外院用抗生素效果不理想，需查其他原因。7月29日我院开始用青霉素400万U iv q6h，2009年8月2日再次高热，住我院第7天（2009年7月29日）抽血查Q热抗体，5天后于2009年8月3日军事医学科学院回报：Q热特异性抗体IgG结果为≥1∶5120（抗体≥1∶160）即可诊断，患者Ⅰ相、Ⅱ相特异性抗体均明显升高，确诊为Q热。2009年8月4日停用青霉素。Q热的首选用药是多西环素，目前国内缺此药，开始改用米诺环素100mg bid加利福平0.45g qd治疗。2009年8月10日家属从外地购买到多西环素，乃启用多西环素 100mg bid po，停米诺环素和利福平。由于心内膜炎是慢性 Q 热最主要的临床表现之一，用药治疗时间可能会长达一年。患者用米诺环素第 2 天体温就降至正常，颈、胸、腹部皮疹瘙痒、刺痛亦不明显，8 月 6 日复查超声心动图：主动脉瓣三个瓣均增厚，可见多个强回声，以无冠瓣明显，轻度主动脉关闭不全，三尖瓣脱垂，中度三尖瓣关闭不全。用药 10 天患者于 2009 年 8 月 14 日出院，告知定期门诊复查随访，如有不适可随时来诊。

出院诊断： 慢性 Q 热

胆囊多发结石

点评

2008 年 3 月我院感染内科曾收治过一例 Q 热，辗转多家医院，发热 11 个月来我院住院，住院后经一个多月才明确为 Q 热，单在我院住院时间就长达 50 多天。本例患者发热 4 个多月，住我院第 7 天就抽血查 Q 热抗体，5 天后于 2009 年 8 月 3 日军事医学科学院回报对 Q 热立克次体特异性抗体 IgG 结果为≥1∶5120，确诊为 Q 热才花 10 多天，显然诊断比第一例快，治疗方案也很快定出，住院时间才 20 多天。我们提出这 2 例供临床医师对难治的心内膜炎，将考虑 Q 热，特别是用抗生素前血培养多次阴性者，只要查 Q 热立克次体特异性抗体，就能帮助鉴别。

二、发热待查——结核病

（一）肺结核

伴皮下结节、虹膜睫状体炎

病例1 刘某，男性，28岁，职员，籍贯湖北。入院日期1998年7月3日，出院日期1998年7月30日。

主诉： 双眼发红4个月，发热1个月，下肢结节红斑半个月。

现病史： 患者于1998年2月中发现右眼发红畏光，2周后累及左眼，在外院就诊，考虑“虹膜睫状体炎”，用庆大霉素+地塞米松（氟美松）+2%普鲁卡因（奴佛卡因）结膜下注射，同时用“百利特（激素类）”滴眼，治疗一个月后好转。但间隔一个月后左眼再次出现视物模糊、畏光，当时伴有口腔溃疡历时2个月，无外阴溃疡、结节红斑及针刺反应。因诊断不明转来我院免疫门诊，查ANA、抗dsDNA抗体、免疫球蛋白正常，血尿常规及肝功能正常、胸片：左上肺少许纤维病灶，ESR 2mm/第一小时末，PPD（++++），考虑结核，于1998年5月13日开始用异烟肼和利福平抗结核治疗，眼科用速散滴眼治疗。2周后出现低热，体温37.5~38℃，以白天为主，夜间盗汗，可自行退热。6月10日开始加用吡嗪酰胺。3天后转为高热，体温38.6~38.9℃夜间为主。4天后双下肢出现结节红斑，乃停用吡嗪酰胺，但仍有低热，且结节红斑增多，左眼虹膜睫状体炎时好时坏。病程中无关节痛、脱发、光过敏、雷诺现象，口腔溃疡仅在病初发生，以后未再出现。无腹痛、腹泻、无尿频、尿急、无咳嗽、咳痰等症状。发病以来体重下降3kg，睡眠尚可，食欲、尿便正常。于1998年7月3日因诊断不明收住我院。

既往史： 17岁患过甲肝，1993年发热、咳嗽在湖北荆州医院诊断“肺结核”，用链霉素、异烟肼、利福平治疗2个月，出院后继续用药5个月，复查胸片显示治愈后停药。否认糖尿病史。

个人史： 湖北籍，大学毕业，现在北京打工，从事计算机工作已2年，无粉尘接触史，不吸烟，未婚。

家族史： 父母健在，有兄妹各一人，家中无类似的患者。

体格检查： T 37℃，P 80 次/分，R 18 次/分，BP 120/70mmHg。

患者发育良好，营养中等，神清合作，步行入室，皮肤巩膜无黄染。双下肢多个结节红斑，质硬有压痛，直径20～40mm，个别融合，以小腿胫前最多，双股内侧少量。右颌下有黄豆大小淋巴结，质中，可活动，无肝掌及蜘蛛痣，双眼睑无水肿，双结膜充血，双瞳孔等大等圆，对光反应佳，耳鼻无畸形，口腔黏膜无溃疡，咽不红，扁桃体不大，颈软，气管居中，甲状腺不大，胸部对称，未闻干湿啰音。心不大，未闻杂音，心率80次/分，律齐，腹软，肝脾未及，无压痛反跳痛，双肾区无叩痛，四肢无关节肿痛，双手小关节处有米粒大小结节，无病理征。

实验室检查： 血常规：白细胞 $7.2\times10^9/L$，N 0.74，L 0.183，Hb 135g/L，PLT $67\times10^9/L$，尿常规（－），ESR 24mm/第一小时末，肝肾功能正常，

诊断： 肺结核

左眼虹膜睫状体炎

贝赫切特综合征（白塞病）待除外

住院后开始抗结核治疗用异烟肼＋利福平＋链霉素，体温仍高，后加用吡嗪酰胺8g在5%葡萄糖液静滴后热退。7月16日右肘部有一压痛结节，取活检，病理报告右肘部病变符合结核，抗酸染色未找到抗酸杆菌，胸片：左肺门增大，右下胸膜增厚。经3周抗结核治疗体温波动在37.2～37.5℃，精神食欲见好，双下肢结节红斑消退，同意回家门诊随诊，继续抗结核治疗10个月。

出院诊断： 肺结核

左眼虹膜睫状体炎

出院带药异烟肼，乙胺丁醇及链霉素和葡醛内酯等，定期复查肝肾功能。

（二）肺外结核

1. 子宫内膜结核

病例2 刘某，女性，60岁，干部，籍贯北京。入院日期2005年2月17日，出院日期2005年3月24日。

主诉：发现肝功能异常10年，腹胀伴间断发热2个月。

现病史：患者于1994年1月无明显诱因出现黄疸、食欲不振伴发热，体温最高达40℃。去医院检查发现转氨酶及胆红素升高，病毒性肝炎指标（ABCDE）均无异常，给予抗生素和保肝治疗后，体温正常，但肝功能无好转，经用苯巴比妥（鲁米那）、中药治疗黄疸消退。1995年出现口干，进食需用水送服，并逐渐加重。1998年再次出现黄疸，去医院检查肝功能ALT 783 U/L，AST 800U/L，GGT 113U/L，TBil 30mg/dl。行肝穿刺，涂片报告：可见肝细胞、淋巴细胞、分叶核细胞，未见恶性细胞。病理报告：肝细胞未见明显变性坏死，部分肝脏实质以及间质可见慢性炎性细胞浸润，库普弗（枯否）细胞增生。ERCP未见胰胆器质性病变。诊断：黄疸待查，药物性肝炎，免疫性肝炎？给予抗生素、保肝治疗后体温正常但转氨酶无变化，经加用地塞米松（氟美松）后，黄疸消退，患者出院后未继续服激素。一周后再次出现黄疸伴发热，加泼尼松最高达30mg/d后，转氨酶、胆红素下降出院在门诊随诊，复查ALT 183U/L，AST 200U/L，GGT 169U/L，TBil 69.7μmol/L，ANA、ENA、SMA、AMA均阴性。眼科检查：Schirmer test 4mm（R），0mm（L）；BUT 8s″（R），8s″（L）；荧光染色（-）。口腔科检查：腮腺造影末端导管小球状扩张，唾液流率：0.06ml/min，考虑“原发性干燥综合征”，给予泼尼松10mg/d后，转氨酶、胆红素下降，但出现腮腺肿大，改用CTX 0.2g qod口服后，腮腺肿消退，因恶心不适停用。改硫唑嘌呤（依木兰）0.1g po qd，短期用后不适又停用。

1998 年 3 月开始在我院门诊就诊，诊断为原发性胆汁性肝硬化和干燥综合征。1998 年 10 月复查抗 AMA（++）1∶640，AMA2（++），激素 10mg qd 维持，缓慢减量，每次减 2.5mg，此后多次复查肝功能均正常。2000 年 6 月停用激素，改用熊去氧胆酸和易善复口服。2000 年 10 月出现双膝关节痛，来我院作膝关节平片，为退行性骨关节病，未予以特殊处理。逐渐延及全身关节痛，但不肿。2001 年 1 月加用雷公藤 20mg tid po，萘丁美酮（瑞力芬）1.0g qd 后，关节症状有所缓解。但 2001 年 7 月出现肝区不适，巩膜黄染，肝酶升高，再加泼尼松 30mg 后，黄疸消退，肝酶正常，但每次激素减量过程中肝酶均升高，之后加 MTX 减激素量，用泼尼松 7.5mg qd + MT × 10mg qw，2004 年 12 月中旬，患者出现恶心伴少尿、乏力、发热，体温最高 39℃。查血常规；Hb 127g/L，WBC 29.7×10^9/L，PLT 207×10^9/L；尿常规：蛋白（+），胆红素（+），患者自觉病情加重，增加泼尼松至 25mg qd，症状明显好转，但感腹胀，在我院查 CA125 945.4U/ml，AFP 1.90ng/ml，Ⅳ胶原纤维 15ng/ml，AMA（++）1∶640，AMA2 204RV/ml，腹部 B 超：肝弥漫性病变，腹腔积液 9.3cm，门脉未见异常。盆腔 B 超少量积液 1.8cm，子宫双附件未见异常。腹部 CT：脾内低密度灶。一周以来有低热，多在午后有畏寒，无寒战，不伴咳嗽咳痰，无尿频、尿急，无腹痛、腹泻，无恶心、呕吐，无意识障碍，口服对乙酰氨基酚（泰诺林）能退热，为进一步诊治于 2005 年 2 月 17 日收住我院。

发病以来精神睡眠尚可，食欲体重无变化，近 2 个月尿少，无脱发、皮疹、光过敏等。

既往史：无肺结核、糖尿病、伤寒、肝炎、痢疾史。

个人史：生于河北，不嗜烟酒，做办公室工作。

月经婚育史：$15\frac{3}{28}$，生有一子一女，爱人和孩子均健在。

体格检查：T 36.6℃，P 74 次/分，R 20 次/分，BP 160/

100mmHg。

发育正常，营养良好，神清合作，自主体位，全身皮肤未见皮疹，巩膜无黄染，双瞳孔等大等圆，口腔无溃疡，鼻窦无压痛，浅表淋巴结无肿大，颈无抵抗，甲状腺不大，未闻杂音，两肺呼吸音清，未闻干湿啰音。心界不大，心率74次/分，二尖瓣和主动脉瓣可闻及2级收缩期杂音，P2=A2，腹部平软，下腹有压痛，无反跳痛及肌紧张，肝在肋下1cm，脾未及，无移动性浊音，四肢关节活动自如，肌张力正常，肌力弱，无病理反射，下肢不水肿。

实验室检查：血常规：WBC 4.3×10^9/L，N 0.739，Hb 121g/L，PLT 168×10^9/L；尿常规：（－）；肝肾功能：ALT 16U/L，AST 15U/L，TP 7.4g/dl，ALB 3.5g/dl，TBil 0.45mg/dl，DBil 0.15mg/dl，BUN 24.7mg/dl，Cr 0.89mg/dl。

入院诊断：原发性胆汁性肝硬化
干燥综合征

住院后继续用泼尼松龙30mg po qd，MTX 10mg qw，2005年2月24日行腹腔诊断性穿刺：腹腔积液为血性混浊，常规；细胞总数36000/μl，WBC 4000/μl，单核0.60，多核0.40，黎氏（+），总蛋白5.3g/dl，淀粉酶44.1 U/dl，LD 420 U/L，ADA 148.0 U/ml（血中的ADA为72.3 U/ml），细菌培养（－），腹腔积液涂片未找到抗酸杆菌，腹腔积液未找到瘤细胞。

其他检查：2005年2月18日ESR 27mm/第一小时末；2005年3月7日ESR 38mm/第一小时末，CRP 3.98mg/dl。多次血厌氧与需氧培养（－），胸部CT：右肺上叶及中叶多发小结节影，宜随诊。腹部CT：胆囊密度欠均匀，结石可能，子宫右侧点状钙化灶，子宫腔增大，少量腹腔积液，肥达反应（－），布氏杆菌凝集试验（－），TORCH：风疹抗体IgG 1:160，巨细胞病毒抗体IgG 1:128，单纯疱疹病毒抗体IgG 1:512为（+），余均（－），CMVPP65（－），ANA（－），抗DsDNA抗体（－），AMA（+）1:320，AMA2（+）205RV/ml；2005年2月16血CA125 942.6U/ml，2005年2月24腹腔积液CA125 1315U/ml，肿瘤其他系列均正常：（CEA 1.5U/ml，CA50 9U/ml，CA199 29U/ml，CA242 6U/ml）。

因腹腔积液原因不明转妇科准备做腹腔镜检查，明确诊断。2005年3月8日阴道超声发现宫腔内有中强回声1.3cm×0.7cm，术前讨论拟作宫腔镜+腹腔镜。2005年3月15日先作腹腔镜见大网膜广泛粘连于盆腔壁，子宫双附件难以显露，腹壁及大网膜表面散在米粒大小的结节，取少许腹膜腹壁结节送病理。再作诊断性刮宫，刮出干酪样组织约20g送病理。病理报告：（腹壁、宫腔刮出物）肉芽肿性炎，其中宫腔刮出物抗酸染色找到抗酸杆菌，符合结核。

患者住院后一直有发热，体温波动在37.2~39℃。宫腔刮出物找到抗酸杆菌，诊断明确，为结核性腹膜炎和子宫内膜结核，3月16日开始抗结核治疗，用异烟肼+乙胺丁醇+吡嗪酰胺+利福平四联抗结核药，同时用葡醛内酯和维生素等。泼尼松龙因原发性胆汁性肝硬化和干燥综合征无急性活动，可减量为25mg/d。3月24日出院，抗结核仍用四联，泼尼松龙减为20mg/d，门诊定期复查肝肾功能和CA125、ESR等。抗结核治疗至少维持一年，因患者年龄大，免疫功能减退，又在长期服用激素，结核不容易控制，治疗时间可能会更长。

出院诊断： 腹腔结核

子宫内膜结核

原发性胆汁性肝硬化

干燥综合征

患者出院后一直用泼尼松龙5~10mg/d，腹腔结核和子宫内膜结核反复活动，至2007年3月23日，抗结核治疗长达2年，不见稳定，建议免疫内科改用其他药，不用泼尼松龙。2007年9月12日改用甲泼尼龙4mg和2mg交替服用。目前患者在西院免疫门诊随诊，抗结核治疗加用丁胺卡那0.4g肌注qod（2个月左右）。患者病情尚稳定。

2. 全身播散性结核

病例3 曹某，男性，47岁，干部，已婚。入院日期1999年6月8日，出院日期1999年8月31日。

主诉：皮下结节3个多月，伴低热2个月。

现病史：3个月前无明显诱因左胫骨粗隆部出现皮肤红、肿、痛，伴左下肢肿胀，当时无发热及活动受限。10多天后去附近医院就诊，诊断皮肤软组织感染，给予局部换药及口服头孢呋辛0.25g 3次/日×10天，不见好转。局部破溃溢黄白色脓液，无臭味，4月27日在另一医院拍左膝关节平片，考虑骨髓炎收住院治疗。住院后局部脓液涂片及多次培养未见细菌生长，给予局部换药与抗生素静滴16天，加克林霉素静滴5天，感染仍未控制。伤口一直不愈合，且出现发热，午后体温最高达37.9℃，发热前无寒战。随后左面部颧骨处皮肤红肿，逐渐中心出现波动，穿刺抽出脓液，涂片及培养仍无细菌。20天前左手背红肿，局部有压痛，无波动感，换用另一种抗生素加甲硝唑，仍不见好转。请外院感染科医师会诊，因脓液涂片找到真菌孢子，给予氟康唑0.2g iv q12h+阿奇霉素05g qd×5天，左面部和左手背红肿明显好转，体温降至正常。为进一步诊治收住北京协和医院。患者发病以来，无高热寒战，无关节肿痛，食欲睡眠正常，体重下降2kg，尿便正常。

既往史：以往体健，无肝炎、肺结核史，无外伤手术史，无药物或食物过敏史。

个人史：出生北京，经常出差至全国各地，工作环境良好。吸烟20年，每天约20支，无饮酒嗜好。

家族史：无类似疾病。

体格检查：T 36.7℃，P 84次/分，R 14次/分，BP 110/70mmHg。

患者发育正常，营养中等，步入病室，自动体位，神清合作。全身皮肤未见黄染或出血点，颈前和右肩有4个蜘蛛痣，左胫前粗隆处，左面颧皮肤红肿，中心破溃，有灰黄色分泌物，左手背皮肤红肿有压痛，无波动感。右颈部可扪及淋巴结直径1cm，其他部位未扪及肿大淋巴结。头颅无畸形，双眼睑无水肿，巩膜无黄染，双瞳孔等大等圆，对光反应灵敏。鼻窦处无压痛，口腔黏膜无溃疡，咽不红，扁桃体不大，颈无抵抗，气管居中，甲状腺不大，颈静脉不曲张，心肺正常，腹平软，全腹无压痛，反跳痛及肌紧张，肝脾未及。肝区无叩痛。腹部无移动性浊音。脊柱四肢无畸形，关节无红肿，无病理征。

实验室检查：血常规：WBC 7.9×10^9/L，N 0.873，L 0.088，Hb 136g/L，PLT 349×10^9/L，ESR 83mm/第一小时末。尿常规：比重 1.020，蛋白（-），糖（-），镜检（-）。便常规：（-）。肝肾功能：ALT 10 U/L，TP 8.1g/dl，ALB 3.9g/dl，A/G 0.9，TBil 0.6mg/dl，DBil 0.3mg/dl，BUN 14mg/dl，Cr 1mg/dl。蛋白电泳 γ 27.5%。伤口分泌物涂片（多次）：未找到细菌。普通培养（多次）：无菌生长。分泌物厌氧培养（多次）（-），真菌培养多次（-）。伤口分泌物多次找抗酸杆菌（-）。左胫前溃疡处活检送病理：炎性渗出物，肉芽组织及小块皮肤，显慢性炎症。

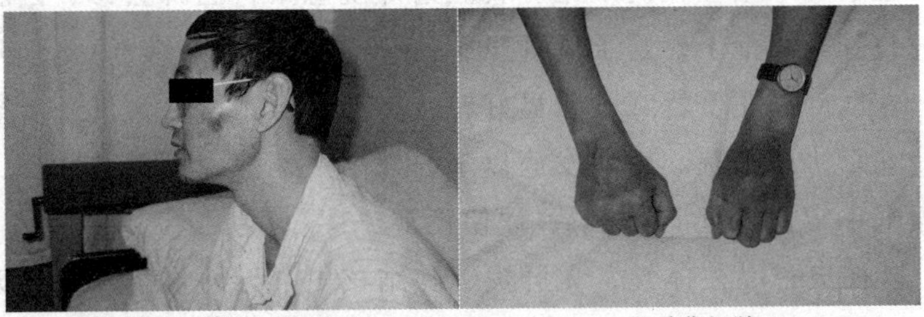

左面颊部皮肤有色素沉着　　　　左手背红肿

图 2-1　病例 3 患者面部、手部皮疹

患者住院后用青霉素 400 万 U iv q8h 和氟康唑 0.2g iv q12h，2 周后改为青霉素 480 万 U iv q8h 和氟康唑 0.1g qd po。左胫前和左面颧部红肿治疗后有好转，体温下降，但伤口仍不愈合。6 月 28 日开始出现呕吐，无排气及排便，肠鸣音亢进，逐渐有腹胀，拍腹部平片：小肠上段积气，可见液平，结肠无积气。考虑有高位肠梗阻（部位在小肠下端），开始禁食、输液并行胃肠减压，每天引流出 500ml 左右黏糊状绿色液体。内科保守治疗 5 天不见改善，1999 年 7 月 2 日在全麻下行急诊剖腹探查手术，术中见近端空肠及回肠上段广泛扩张，直径 6cm，可见肠蠕动，血运尚可。肠腔、胃、肝表面弥漫播散很多结节，直径 0.5～2cm。在回肠部有一粘连带压迫回肠致完全性肠梗阻，远端小肠空虚直径约 2cm，乃切断粘连带，切

除远端小肠壁直径1.5cm结节送病理，探查升、横、降结肠及乙状结肠未发现肿块，乃缝合伤口，术中生命体征平稳，出血约50ml，未输血，术后安返病房。术后诊断完全性机械性小肠梗阻，粘连带压迫所致。肝胃小肠表面弥漫性结节，结核可能性大。1999年7月10日病理报告：小肠壁结节干酪性结核，抗酸染色未见抗酸杆菌。至此诊断明确为播散性结核。开始用异烟肼0.3g qd + 乙胺丁醇0.25g tid + 利福平0.45g qd三联抗结核治疗。

患者于8月24日复查血常规：WBC 6.7×10^9/L，N 0.744，L 0.219，Hb 133g/L，PLT 226×10^9/L，ESR 26mm/第一小时末。尿常规正常。肝肾功能：ALT 20U/L，TP 7g/dl，ALB 3.8g/dl，TBil 0.3mg/dl，DBil 0.1mg/dl，BUN 13mg/dl，Cr 0.1mg/dl。

1999年7月14日胸部CT：右上叶结节影及左舌叶条索影，左胸膜结节影考虑结核可能性大。1999年8月3日腹部CT：肝右叶小囊肿，左下胸膜结节样增厚，右下胸膜增厚，脾大。患者于1999年8月31日出院。

出院诊断：全身播散性结核

机械性肠梗阻（完全性）

3. 肝结核

病例4 王某，男性，52岁，干部。第一次入院日期1981年11月23日，出院日期1982年5月18日。

主诉：间断发热2个多月。

现病史：患者于2个月前开始发热，伴流清涕，咳白痰，体温最高达38℃，就诊为感冒，给予青霉素 + 链霉素肌注并服退热药，至30日体温正常，但10月10日又发热，伴发冷，无寒战，体温39℃，去人民医院就诊胸透正常，回家肌注穿心莲无效，又去疗养院拍胸片无异常发现。回省人民医院住院，作过多种检查认为可能是支气管周围炎及肺部感染，继续用青霉素后改用羧苄西林8g/d分次×2d，再用氨苄青霉素8g/d分次，至10月21日热退出院。此后感精神较差，食欲好转，但仍有咳嗽咳痰，10月23日停药，28日又发热，再次用氨苄西林。过程中医师发现患者颈部及腹股沟淋巴结肿大，有明显压痛，11月8日患者体温正常，但全身皮肤出现充血性皮疹，考虑药物过敏性皮疹，乃停抗生素用氢化可的松（剂量不详）及口服氯苯那敏（扑尔敏）。11月15日第四次发热因诊断不明，于11月23日来北京协和医院住院，病后体重减轻5kg以上。

既往史：1967年患左上肺浸润性结核，用抗结核药7个月，复查胸片"结核团块，干酪样病变"，因拒绝手术而停止治疗，以后未再出现症状，1971年诊断有动脉硬化及供血不足。有烟酒嗜好。1979年以来经常有心前区痛，与精神紧张劳累有关，用硝酸甘油有效，多次心电图未见异常。

婚姻史：已婚，爱人有胃溃疡。

家族史：母亲1967年死于"乳腺癌"，父亲1979年死于"尿毒症"。共有6个子女，一女儿有颈淋巴结核，经治疗已治愈，一女患甲亢，一女有甲状腺囊肿。

体格检查：T 39℃，P 108次/分，R 28次/分，BP 105/60mmHg。

患者发育营养中等，神清合作，自动体位，胸背可见数个黄豆大小的充血性皮疹，四肢及胸背有多个色素沉着斑和瘢痕，双腹股沟可扪及黄豆大小淋巴结，质中，轻压痛。头颅无异常，眼睑轻度水肿，咽不红，扁桃体已切除，颈软，甲状腺不大，胸廓呈桶状，心界不大，心率108次/分，律齐，未闻器质性杂音，肺清未闻干湿啰音，腹平软，肝脾未及，双下肢无水肿，右上下肢有运动性震颤，左下肢膝腱反射亢进，未引出病理征。

实验室检查：血常规：WBC 5.8 $\times 10^9$/L，N 0.84，L 0.16，H 127g/L，PLT 103 $\times 10^9$/L，ESR 19mm/第一小时末。尿常规：蛋白（-），糖（-）WBC 1~2/HP，RBC（-），痰找抗酸杆菌（-），自身抗体：ANA、AMA、SMA均（-）；肝功能ALT 25U/L，蛋白电泳γ 25.1%，BUN 11mg/dl，Cr 1.0mg/dl；HBsAg（-），嗜异型凝集试验1:10，血培养连续4次无菌生长，布氏杆菌凝集试验（-）。胸片：左上肺可见少许斑点条索阴影为结核灶，纤维增殖病变。胆囊造影：胆囊浓缩收缩功能正常，未见阴性结石。腹部超声未见异常。

住院后主要检查是找出发热病因，1981 年 11 月 30 日行肝穿刺，至 12 月 5 日病理报告：肝内有多数灶性坏死及干酪样结节，不能除外肝结核。由于患者是间断发热，肝功能正常，1981 年 12 月 15 日 ESR 72mm/第一小时末，全身多处有小淋巴结，经内科张孝骞主任会诊认为仍应取淋巴结活检除外淋巴肿瘤。而外科会诊医师淋巴结太小活检估计意义不大，因此未作淋巴结活检。住院前周期性发热发作 4 次，自 1981 年 11 月 23 日住院至 1982 年 1 月 14 日共 7 周，先后出现 2 次高热，临床怀疑淋巴肿瘤、结核和布氏杆菌病。1982 年 1 月 13 日开始试验性布氏杆菌病治疗，用链霉素 0.5g im bid × 19d + 四环素 0.5g po q6h × 17d。停药后仍有发热，但间歇期延长。

综合病情倾向淋巴瘤的依据有：①周期性发热；②颈部无痛性淋巴结肿大，发热高时明显；③脾肿大发热期显著；④发热期出现皮疹；⑤实验室检查嗜酸性细胞曾高达 1760/μl；AKP↑140U/L（但同工酶正常）；ESR 25 ~ 72mm/第一小时末；蛋白电泳 γ-G 25.1%；⑥PPD 1∶10000、1∶5000、1∶2000 均（-），而以往有明确的肺结核病史；⑦肝穿有结核样病变。

恶组的可能性还不能排除，因外周血浓缩查组织细胞可疑。

诊断结核病的依据有：①肝穿有结核样病变，但不十分典型；②既往有肺结核病史，目前未发现其他活动性结核病灶；③临床结核中毒症状不明显；④PPD（-）。

诊断布氏杆菌病的依据有：①病前（1981 年春节）食用较多的涮羊肉，距发病 6 ~ 7 个月；②周期性发热伴畏寒，乏力全身不适，大汗，但精神尚好；③发病初 2 个月有明显关节痛，但无关节局部红肿；④曾出现过皮疹，环形红斑和水疱；⑤发热期脾大，颈淋巴结肿大，热退后消失；⑥血 WBC 总数一直正常；⑦病程已 4 个月，一般状态尚好，无恶病质表现。

1982 年 3 月 3 日行腹腔镜检查：由脐右上 2cm 处进入，见肝右叶稍肿大，表面光滑，有白色渗出物未见结核结节，肝左叶性状同右叶，在靠近肝边缘，表面有 3 个黄色结节，形态不规则，于结节处穿刺，送病理。腹膜及网膜均未见结核结节，肝穿刺部位止血后拔镜。

3月14日病理报告：肝组织内有2个结核样结节，抗酸染色未找到抗酸杆菌。3月27日开始用抗结核治疗，加用口服异烟肼0.3g 3次/日和乙胺丁醇0.25g 3次/日，链霉素曾试用有眩晕等反应未再用。患者于1982年5月18日出院，嘱用抗结核药半年后再来我院复查。

出院后遵医嘱用异烟肼和乙胺丁醇，未再发热，但常感肝区痛，与进食无关，肝功能正常，双眼视物模糊进行性加重，乃于1982年8月初停用异烟肼和乙胺丁醇。停药后肝区痛减轻，无发热、盗汗、食欲不振、乏力等，体重增加。

第二次住院准备再次肝穿，入院日期1982年11月3日，出院日期1982年11月14日。

主诉：停抗结核治疗3个月来复查肝穿。

现病史：上次出院后遵医嘱服用异烟肼和乙胺丁醇5个月，因视物模糊进行性加重，于8月初停用。停药后无不适，体重增加。1979年以来经常有心前区痛，与精神紧张劳累有关，用硝酸甘油有效，多次ECG未见异常。在我院门诊作二级阶梯运动试验阳性。

体格检查：T 36℃，P 80次/分，R 18次/分，BP 110/60mmHg。

发育良好，神清合作，自动体位，皮肤黏膜无黄染，浅表淋巴结无肿大，头颅无异常，颈无抵抗，甲状腺不大，气管居中，胸廓无畸形，心肺正常，腹平软，皮下脂肪较多，肝脾肋下未及，脐旁可见腹腔镜术后瘢痕，膝腱反射存在，无病理征。

实验室检查：血常规：WBC 9.5×10^9/L，N 0.68，L 0.31，Hb 117g/L，PLT 142×10^9/L，ESR 2mm/第一小时末凝血酶原活动度100%时间10.9s；肝功能：ALT正常，TTT 8，TFT（-）；蛋白电泳γ25.6% HBsAg（-），胸片：左上肺陈旧性结核灶，未见明显肿大淋巴结，B超：肝脾未见明显异常。

住院后于11月9日行肝穿刺，操作经过顺利。病理报告：未见结核，考虑肝炎。患者于1982年11月14出院。

出院诊断： 肝结核

左上肺陈旧性结核

冠心病—心绞痛

神经性耳鸣

出院医嘱： 继续服用抗结核药异烟肼 0.1g 3 次/日和利福定 150mg qd 口服半年，定期查肝肾功能。

点评

病例 1 至病例 4 均有长期发热时间，1～2 个月，在外院怀疑结核，但未找到依据，来我院住院后，经活检都肯定有结核病变。病例 1 是取右肘部结节活检，病理报告：病变符合结核，未找到抗酸杆菌；病例 2 是腹腔镜检查：见大网膜广泛粘连，腹壁及大网膜表面散在米粒大小的结节，取少许腹膜及腹壁结节活检，再作诊断性刮宫，刮出干酪样组织约 20g，送病理：肉芽性炎症，其中宫腔刮出物，抗酸染色找到抗酸杆菌，符合结核；病例 3 腹痛、腹胀，考虑肠梗阻，在全麻下行急诊剖腹探查手术，术中见近端空肠及回肠上段广泛扩张直径 6cm，可见肠蠕动，在回肠部有一粘连带压迫回肠致完全性肠梗阻，切断粘连带，肠壁血运尚可。肠腔表面、胃、肝表面弥漫播散很多结节，直径 0.5～2cm。切除远端小肠壁直径 1.5cm 结节送病理，病理报告：小肠壁结节干酪性结核，抗酸染色未见抗酸杆菌，至此诊断明确为播散性结核；病例 4 行肝穿刺，病理报告：肝内有多数灶性坏死及干酪样结节，不能除外肝结核。结核特别是肺外结核，诊断困难，有时需要，开腹或穿刺协助才能确诊，偶有开颅取活检帮助诊断，一旦明确如体温不降，就可用强的联合 4～5 种药一起治疗，有时还冒肝肾功能恶化的危险为了治疗活动性结核病。

病例 5 王某，男性，23 岁，待业青年，内蒙古人，汉族。入院日期 1982 年 11 月 12 日，死亡日期 1982 年 11 月 16 日。

主诉： 反复发热 8～9 个月，伴全身关节痛，近 20 多天有咳嗽气短。

现病史：患者于1982年2月感冒后开始发热，体温在37～38℃，全身大小关节疼痛红肿。在当地镇、旗医院就诊，按感冒及风湿性关节炎处理，给用中药、泼尼松10mg 3次/日及青链霉素，无明显效果。期间因胸片显示有胸膜炎用过异烟肼150mg 3次/日，口服一个月后自行停药。5月初转入盟医院检查：急性病容，血红蛋白78～112g/L，ESR 41mm/第一小时末，蛋白电泳：ALB 41.8%，α_1 9.8%，γ 27.2%。心电图（ECG）：心肌受损，按风湿热治疗。给予泼尼松10mg tid，同时用吲哚美辛（消炎痛）、普萘洛尔（心得安），无明显好转出院。5月下旬出现脱发，先后2次在集宁市医院治疗，经用氢化可的松后，体温下降，关节痛缓解，颜面水肿消退，一般情况改善，但诊断仍不明。7月底又去部队医院就诊，疑为系统性红斑狼疮，给予泼尼松65mg qd。因口腔有真菌感染给予制霉菌素口服及局部涂药，8月底系统性红斑狼疮有改善，口腔真菌感染好转，乃出院，带泼尼松65mg qd口服，并继续用青霉素链霉素肌注，一个月后泼尼松减量为35mg qd（每周减2.5mg）。一般情况好转而停用抗生素。10月17日不慎又感冒，体温再次升至38℃，并伴咳嗽、气短、咳白痰及乏力、心悸加用青链霉素等无效，乃转来北京协和医院。患者发病以来食欲减退、进行性乏力、卧床，目前生活不能自理，近日有尿少，无雷诺现象。

既往史：无肝炎、结核病史，1997年行扁桃体切除术，还患过腹痛、腹泻、脓血便，诊断痢疾，服药后痊愈。

个人史：出生内蒙古，未去过外地。不嗜烟，1982年曾有酗酒史，1980年及1981年2次高考未录取，心情一直不好。

家族史：父青年时有四肢关节痛病史，阴天加剧，至今左肘关节呈畸形。母有胃痛病史，兄妹5人均健在。

体格检查：T 39.5℃，P 120次/分，R 30次/分，BP 140/80mmHg。

发育差，急性重症病容，神清合作，端坐气急。毛发稀疏，前额散在痤疮，未见出血点及斑丘疹，巩膜皮肤未见黄染，浅表淋巴结未扪及肿大，左口角破溃有结痂，双手掌可见肝掌样红斑，胸廓对称，肺下界上抬，两肺呼吸音粗糙，右下肺可闻及少许湿啰音，未闻及摩擦音，心不大，心率 120 次/分，心律齐，未闻器质性杂音。腹平软，肝脾未及。骶尾部可见一绿豆大小窦道口，有少许分泌物。

实验室检查：血常规：WBC 11.2×10^9/L，N 0.82，L 0.18，Hb 102g/L，PLT 19.8×10^9/L，ESR 31mm/第一小时末。尿常规：蛋白微量，WBC 0 ~ 2/HP，RBC 0 ~ 1/HP，ANA（-），ENA（-）。肝功能：ALT 36，二絮试验基本正常；BUN 13mg/dl，Cr 0.7mg/dl；补体：总补体 80U/ml（正常值 50 ~ 100U/ml），C_3 107U/ml。血培养（-）。胸片：双胸腔积液。

住院后考虑结缔组织病合并肺部感染，给予青霉素 240 万 U 静滴 q8h + 庆大霉素 8 万 U 小壶入 2 次/日，泼尼松 10mg 3 次/日。因心率快疑有心衰用毛花苷丙（西地兰）0.2mg iv 慢推，同时给呋塞米 40mg 肌注。11 月 14 日突然倒地意识丧失，BP 110/90mmHg，呼吸 54 次/分，脉搏 140/分，唇发绀，指端青紫，急给吸氧加速输液，20 分钟后神志恢复，发绀缓解。但患者情绪不好，精神差，床边胸片：右胸腔积液增多，双肺间质水肿及肺水肿。病情危重，用毛花苷丙和呋塞米症状未见改善。乃加用硝普钠减轻右心负荷。11 月 15 日出现房颤，继续用硝普钠，病情仍不见好转乃加氢化可的松 200mg 静滴，尿常规：蛋白（++），WBC 10 ~ 15/HP，RBC 4 ~ 7/HP，颗粒管型 1 ~ 2/HP，抗生素改头孢唑啉，氢化可的松 300mg/d 静滴。11 月 16 日体温高达 39.7℃，脉搏 140 次/分，呼吸浅快，面罩吸氧，全身发绀，心脏出现奔马律，神志不清，虽经积极抢救不见好转，于 1982 年 11 月 16 时上午 11：55 心跳呼吸停止。患者病故后痰涂片回报：抗酸杆菌（+），家属同意做尸体解剖。

病理诊断：急性干酪性肺炎，气管、支气管及肺门淋巴结干酪性结核，两肺、肝、脾、肾、甲状腺及骨髓粟粒性结核（无反应性），双侧结核性纤维素性胸膜炎及心包炎，胸腔心包积液，肺透明膜形成及肺水肿，肺曲霉感染，食管、胃黏膜糜烂，脏器充血。

点评

本例患者23岁，因发热关节痛被诊断风湿病，开始用泼尼松30mg/d，以后胸片显示有胸腔积液，短期用过抗结核药，后自停。再次发热疑诊SLE，之后激素一直未断，短暂好转，但体力逐渐下降，生活不能自理。1982年11月12日收住院，住院时病情危重，端坐呼吸困难，体温39.5℃，两肺呼吸音粗糙，右下肺可闻及少许湿啰音，心界不大，心率120次/分，心律齐，未闻器质性杂音。腹平软，肝脾未及。骶尾部可见一绿豆大小窦道口，有少许分泌物。入院诊断：结缔组织病合并肺部感染。

11月14日突然倒地意识丧失，BP 110/90mmHg，呼吸54次/分 脉搏140次/分，唇发绀，指端青紫，急给吸氧加速输液，20分钟后神志恢复，发绀缓解。11月16日上午11：55分心跳呼吸停止。病故后痰涂片回报：抗酸杆菌（+）。

患者是被误诊为结缔组织病合并肺部感染。尸解病理诊断：急性干酪性肺炎，气管、支气管及肺门淋巴结干酪性结核，两肺、肝、脾、肾、甲状腺及骨髓粟粒性结核（无反应性）。由于长期用激素，结核播散，病理显示无反应性，这是一件惨痛的教训，提醒我们千万不要随便用激素，患者死于播散结核是由于乱用激素造成的，切记切记。

病例6　杨某，男性，52岁，河南安阳市，公务员。入院日期2008年12月11日，出院日期2009年3月9日。

主诉：干咳7年，发热2周。

现病史：患者于2001年11月受凉后出现干咳，白天及受凉后加重，自服罗红霉素及中药效果不佳，于2002年就诊于当地医院。查体发现右颈根部有黄豆大小淋巴结，血常规中性粒细胞偏高，胸部CT：右上肺、胸膜及左肺可见小结节，纵隔多发肿大淋巴结。右颈部淋巴结针刺，涂片病理可见大量增生淋巴细胞少许上皮样细胞（不除外增殖型结核），支气管镜检查未见异常。于2003年3月至6

月用抗结核治疗，于链霉素、利福喷汀、乙胺丁醇、异烟肼。患者咳嗽无变化。2003 年 11 月复查 CT 肺部病变较前加重。2004 年就诊于 301 医院，再次用 3 个月抗结核治疗，咳嗽变化不大，因出现皮疹乃停药。停药后咳嗽加重。2006 年 11 月 27 日无诱因出现发热，体温最高 40℃，伴寒战、畏寒、轻度头痛，咳嗽依旧。血检查无特异，腹部及泌尿系 B 超未见异常，用青霉素、病毒唑 3 天，头孢曲松、阿奇霉素和左氧氟沙星静滴 3 天，体温无明显下降，加用地塞米松 10mg qd × 2d，5mg qd × 6d 咳嗽稍缓解，但体温无明显下降。2008 年 12 月 4 日胸部 CT 提示病变较前有好转。为进一步治疗 2008 年 12 月 9 日就诊于我院门诊。查血常规 WBC 4.86 × 10^9/L，N 0.866，ESR 69mm/第一小时末，肝肾功能正常。患者发病以来精神、食欲、睡眠尚可。尿便正常，体重无明显变化。

既往史：2003 年有便血史，作结肠镜检查，直肠黏膜有出血点。否认高血压、冠心病、糖尿病史。否认肝炎、结核病史，无手术或输血史。

个人史：否认饲养鸽子或其他动物。已婚配偶及子女健在。

家族史：父母均因胃癌病故，其兄亦有胃癌。

体格检查：T 37.1℃，P 72 次/分，R 18 次/分，BP 100/60mmHg。

发育正常，营养尚可，自动体位，神志清楚，语言流利，查体合作。全身皮肤黏膜无黄染，右颈根部可扪及一黄豆大小淋巴结，质硬可活动，无压痛，其他部位浅表淋巴结无肿大。头颅正常，双眼睑无水肿，巩膜无黄染，双瞳孔等大等圆，对光反应灵敏，唇无发绀，咽无充血，双扁桃体无肿大，颈软无抵抗，胸廓对称，气管居中，甲状腺不肿大，胸骨无压痛，双肺叩诊呈清音，呼吸音清，未闻干湿啰音。心前区无隆起，心界不大，律齐，心率 72 次/分，各瓣膜区未闻病理性杂音。腹软，无压痛及反跳痛，肝脾未及，全腹未扪及包块。肝区无叩痛，肠鸣音正常，无移动性浊音。肾区无叩痛，肛门及外生殖器未查。脊柱无压痛，四肢关节活动正常，无畸形，双下肢无水肿，未引出病理反射。

实验室检查：血常规：WBC 4.86 × 10^9/L，N 0.866，L 0.049，

Hb 138g/L，PLT 208 × 10^9/L；尿常规正常。超声心动图均未见异常。T细胞亚群：NK细胞比例增高，$CD4^+$ T细胞比例稍低。病原学检查：PPD（-），EBV-Ab：IgG/VCA 0.324U/L；痰涂片：革兰阳性球菌少量，革兰阴性杆菌及球菌较多，抗酸染色、痰细菌培养和真菌培养均（-），血培养3次（-）。2008年12月17日及2009年1月8日（2次）支气管灌洗液：涂片未见菌丝及孢子，抗酸染色（-），细菌和真菌培养均（-），骨髓培养（-）。

2008年12月10日，2009年2月11日（2次）胸部CT：双肺多发结节影及小斑片影，部分钙化，考虑结核可能性大，需结合临床除外恶性病变，双肺门及纵隔多发淋巴结，部分钙化。

2008年12月19日作PET/CT检查，诊断意见全身多发骨代谢增高，双侧锁骨上（左侧为著）、上纵隔、肝门区、中上腹部脊柱前及右腹股沟活性增高淋巴结，双肺内多发代谢增高影，均考虑为恶性病变，建议取活检（左侧锁骨上淋巴结或右后上嵴骨穿）和查MRI。

2009年3月13日送血查T-SPOT. TB检测结果：ESAT-6肽段库：1528 SFCs/10^6PBMC，FP-10肽段库1460 SFCs/10^6PBMC（阴性 < SFCs/10^6PBMC）。

2008年12月23日行左锁骨上淋巴结活检，病理报告：淋巴结内见上皮样细胞肉芽肿，抗酸染色（-）。2009年1月19日在CT引导下作右髂后上嵴骨穿，病理报告：少许骨及骨髓组织，骨髓组织见较多上皮样组织细胞，散在少许淋巴细胞及中性粒细胞，未见坏死，病变不除外结核，特殊染色：抗酸染色未找到抗酸杆菌。

患者入院后每日有高热，伴畏寒、寒战、恶心、呕吐、热退后出汗较多。2008年12月15日开始改莫西沙星（拜复乐）为头孢他啶体温仍不见下降。12月22日出现腹泻，每天8～10次，为黄色稀水样便，大便难辨梭状芽胞杆菌毒素A+B（+），给予甲硝唑0.2g qid + 思密达2g tid，治疗后腹泻好转。专业组查房：认为患者TB-SPOT两个肽段值均很高，在外院虽曾用过2次抗结核治疗，系两联或三联且疗程不够长，仍不能除外结核病变，我院PET/CT虽提示恶性病变，但该检查特异性不高，结核亦有可能，因此于2008

年12月31日起加用四联抗结核药。应用抗结核5天后，患者体温明显下降至37.9℃，持续3周。2009年1月19日骨髓穿刺后又出现高热，2009年2月17日转胸外科准备探查。2009年2月18日在全麻下经胸腔镜下手术，术中见左肺呈黑褐色，上叶前段结节大小为1.5cm×1.0cm，质韧，边界清楚，表面光滑，肺表面多发粟粒状结节，切除质韧结节，见结节呈实性，内可见坏死。结节病理报告为肉芽肿性炎症，可见坏死，不除外结核。特殊染色：PAS（-）、六胺银（-）、抗酸染色（-）。

术后于2009年2月21日开始6联抗结核治疗，用异烟肼+利福平+吡嗪酰胺+乙胺丁醇+莫西沙星+丁胺卡那。

2009年3月6日细菌室报告2009年1月19日右髂后上嵴骨穿组织培养有抗酸杆菌（+），分离鉴定为分枝杆菌快速培养（+）。经送外院鉴定为结核分枝杆菌。至此诊断明确为全身播散性结核。

患者于2009年3月9日出院，出院时仍发热38℃，需继续用抗结核治疗最少一年，可能需要更长的治疗和随诊。

点评

本例播散性结核临床不典型，抗结核治疗效果不好，2009年3月6日组织培养阳性才确定为结核，经用6联抗结核治疗才有好转，可能存在耐药问题。其实TB-SPOT（+），已显示结核可能性较大。

本例最终明确诊断：一方面是骨髓培养有分枝杆菌，另外，外周血T-SPOT. TB检测和PET/CT检查也提供了重要线索。这是一项新技术用于结核病诊断的TB-SPOT技术以结核分枝杆菌特有DNA片段所编码的6kD早期分泌靶向抗原（early secretory antigenic target-6，ESAT-6）和10kD培养滤过蛋白（culture filtrate protein-10，CFP-10）作为抗原，体外刺激从外周血中分离的单个核细胞，计数释放γ干扰素的细胞数，以诊断结核感染的存在。与PPD皮试相比，TB-SPOT检测更加直观，受人为因素影响小，与卡介苗和多数非结核分枝杆菌无交叉反应，具有更好的特异性和敏感性。近年来，PET 被逐渐应用于发热待查患者的鉴别诊断中。由于肉芽肿性炎症病变对葡萄糖的摄取和代谢也有所增加，PET 检查有助于发现潜在的结核病灶，但同时也会造成与肿瘤性病变的混淆；本例 PET 检查显示了累及肺部、骨骼和淋巴结的全身多部位病变，为下一步的活检提供了有力的参考，提示 PET 对发热待查和结核病诊断可提供重要线索。今后对疑似结核患者可考虑测定 TB-SPOT，如阳性对临床诊治有帮助。

结核特异的酶联免疫斑点检测结果：T-SPOT. TB 检测显示结核特异性肽段刺激后释放干扰素的 T 细胞，其中 ESAT-6：3908 反应细胞（spot forming cells，SFCs）/10^6，CFP-10：3400 SFCs/10^6。10 周抗结核药物治疗后 T-SPOT. TB 检测显示 ESAT-6 和 CFP-10 刺激后释放干扰素的 T 细胞分别为：1528SFCs/10^6、1460 SFCs/10^6，较治疗前显著下降（图 2-2）。

全身 PET/CT 检查显示：双侧锁骨上（左侧为主）、上纵隔、肝门区、脾区、中上腹脊柱前及右腹股沟见多个大小不等放射性摄取增高结节，部分融合，0.8～2.5cm，标准摄取值（standard uptake value，SUV）1.7～4.6。左肺上叶、右肺及双肺门见多个

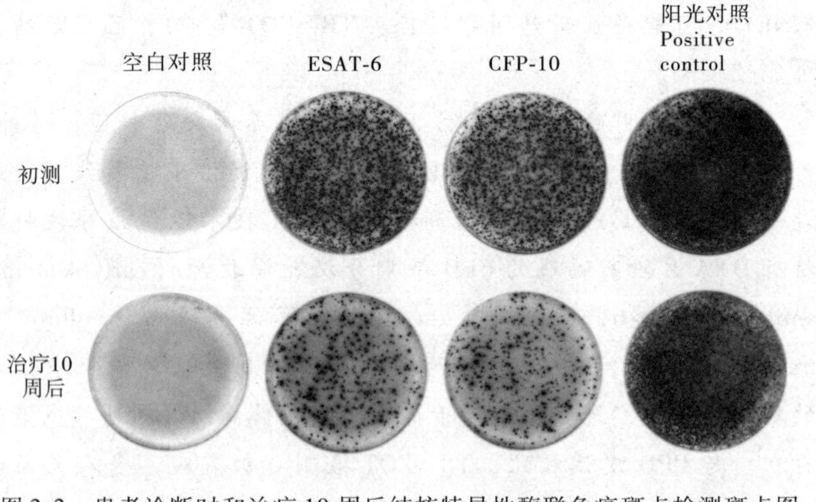

图 2-2　患者诊断时和治疗 10 周后结核特异性酶联免疫斑点检测斑点图

大小不等结节斑片影，SUV 1.9～3.1。双肺内胸膜下见多个小结节影，部分放射性摄取稍增高。肋骨、胸骨、脊柱、骨盆、左股骨上段见多个放射性增高灶（图 2-3）。

基因芯片检测结果显示培养所得菌种为结核分枝杆菌，并为利福平和异烟肼敏感株。

患者症状较前改善。5 个月后随访，患者体温已恢复正常，一般情况良好。

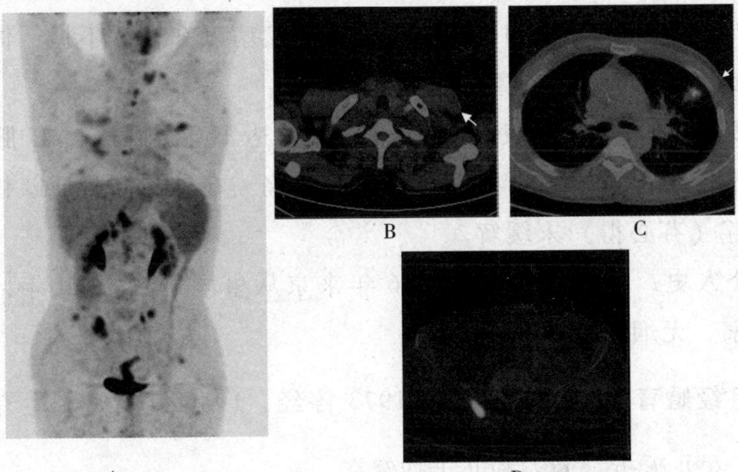

图 2-3　病例 5 患者 PET 影像图

A 患者的躯干 PET 正位投影图，显示全身多发放射性增高病灶；B、C、D 分别显示左锁骨上淋巴结、左上肺病灶和右髂后上嵴病灶的 PET/CT 横断面融合图（箭头指示病变位置）；PET：正电子发射断层显像

4. 腰椎结核

病例 7　周某，女性，68 岁，汉族，退休职工，江苏人，已婚。入院日期 1996 年 1 月 16 日，出院日期 1996 年 2 月 29 日。

主诉： 发热 3 个多月，伴腰部和髋部疼痛。

现病史： 患者于 1995 年 10 月无明显诱因出现发热，体温在 37℃，3 天后上升至 39℃，以午后为重，伴寒战、干咳及髋部疼痛，便干，2～3 天/次。去附近医院就诊，查胸透正常，血常规、尿常规均未见异常。按感冒治疗，口服先锋霉素 10 多天，不见好转。改用中药一周体温正常。11 月初受寒后又开始发热，体温在 37.5～38℃，服中药无效。于 12 月 11 日来我院急诊，检查：体温 39.5℃，心肺无异常，ESR 85mm/第一小时末，血常规，白细胞正常，血红蛋白 100g/L，尿常规正常，胸片显示双肺纹理粗，右肺门有钙化影，主动脉屈曲，印象：肺结核不能除外。给用罗红霉素，只用了一天因恶心而停药。此后一直在门诊随诊。12 月 20 日开始用抗结核治疗，用异烟肼、乙胺丁醇，同时保肝治疗，症状不见改善，乃于 1996 年 1 月 16 日住入我院。发病以来食欲不振，体重下降 6kg，无夜间盗汗现象。

既往史：1985 年发现高血压，最高达 160/100mmHg，服药后血压维持正常。1995 年 9 月出现髋关节痛，在外诊断骨质疏松，用布洛芬（芬必得）未缓解。

个人史：出生于江苏，1966 年来京从事电子工作 30 年，现退休在家。无烟酒嗜好。

月经婚育史：$13\frac{4\sim6}{28\sim30}$，1973 停经，1946 年结婚，生有 3 男 1 女，女儿夭折，爱人和儿子均健在。

家族史：有 3 妹 2 姐 1 弟，一姐死于“直肠癌”，一妹有长期腹泻史。

体格检查：T 37.2℃，P 90 次/分，R 20 次/分，BP 165/90mmHg。

发育正常，营养中等，步入病房，自动体位，神清合作，精神差，消瘦。皮肤巩膜无黄染，皮肤无出血点，无蜘蛛痣及肝掌，浅表淋巴结无肿大，头颅无异常，双瞳孔等大等圆，对光反应灵敏，耳鼻无异常，唇无发绀，双扁桃体无肿大，咽不充血，颈无抵抗，气管居中，甲状腺不大，颈静脉无充盈，胸廓无畸形，两肺呼吸音清，未闻干湿啰音，心率 90 次/分，律齐，各瓣膜区未闻病理性杂音。腹软，无压痛及包块，肝脾未及，无移动性浊音，肠鸣音存在，四肢无畸形，活动正常，关节无肿胀，无病理征。

实验室检查： 血常规（1995年12月11日）：WBC 7.9×10^9/L，N 0.783，L 0.176，Hb 109g/L，PLT 147×10^9/L。尿常规：SG 1.025，pH 6.5，Leu 70/μl，Ery（－），PRO（－），Glu（－），Bil（－）。肝肾功能：（1996年1月17日）ALT 23U/L，TP 8.2g/dl，ALB 4.7g/dl，TBil 0.8mg/dl，DBil 0.2mg/dl，A/G 1.3，BUN 10mg/dl，Cr 0.5mg/dl，Glu 94mg/dl。ESR 85～100mm/第一小时末。乙肝五项（－）。PPD（++），无水疱。

胸片：双肺纹理重，右肺门有钙化影。肺CT：双肺间质性改变，肺内多发小点片状影，可能有陈旧右肺尖结核。

入院诊断： 结核病

肿瘤待除外

患者住院后抗结核用三联治疗，第一周仍有发热，第二周开始下降。1996年1月22日专业组查房，因患者诉腰痛，任何体位均痛，经检查腰骶部，发现L3有明显叩痛，结合长期发热，ESR增快，应查腰椎像，除外腰椎结核。住院后用三联抗结核药异烟肼+乙胺丁醇+利福平。

1996年1月23日腰椎CT：第3、4腰椎骨质破坏，首先考虑转移瘤。

1996年1月23日腰椎核医学检查：第3、4腰椎异常浓聚建议必要时做病变活检。

诊断腰椎结核后，睡硬板床，活动要注意减轻腰部负重，以免发生截瘫。三周抗结核治疗后，患者症状逐渐好转，体温下降，腰骶部、髋部痛减轻，食欲及一般情况有好转，再次骨科会诊，认为目前腰椎有骨质破坏，但无冷脓肿形成，亦未出现下肢症状和神经系统并发症，暂不考虑手术，继续抗结核治疗，因转移瘤仍不除外。患者于1996年2月29日出院。

出院诊断： 腰椎结核

点评

腰椎结核诊断有一定的难度，典型症状常属晚期，或已有并发症，椎旁冷脓肿、脓肿破溃等。患者主诉是发热，伴腰痛髋痛，其疼痛的特点是任何体位均痛，腰椎是负重的，坐位、站位腰部受压力，痛较重，平卧相对轻一些，如有骨质破坏，则各种姿势都痛，在检查患者腰椎时，轻叩 L_3、L_4，疼痛剧烈，有时照腰椎平片，还看不出来，需要作 MRI。诊断明确后，需要睡硬板床，腰部需用夹板或钢丝固定，以免发生椎体向前滑脱，造成截瘫。一旦截瘫，即使治疗好了腰椎结核，患者将终身瘫痪。因此医师对患者及家属要交代清楚，即使固定了腰椎患者亦不能负重，不能搬或手拿重物。患者无冷脓肿形成尚不需要手术。由于不除外转移癌仍需门诊随诊。

5. 结核性腹膜炎、泌尿系结核

病例 8 陈某，女性，16 岁，学生，广东阳泰县人第一次入院日期 2007 年 5 月 14 日，出院日期 2007 年 6 月 19 日。

主诉：间断下腹痛 2 年，加重 3 个月。

现病史：患者于 2005 年 8 月无诱因出现排尿后下腹隐痛，腹痛持续 2 分钟后可自行缓解，伴食欲减退，体重下降。2006 年 1 月后疼痛扩大至中腹，间断中下腹痛，疼痛不剧烈。2006 年 11 月当地检查血常规 WBC $12.1\times10^9/L$，N 0.668，Hb 112g/L，PLT $293\times10^9/L$，ESR 124mm/第一小时末；CRP >48mg/L；ASO 1600U/ml；肝功能：ALT 正常，ALP 152 U/L；B 超：左输尿管呈套管状改变，考虑实质占位性（性质待定），左肾轻度增大；盆腔 B 超未见异常。静脉肾盂造影：左肾排泄功能稍差，合并肾盏、输尿管轻度积水。上消化道造影未见异常；未经特殊治疗。2006 年 1 月出现右踝关节红肿，局部皮肤温度高，活动后右踝关节痛，休息能缓解，同时偶有午后低热，T 37.5℃，有盗汗，消瘦，体重由 40kg 降至 32.5kg。

2006年2月住广东省某医院，查 WBC 12.3 × 10^9/L，Hb 87g/L，骨髓涂片增生活跃，粒系、巨细胞增多，偶见分类不明细胞；骨髓活检基本正常。ESR 117mm/第一小时末，CRP 128mg/L，T_3 1.51 μmol/L，T_4 162.6μmol/L，CA125 40.64U/ml，IgA、IgG、IgM 明显升高；胸腰椎像：骨质未见异常，骨扫描亦未见异常。ECG：频发室性期前收缩，偶发期前收缩。诊断：风湿热。开始用泼尼松 15mg qd po，阿司匹林 600mg tid 以及阿奇霉素抗感染，美托洛尔（倍他乐克）抗心律不齐。2006 年 3 月复查 ESR 正常，ASO 458U/ml。4月查血常规正常，出院6个月腹痛未再发作，无关节痛，食欲好转，体重增加。

2006年9月出现中上腹痛，考虑与服阿司匹林有关，乃停药上腹痛减轻。10月泼尼松减为 12.5mg qd 后，中下腹痛加重。血常规 WBC 14.85 × 10^9/L，N 0.661，Hb 107g/L，PLT 398 × 10^9/L。尿常规：蛋白 1.5g/L，RBC 10/μl。B 超：双肾轻度积水，双输尿管未见明显扩张。乃将泼尼松加至 15mg qd，中下腹痛未见减轻。2007年2月间断性中下腹痛加重，疼痛剧烈，持续 10 分钟左右自行缓解。食欲体重再次下降。双臂出现多发皮下结节，直径 0.5 ~ 1cm，无触痛。血常规：WBC 17.85 × 10^9/L，N 0.781，Hb 109g/L，PLT 441 × 10^9/L。ESR 59mm/第一小时末。

2007 年 3 月再次住广东省某医院，检查大便潜血 3 次有 1 次（+），肝功能：ALT 20.8U/L，GGT 78U/L，乙肝五项：大三阳，HBV DNA 5.3 × 10^8 copies/ml，蛋白电泳 ALB 32.9%，γ33.8%；ESR 117mm/第一小时末，CRP 126mg/L，ANA + 抗 dsDNA、抗 SSA、抗 SSB、抗 SM、抗 Scl-70、ANCA 均（-）。EBV - Ab（-），AFP（-），CEA CA199 均（-）。腹部CT + 增强：肠壁增厚，肠系膜密度不均匀增高，腹腔内肠壁间隙及胰腺周围可见不规则小片状钙化阴影，胰腺和腹膜后有多发小淋巴结，双输尿管粘连狭窄，双肾盂积液，肝脾肿大。超声考虑结核可能性较大。静脉肾盂造影：右侧肾盂肾盏积液扩张，未见明显结石。开始按结核病治疗，用 INH 300mg qd，RF 450mg qd（空腹），EB 750mg qd，吡嗪酰胺 500mg bid 与泼尼松 10mg qd。

2007年5月9日来我院免疫门诊，诊断腹痛原因待查：结核可能性大，有不全肠梗阻，泌尿系统结核待除外，继续抗结核治疗。收住我院院进一步诊治。

既往史：11岁时发现乙肝大三阳，在广东某医院用过拉米夫定（贺普丁）2周。

体格检查：T 37℃，P 100 次/分，R 20 次/分，BP 95/60mmHg。

慢性病容，消瘦，双颌下、左腋下、双腹股沟淋巴结肿大，心肺（－）腹部中下腹轻压痛，无肌紧张及反跳痛。肝脾肋下未及。无病理征。

实验室检查：血常规：WBC 49×10^9/L，Hb 79g/L，PLT 486×10^9/L；尿常规：蛋白（－或微量），RBC（－），尿沉渣（－），尿找抗酸杆菌（－）；便常规：潜血3次中1次（＋）；肝功：ALT 17U/L，ALB 25g/L，A/G 0.5，ALP 234U/L；PT＋A、PT 14.0s，INR 1.15R，Fbg 4.954g/L；；蛋白电泳：Alb 27.0% r 37.4%；乙肝五项：大三阳；免疫指标：ANA（＋），1∶40（s），抗dsDNA（－），抗ENA（－），ANCA（－），CH50 66.5U/ml，C_3 164mg/dl，C_4 33.7mg/dl，IgG 26.9g/L，IgA 4.39g/L，IgM 2.75g/L；ESR 99mm/第一小时末；CRP 119mg/L，血清铁8.4μg/dl，叶酸和维生素B_{12}正常；结核菌方面：PPD 22mm×11mm，TB Ab（－），胸片（－），腹部平片未见肠梗阻。泌尿系统检查：B超：双肾积水，左输尿管上段扩张；肾血流图：双肾血流灌注差，排泄明显延长；静脉肾盂造影：双肾盂扩张，双输尿管肾盂移行部狭窄可能。ECG：$V_4\sim V_6$导联ST段压低。盆腔CT：肠壁增厚，肠系膜密度不均；肠系膜、胰腺及腹膜后血管旁多发淋巴结；双肾体积增大，双肾盂积水，左输尿管壁增厚右输尿管显示不清。

诊断：结核病

结核性腹膜炎

不完全性肠梗阻

泌尿道结核（肾及输尿管）

双肾输尿管积水，右肾D-J管置入术后

慢性乙型病毒性肝炎

营养不良性贫血

低蛋白血症

住院后即开始抗结核治疗，用异烟肼、乙胺丁醇、吡嗪酰胺和利福平，及胃肠高营养至 2007 年 6 月 18 日肝肾功能基本正常，体温正常，ESR 114mm/第一小时末，因参加中考先出院，考试完后再来进一步检查。

治疗：抗结核应用四联药必要时可加用丁胺卡那 0.2g im qod 或环丙沙星口服。加强营养和休息（应考虑休学）。

第二次入院日期 2007 年 7 月 30 日，出院日期 2007 年 8 月 24 日。

住院后完成相关检查，血常规，WBC 10.10×10^9/L，Hb 90～95g/L，PLT（543～432）$\times10^9$/L，肝肾功能基本正常。蛋白电泳 Alb 27.6%，γ 36.9%，ANA 1∶40S（+），抗 dsDNA 抗体（-），尿多次找抗酸杆菌（-）。胸片右侧叶见胸膜增厚，腹部 B 超未见异常。泌尿系 B 超：右肾积水及扩张，输尿管未见扩张，左肾盂分离。2007 年 8 月 6 日行逆行肾盂造影：右输尿管中下段狭窄，乃于右侧输尿管放置 D-J 管一条。泌尿科会诊：双肾盂积水较前有缓解，经 3～6 个月再拔除 D-J 管。患者疑有 SLE 又长期应用激素，结核不能除外，继续抗结核治疗。住院近 4 周，仍时有发热。家属要求出院，门诊治疗，乃于 2007 年 8 月 24 日出院。2007 年 8 月 16 日 ESR 104mm/第一小时末，2007 年 8 月 23 日肝肾功能基本正常，仅球蛋白升高明显，嘱 3 个月后复查根据情况决定拔除 D-J 管。患者于 2007 年 8 月 24 日出院。

点评

本例主要是结核性腹膜炎和泌尿道结核，作过静脉肾盂输尿管造影，双肾盂扩张，双输尿管肾盂移行部狭窄可能，盆腔 CT：肠壁增厚，肠系膜密度不均；肠系膜、胰腺及腹膜后血管旁多发淋巴结；双肾体积增大，双肾盂积水，左输尿管壁增厚右输尿管显示不清。

这例患者只是从逆行肾盂造影，发现右输尿管下段狭窄，给放了D-J管，如果肾盂有干酪样坏死，单靠药物不能治好，必须将肾盂的病变治疗，否则输尿管早晚会狭窄阻塞。患者才17岁，应该将治疗放在首位，待病情好转，再考虑上学问题。

6. 结核性脑膜炎

病例9 谯某，男性，20岁，大学生，汉族，籍贯新疆。入院日期2000年8月9日，死亡日期2001年1月30日。

主诉： 发热、头痛2月余，意识障碍5天。

现病史： 2000年6月7日无任何诱因开始发热，体温最高38~39℃。有持续性头痛，无咳嗽、咳痰，无尿频、尿急和尿痛，2天后出现恶心，伴喷射性呕吐。自觉颈部发硬，伴疼痛，在当地医院诊断上感，用青霉素静滴四天症状不见好转。作腰穿CSF无色透明，蛋白（+），细胞总数不详，WBC 84/μl，RBC 2~5/μl，压力不详，诊断结核性脑膜炎。开始抗结核用四联药（INH + RF + EB + SM）及降颅压治疗。体温降至37~38℃，头痛、恶心、呕吐稍见轻。2000年7月10日复查腰穿，CSF墨汁染色找到隐球菌（+），7月13日开始停用抗结核药改用两性霉素B和氟康唑静滴（0.2g 2次/日），并加用两性霉素B鞘内注射，鞘内注射后出现高热、双下肢疼痛不能动，停鞘内注射二周后下肢肌力才逐渐恢复。8月4日腰穿仍可见隐球菌，8月5日患者出现意识障碍嗜睡，转来北京协和医院急诊。发病以来睡眠差，近3天尿便失禁。

既往史： 一个月前发现HBsAg（+），大三阳，2000年5月PPD试验强阳性。否认结核病史，否认有养鸽子及接触鸽子史。

个人史： 生于新疆，无烟酒嗜好，对磺胺过敏。

家族史： 家中无结核患者，亦无类似疾病患者。

体格检查： T 38.4℃，P 96次/分，R 22次/分，BP 100/55 mmHg。

发育正常，营养中等，嗜睡，呼之有反应，但无对答。浅表淋巴结不大，双瞳孔等大等圆，对光反射灵敏，巩膜不黄，耳道通畅，唇无发绀，颈强直，心肺（-），腹软，肝脾未能及。凯尔尼格征（+），布氏征（+），双巴宾斯基征（+）。

实验室检查： 血常规：WBC 8.9×10^9/L，N 0.74，L 0.224，M 0.036，Hb 110g/L，PLT 224×10^9/L。ESR 22mm/第一小时末，肝功能：HBsAg（+），大三阳，ALT 54 ~ 58U/L，TBil 0.3 ~ 0.5mg/dl，DBil 0.2 ~ 0.3mg/dl，BUN 17 ~ 18mg/dl，Cr 0.9 ~ 1.0mg/dl。

住院后于 8 月 9 日立即腰穿 CSF：常规蛋白（+），糖五管（+），细胞总数 230/μl，白细胞 32/μl，多核 29，单核 3；糖 44mg/dl，蛋白 249mg/dl，氯化物 122mmol/L。8 月 11 日复查腰穿：CSF：蛋白（+++），糖五管（+），细胞总数 100/μl，白细胞 60/μl，多核 32，单核 28，墨汁染色（-），抗酸染色荧光及集菌均（-），CSF 培养（-），乳胶凝集试验（-）。生化：蛋白 263mg/dl，糖 56mg/dl，氯化物 133mmol/L。

2000 年 8 月 13 日因脑室扩大在局麻下行脑室引流，术后出现呼吸困难，用气管插管人工呼吸机辅助呼吸，并转 ICU 继续抗真菌及抗结核治疗，用两性霉素 B 和氟康唑，加上 INH、RF、EB 和链霉素。2000 年 8 月 14 日再请内科会诊，结合病史患者为大学生，家庭负担较重，学习紧张，远离家庭，平时饮食营养稍差，PPD 强阳性，我院 CSF 中未找到隐球菌，又是慢性脑膜炎首先考虑结核性，其次再考虑隐球菌。多次送 CSF 查抗酸杆菌及隐球菌。2000 年 8 月 15 日 CSF 离心后用荧光法和萋尼法找抗酸杆菌均阳性。但多次找墨汁染色找隐球菌均阴性，乳胶凝集试验（-），诊断明确为结核性脑膜脑炎。

8 月 16 日转入感染内科病房，仍发热，体温在 38 ~ 39℃，继续抗结核治疗至入院第八周体温开始下降，在 37 ~ 38℃，CSF 常规有好转，但患者神志不清，处于昏迷去大脑强直状态。9 月 5 日脑室引流管夹闭 13 小时后，9 月 6 日上午作腰穿，压力 135mmH_2O，留数小瓶送化验及培养。常规细胞总数 132/μl，白细胞 4/μl，蛋白 194mg/dl，糖 59mg/dl，氯化物 113 mmol/L。9 月 7 日拔除脑室引流管。9月8日复查腰穿：压力100mmH_2O，CSF细胞总数230/μl，白细胞58/μl，单核54，多核4，蛋白247mg/dl，糖57mg/dl，氯化物120mmol/L。隐球菌及抗酸杆菌送2次脑脊液均未找到。2001年1月12日脑CT显示侧脑室、第三、第四脑室扩大，双基底核软化灶（右侧明显），考虑结核性脑膜炎，继发脑积水，脑软化灶，去大脑强直状态。2001年1月13日，患者处于意识障碍状态，能睁眼，双眼不自主，无意识转动，间断有痛苦表情，肌肉有萎缩。家属决定放弃治疗，仅一般维持。1月30日，患者呼吸心跳停止。

死亡诊断： 结核性脑膜脑炎

慢性乙型肝炎

点评

本例病情一开始就较重，估计存在结核桿菌的血行播散，导致结核性脑膜脑炎，是病情难以控制的原因。患者开始诊断结核性脑膜炎，按抗结核治疗一个月有好转，后因脑脊液中找到隐球菌，乃停用抗结核药改用抗真菌治疗，分析可能对检测脑脊液的隐球菌缺乏经验，误诊为隐球菌，按抗真菌治疗，病情逐渐加重。因此今后对镜检隐球菌如把握不大，应作乳胶凝集试验查抗原，可能有帮助。后期虽按抗结核治疗有效，体温下降，CSF检查有进步，但神经系统的改变已不可逆转，神志一直未恢复，加上营养不良，全身衰竭，脑膜脑炎难以控制而病故。

病例10 冀某，男性，26岁，出生于西安市，音乐学院教师。第一次入院日期1997年7月4日，出院日期97年7月31日。

主诉： 反复发热2个半月，意识不清20天

现病史： 患者于1997年4月中旬出现头痛，为整个头部，呈持续性隐痛，伴发热，体温在38℃，以为感冒，自服中药10多天，热退，头痛稍有缓解。至5月中旬上述症状再次出现，患者未重视。1997年6月7日开始头痛剧烈，伴喷射样呕吐，为胃内容物。6月10日开始发热，体温38.1℃，伴寒战及四肢抽搐，意识不清，不能正确应答。当时在马来西亚演出乃住入当地医院治疗，给予头孢

曲松，3 天后意识有恢复，除反应稍迟钝外，能正确回答。在医院做头部 MRI 未见异常，胸片（－），腰穿 CSF 清亮，白细胞 325/μl，单核 90%，多核 10%，蛋白 1g/L，糖 21mmol/L，细菌培养（－），墨汁染色（－），乙型脑炎 IgM（－）。查血疱疹病毒抗体 IgM（－），HIV-Ab（－），肝功能基本正常。拟诊结核性脑膜脑炎。于 1997 年 6 月 18 日开始抗结核治疗，用链霉素 1g 肌注 2 次/日，利福平又加阿昔洛韦和甲硝唑、培氟沙星等。6 月 19 日体温降至正常，但意识仍处于朦胧状态，偶清醒仍诉头痛。7 月 3 日家属要求回国治疗，在地坛医院住院，复查腰穿脑脊液：无色微混，细胞总数 110/μl，白细胞 10/μl，糖 4～5 管（＋），潘氏试验（＋）。生化：糖 20mg/dl，蛋白 66mg/dl，氯化物 98mmol/L，抗酸染色（－），墨汁染色（－），血涂片找疟原虫（－）。仍有低热。发病以来，烦躁不安，睡眠欠佳，不能吞咽，一直靠胃管鼻饲，体重下降明显。留置导尿管，有大便失禁。今由地坛医院转来我院。

既往史：体健，无高血压、糖尿病、心脏病史，无肝炎、肺结核、伤寒等病史，无手术史。

个人史：生长于西安，从事音乐教师工作，发病前 2 个月去马来西亚演出，未婚，家中无类似的患者。

体格检查：T 37.1℃，P 80 次/分，R 20 次/分，BP 130/85mmHg。

发育正常，营养中等，急性病容，平车入病房，自动体位，意识蒙眬，自言自语，偶尔能正确回答提问，皮肤黏膜稍苍白，无淤点、淤斑、蜘蛛痣，肝掌、皮下结节等。全身浅表淋巴结无肿大，双巩膜轻黄染，双瞳孔不等大，左＞右（6mm＞4mm），对光反应弱，口腔黏膜有白色膜状物覆盖，膜易剥脱。咽不红，扁桃体不肿大。颈有抵抗，双肺呼吸音清，未闻湿啰音。心界不大，未闻病理性杂音，心率 80 次/分，律齐。腹平软，肝脾未及，全腹无肌紧张和压痛，肠鸣音活跃。双下肢不肿，克氏征（＋），巴宾斯基征（±）。

实验室检查：血常规：Hb 95g/L，WBC 10.1×10^9/L，PLT 102×10^9/L。肝功能：ALT 310U/L，AST 660U/L，BUN 10mg/dl，Cr

0.6mg/dl，K^+ 4.3mmol/L，Na^+ 127mmol/L，Cl^- 93mmol/L，Glu 91mg/dl。

入院诊断： 结核性脑膜脑炎

药物性肝炎

住院后立即用20%甘露醇及琥珀酸氢化可的松100mg静滴脱水，并开始抗结核治疗，用链霉素0.75g肌注1次/日，异烟肼0.2g bid，利福平0.45g qd。同时保肝治疗，口服茵栀黄口服液、葡醛内酯、维生素等。1997年7月7日腰穿颅压>500mmH$_2$O流出微混脑脊液3ml，送病理找到抗酸结核杆菌（+）。墨汁涂片（-），常规：糖5管（+），蛋白（-），细胞总数114/μl，白细胞88/μl，单核40，多核48。脑脊液生化：糖38mg/dl，蛋白167mg/dl，氯化物99.8mmol/L。1997年7月18日病理科用PCR法第二次从脑脊液中找到结核杆菌（+）。丙肝抗体（-），乙肝病毒学检测三个抗体（+），肝功能：ALT 253 U/L，TP 5.6g/dl，Alb 3.3g/dl，TBil 2mg/dl，DBil 1.4mg/dl，AST 99U/L，GGT 115U/L，BUN 6mg/dl，Cr 0.4mg/dl。1997年7月8日脑MRI显示脑积水，与1997年6月17日外院MRI相比脑室系统明显扩张。乃于1997年7月10日由神经外科行右脑室穿刺置管脑脊液外引流术，之后每天由引流管流出脑脊液140~400 ml。自脑室引流后，患者神志基本清楚，对答正确，但仍有低热，午后体温在37.2~38℃，脑脊液引流量不见少。1997年7月29日腰穿压力310mmH$_2$O，脑脊液常规：白细胞320/μl，单核72%，多核28%；生化：糖16mg/dl，蛋白441mg/dl，氯化物101mmol/L。引流瓶的高度固定在180~220mmH$_2$O。引流瓶的脑脊液常规；白细胞64/μl，单核38，多核26，生化：糖45mg/dl，蛋白142mg/dl，氯化物111mmol/L。肝功能：ALT 108U/L，TP 6.4g/dl，Alb 4.1g/dl，TBil 0.6mg/dl，DBil 0.4mg/dl，AST 29U/L，GGT 84U/L，BUN 12mg/dl，Cr 0.6mg/dl。虽然用过异烟肼50mg+地塞米松2mg脑室内缓慢注入，推测脑内导水管部分阻塞，引起脑脊液循环不通畅，治疗改用异烟肼、乙胺丁醇、丁胺卡那、泼尼松龙20mg。

因经济问题，家属要求转至结核病院继续治疗，乃于1997年7

月 31 日出院。

出院诊断：结核性脑膜脑炎

大脑导水管部分梗阻

脑室扩张

第二次入院日期 1997 年 10 月 30 日，出院日期 1997 年 12 月 27 日。

在结核病院继续用上述药物治疗，并由脑室内注射异烟肼 50mg 加地塞米松 2mg，每周 2 次，但反复高热发作 2 次，用头孢哌酮钠/舒巴坦钠舒普深、氧氟沙星（奥复星）不见好，乃拔除脑室引流管，之后未再发热，但颅内压仍高，转来我院准备作脑室腹腔置管分流术。抗结核治疗药有些调整，用异烟肼、乙胺丁醇、丁胺卡那、利福喷汀、吡嗪酰胺及左旋氧氟沙星（可乐必妥）。另加泼尼松龙 20mg 和甘露醇。体重因用激素食欲明显好转而增加。

体格检查：T 36.6℃，P 80 次/分，R 20 次/分，BP 100/60mmHg。

发育正常，体胖，平车入病房，卧位活动不受限，神清合作，对答切题，定向力好，记忆力计算力明显下降。皮肤未见皮疹或淤点，淋巴结不大，巩膜不黄，双瞳孔等大等圆，对光反应灵敏，口腔黏膜无白膜，颈稍有阻力，心肺（-），腹软肝脾未及双下肢消瘦，肌力差，反射弱，凯尔尼格征（-），巴宾斯基（±）。

诊断：结核性脑膜脑炎

大脑导水管部分梗阻

脑室扩张

1997 年 10 月 31 日腰穿测压力为 200mmH_2O，鞘内注入异烟肼 50mg + 地塞米松 2mg。脑脊液常规细胞总数 14/μl，白细胞 2/μl，生化：糖 39 mg/dl，蛋白 94 mg/dl，氯化物 118mmol/L，墨汁染色（-），抗酸杆菌及培养均（-）。ESR 1mm/第一小时末，肝肾功能：ALT 46U/L，TP 6.5g/dl，ALB 3.7g/dl，TBil 0.7mg/dl，DBil 0.2mg/dl，BUN 11mg/dl，Cr 0.8mg/dl。

1997 年 12 月 1 日由神经外科行右侧脑室和腹腔置管分流术，术后抗结核治疗用异烟肼 + 利福喷汀 + 左旋氧氟沙星，加泼尼松

15mg/d，降颅压除甘露醇外，口服甘油盐水50ml q8h与甘露醇交替应用。激素和脱水药逐渐减量。术后3天有发热，经用头孢呋辛及头孢呋辛酯（西力欣）1.5g iv q12h，第4天热退。

1997年12月11日复查脑CT，引流管位置满意，脑室仍有中度扩张，但较术前好转。逐渐停用甘露醇，单用甘油盐水。泼尼松改为5mg/d，出院继续用异烟肼0.3g qd，利福喷汀0.6g每周一次，左旋氧氟沙星0.2g bid，泼尼松5mg qd，阿尼西坦（三乐喜）0.2g tid，葡醛内酯0.1g tid和复方维生素C+B。

第三次入院日期1998年7月8日，出院日期1998年9月29日。

1997年12月27日出院回家后恢复良好，改异烟肼0.4g qd，停左旋氧氟沙星用吡嗪酰胺0.5g tid。生活能自理，计算能力有恢复。1998年6月20日患者出现低热，四肢乏力，嗜睡，家人发现患者左眼裂变小，右足走路拖步。6月28日开始发热，T 37.8℃，意识逐渐模糊，淡漠无对答，尿便无失禁，疑引流管阻塞急入神经外科。作头颅MRI脑室无扩张，考虑结核性脑膜脑炎复发，转来感染内科。

体格检查： T 37℃，P 82次/分，R 20次/分，BP 120/90mmHg。

发育正常，营养中等，慢性病容，自动体位，嗜睡状态，不合作，皮肤巩膜无黄染，浅表淋巴结无肿大，双瞳孔等大等圆，颈软，甲状腺不大，心肺（-），腹软，肝脾未及，神经系统检查未发现异常。

1998年7月16日转入内科，7月17日患者不合作，腰穿未成功。7月23日再次腰穿压力210mmH_2O，脑脊液常规：糖5管（+），蛋白（-）细胞数2个，白细胞0；生化：糖47mg/dl，蛋白324 mg/dl，氯化物124mmol/L。

实验室检查： 血常规：白细胞6×10^9/L，N 0.637，L 0.297，Hb 14.1g/L，PLT 183×10^9/L；尿常规（-）；肝肾功能正常。ESR 2mm/第一小时末。

1998年7月27日头颅MRI发现左丘脑、左颞叶、中脑脑桥、侧脑室三角区及四叠体池、鞍上池、左桥小脑角池多发脑结核瘤，压迫中脑水管闭塞，脑基底池脑膜强化提示结核性脑膜炎。

诊断： 结核性脑膜炎

右侧侧脑室腹腔分流术后

积极抗结核治疗2个多月后，热退，无头痛，嗜睡减轻，双眼裂较前有增大，仍有视物重影，动作协调性差。1998年9月9日复查腰穿压力165mmH_2O，脑脊液无色透明，细胞总数34/μl，白细胞12/μl，单核8，多核4；生化：糖74 mg/dl，蛋白131mg/dl氯化物124mmol/L，墨汁涂片（-），抗酸杆菌（-），培养（-）。家属不愿再作腰穿，要求出院回家在门诊随诊。乃于1998年9月29日出院，嘱继续抗结核治疗，用异烟肼、利福喷汀、吡嗪酰胺、进口链霉素，门诊复查肝肾功能、腰穿和头颅MRI。

出院后一直在抗结核治疗，自1997年至2001年5月9日门诊随诊共4年，2001年4月17日复查外院头颅MRI，显示左侧大脑半球及脑干区见斑片状长T1长T2影像信号不均匀，边界不规则，增强后呈多个环壁强化，壁较厚，大小1.2~1.5cm，近期片较前期片明显吸收缩小，0.5~0.7cm，为脑内感染性病变，从治疗角度看，可符合脑结核，导水管目前通畅。基于脑MRI仍有少许低密度区，为慎重起见建议再用药半年，并在当地复查。我院随访。

出院诊断： 结核性脑膜脑炎

右侧脑室和腹腔置管分流术后

点评

本例为结核性脑膜脑炎，病情比病例5更重，主要是他母亲坚持治疗从不放弃。脑室引流，1997年12月1日脑室腹腔置管分流术，坚持抗结核四联或五联治疗。从1997~2001年，脑MRI与前比较，吸收好转。为什么患者的结核性脑膜脑炎如此顽固？是否与用激素有关？因为患者抗结核治疗相对比较正规。在治疗后一年，1998年7月27日头颅MRI发现左丘脑、左颞叶、中脑桥脑、侧脑室三角区及四叠体池、鞍上池、左桥小脑角池多发脑结核瘤，压迫中脑导水管闭塞，脑基底池脑膜强化提示结核性脑膜炎，右侧侧脑室引流术后，病情稳定，但脑实质在抗结核治疗过程中还出现多处结核病，可能与耐药有关。2001 年 4 月 17 日复查外院头颅 MRI 显示左侧大脑半球及脑干区见斑片状长 T1 长 T2 影像信号不均匀，边界不规则，增强后呈多个环壁强化，壁较厚，大小 1.2～1.5cm，近期片较前期片明显吸收缩小，0.5～0.7cm，所见为脑内感染性病变，从治疗角度看，可符合脑结核，导水管目前通畅。

病例 9 和病例 10 按病情病例 10 更重，但两人的背景不同，病例 9 家庭经济情况不太好，营养亦差，加上学习压力很重，开始抗结核治疗有效，后误诊为隐球菌脑膜炎，改用抗真菌药，反使病情加重，最后病故。而病例 10 治疗方案始终没改变过，一直诊断结核性脑膜脑炎，治疗是选择最强的治疗方案，患者基础情况好，营养条件亦优裕，治疗没走弯路，至今还生活得很好。

病例 11　赵某，女性，35 岁，出生山西。入院日期 2008 年 11 月 11 日，出院日期 2009 年 8 月 13 日。

主诉：发热 2 个月，加重伴头痛 1 月余。

现病史：2008 年 9 月 10 日患者自觉发热，无畏寒、寒战、咳嗽等不适。9 月 20 日症状加重，体温在 37.5～38℃，可自行降至正常。每 2～3 天出现高热，体温达 39℃，伴畏寒、寒战，发热时伴头痛，额顶部为主，热退后头痛症状可缓解，偶有干咳。9 月 22 日当地医院住院治疗，血常规：WBC 5.3×10^9/L，N 0.449，L 0.493，Hb 107g/L，PLT 376×10^9/L；ALT 79 U/L，AST 31 U/L，GGT 88U/L，胆红素正常；肾功能正常；ANA（+）S 1∶20，抗 ds-DNA 抗体阴性，C_3 1.85g/L，C_4 0.62g/L，CRP 61.26mg/L；尿蛋白（-）；脑脊液检查：外观无色透明，潘氏试验（+），重症者 20/μl，中性粒细胞 80%，淋巴细胞 20%，蛋白 1.2g/L，葡萄糖 1.54mmol/L，氯化物 118.3mmol/L；2 次痰涂片找到真菌菌丝，痰培养阴性，3 次痰抗酸杆菌染色阴性；胸部 CT 显示双肺纹理增多及点片状条索影；腹部B超显示脂肪肝和右肾轻度积水。诊断“肺部感染”，先后给予头孢哌酮/舒巴坦、左旋氧氟沙星和氟康唑治疗。从10月13日起加用异烟肼、利福平、乙胺丁醇、吡嗪酰胺四联抗结核治疗。因不能除外新型隐球菌感染，将氟康唑加量至200mg/d，但患者的症状无明显改善，且出现非喷射性呕吐及食欲减退。10月30日转至山西省人民医院，ESR 34mm/第一小时末；胸部CT显示双肺纹理增重紊乱，见多发小片絮状密度增高影，左侧胸膜增厚；头颅CT显示右侧基底节区多发腔隙性梗死。将氟康唑改为150mg/d，加用左旋氧氟沙星，停用利福平和吡嗪酰胺。11月5日患者自行停用异烟肼和乙胺丁醇，呕吐消失，但发热、头痛症状无明显好转。11月6日就诊于我院门诊，并转急诊留观，留观期间体温在38～38.5℃。为进一步治疗入院。

患者自本次发病以来无皮疹、口腔溃疡、关节痛、光过敏、脱发、口眼干等症状。目前食欲、睡眠可，大小便正常。体重自发病以来下降4kg。

既往史：2007年5月因低热、多关节肿痛、眼睑水肿就医，血常规：WBC 1.8×10^9/L，Hb 70g/L，PLT 71×10^9/L；尿常规：PRO（++），BLD（++）；ANA（+）HM 1∶320，ACL（+），抗ds-DNA抗体、P-ANCA和C-ANCA均阴性。诊断“系统性红斑狼疮、狼疮肾炎”。自2007年7月起给予甲泼尼龙（美卓乐）52mg/d、吗替麦考酚酯250mg/d，2天后体温正常，关节痛消失。1月后血常规恢复正常。此后甲泼尼龙规律减量，自2008年6月20日减至12mg/d。10月8日甲泼尼龙加量至24 mg/d，1月前停用吗替麦考酚酯。否认肝炎、结核等传染病史，否认糖尿病、高血压、心脏病史。否认外伤、手术史。有输血史。否认食物药物过敏史。

个人史：出生并生长于原籍，工作及居住环境可，否认饲养宠物及禽类史，否认放射性元素和重金属元素接触史，否认疫区接触史，否认结核等传染病接触史，否认烟酒等不良嗜好。

婚育史：已婚，爱人体健，育有1女，爱人及女儿体健。

家族史：父母体健。否认传染病及其他遗传病史。

体格检查：T 37.2℃，P 80次/分，R 19次/分，BP 110/

70mmHg。

发育正常，营养良好，神志清晰，查体合作。库欣面容，全身浅表淋巴结未及明显肿大。头颅五官查体无异常。颈软，无抵抗，气管居中，甲状腺（-）。心、肺查体正常。腹软，左上腹轻压痛，无反跳痛和肌紧张，肝脾肋下未及，移动性浊音（-），肠鸣音4~5次/分。脊柱无畸形，各棘突无压痛及叩痛，双下肢不肿，各关节无红肿和压痛，无活动受限。四肢肌力和肌张力正常。脑膜刺激征（-），腱反射对称引出，病理反射未引出。

辅助检查：血常规：WBC 7.53×10^9/L，N 0.615，L 0.332，Hb 102g/L，PLT 404×10^9/L；尿常规（-）；ESR 49mm/第一小时末；ALT 283U/L，K^+ 2.6mmol/L；脑脊液：压力165mmH_2O，外观无色微混，细胞总数400/μl，WBC 260/μl，多核80%，单核20%；PRO 1.4g/L，GLU 2.5mmol/L，Cl 118mmol/L；胸片：左中肺野片状模糊影，心影增大（图2-4）。

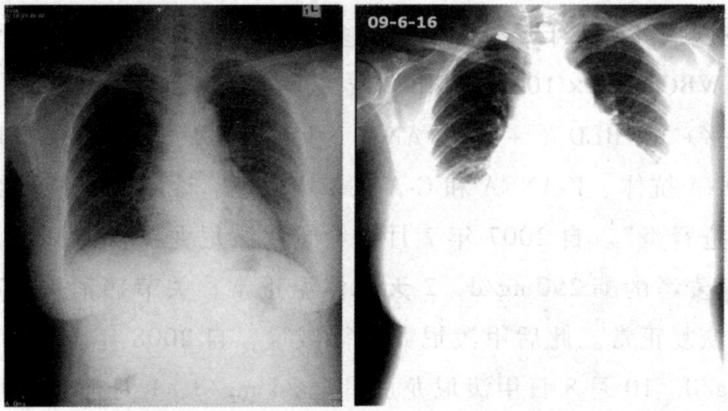

2009年2月18日　　2009年6月16日

图2-4　病例11患者胸片资料

首先慢性脑膜炎诊断比较明确，以结核性脑膜炎的可能性最大。入院第二天就开始抗结核治疗（始异烟肼200mg iv bid，利福平0.45g/d，乙胺丁醇0.75g/d，吡嗪酰胺1.5g/d），同时完善全面检查，鉴别其他引起慢性脑膜炎的原因，全面评估系统性红斑狼疮。腰穿：压力320~220mmH_2O，细胞总数1158~54/μl，WBC 145~

54/μl，单核55%～90%，蛋白1.17～3.35g/L，氯化物104～115mmol/L，葡萄糖2.3～1.1mmol/L。连续3次脑脊液抗酸染色、隐球菌抗原检测和墨汁染色均阴性。血常规：WBC（3.9～4.2）$\times 10^9$/L，GR% 0.624～0.562，Hb 98～106g/L，PLT（494～560）$\times 10^9$/L；尿常规阴性；肾功能正常，转氨酶轻度升高（ALT 149U/L）；CH_{50} 62.1U/ml，C_3、C_4正常；ANA（+）S 1∶640，ENA、抗ds-DNA抗体和ACL阴性；ESR 30～34mm/第一小时末；TB-SPOT：ESAT-6肽段292 SFCs/10^6 PBMC，CFP-10肽段36 SFCs/10^6 PBMC。胸部CT：双肺散在点斑影及索条影。头颅增强MRI：软脑膜异常强化，脑实质内多发异常强化结节，右基底核出血性腔梗，首先考虑炎性疾病，结核性脑膜脑炎可能（图2-5）。

根据上述检查，临床诊断结核性脑膜炎，系统性红斑狼疮病情稳定，继续给予抗结核治疗和脱水降颅压等对症支持治疗。患者仍持续高热，体温高峰39℃左右，伴头痛、恶心、呕吐。11月21日加用左旋氧氟沙星（500mg/d，iv），五联抗结核治疗。11月25日出现一过性嗜睡，呼之可应，懒言，伴喷射性呕吐，脑脊液压力285mmH_2O（脱水后），细胞总数180/μl，WBC 32/μl，单核6/μl，多核26/μl；蛋白3.3g/L，葡萄糖1.2mmol/L，氯化物103mmol/L。加强脱水治疗，为降低颅内压，防止交通性脑积水，每日进行腰穿，放脑脊液15～20ml，使放脑脊液压力下降50%左右。患者头痛明显缓解，未再出现意识障碍。

脑脊液在冰箱内放置24小时，表面形成薄膜，挑取薄膜送结核杆菌培养，1个月后（2008年11月28日）培养出结核分枝杆菌。诊断明确为结核性脑膜炎。

由于患者胃肠道反应较重，空肠营养管内给药也无法减轻胃肠道反应，因此12月5日调整抗结核方案如下，异烟肼200 mg，iv bid，利福喷汀0.45g，每周二次；乙胺丁醇0.25g tid；吡嗪酰胺0.5g tid；左旋氧氟沙星0.5g，iv qd。患者体温逐渐降至37～38℃，头痛明显缓解，食欲改善，能下床活动。2009年2月11日复查MRI，脑实质内异常信号范围缩小，垂体柄较前增粗（图2-5）。

患者入院以后，系统性红斑狼疮活动评分为4分，系统性红斑

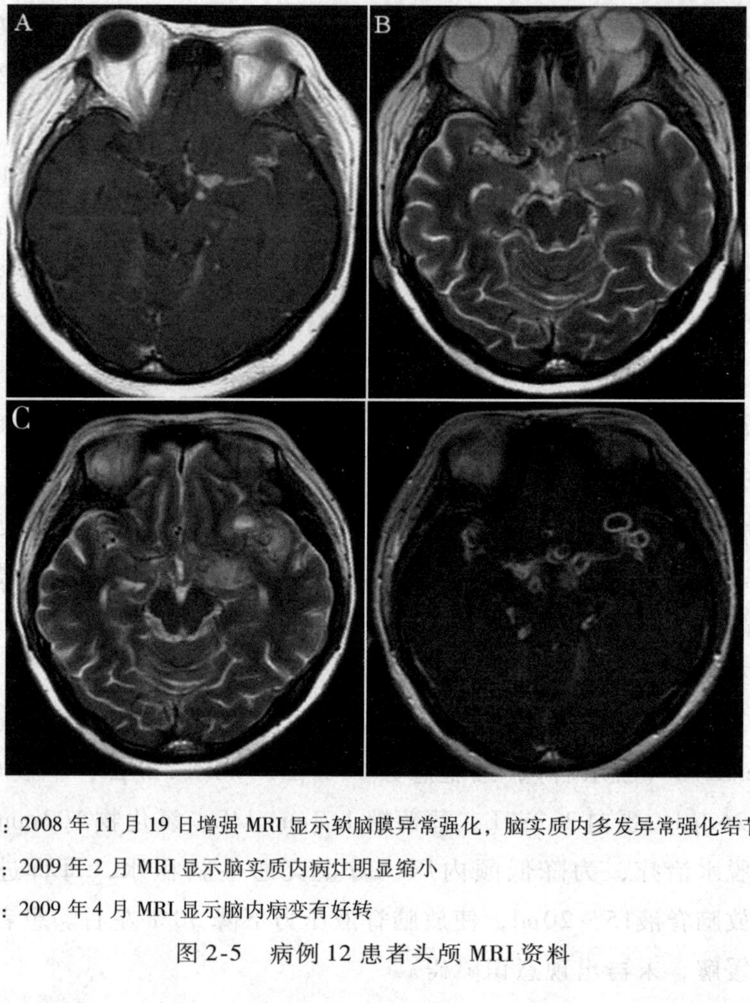

A：2008 年 11 月 19 日增强 MRI 显示软脑膜异常强化，脑实质内多发异常强化结节

B：2009 年 2 月 MRI 显示脑实质内病灶明显缩小

C：2009 年 4 月 MRI 显示脑内病变有好转

图 2-5　病例 12 患者头颅 MRI 资料

狼疮病情稳定，美卓乐逐渐减量至 20mg/d。

2009 年 4 月起患者恶心、呕吐等消化道症状再次加重，呕吐为非喷射状，应用甘露醇脱水后，消化道症状无明显改善。腰穿：压力 170～250mmH_2O，蛋白 1.88～2.07g/L，氯化物112～115mmol/L，葡萄糖 0.6～0.9mmol/L。4 月 2 日复查头颅 MRI，同 2 月比较，病灶较前增大。将异烟肼改为静脉注射（400mg/d），继续五联抗结核治疗。再次评估系统性红斑狼疮活动指标。ANA 1∶640（均质型），抗 ds-DNA 和抗 ENA 阴性，CH_{50} 35.6U/ml、C_3 及 C_4 正常；ESR 34mm/第一小时末，尿蛋白 0.57g/24h。此时狼疮活动不明显。

2009 年 5 月患者恶心、呕吐明显加重，无头痛，体温在 37 ~ 38℃。5 月 14 日起出现下腹部疼痛，伴有尿频和尿痛和间断腹泻。ANA 1 : 320（胞浆型），补体明显减低，尿蛋白 2.22 ~ 3.07g/24h，血小板降至 38×10^9/L。B 超见双肾积水，双输尿管上段扩张，膀胱内网状回声和腹腔积液。腹腔积液为漏出液，细菌、真菌、抗酸杆菌涂片和培养均阴性。考虑系统性红斑狼疮活动，累及肾脏、血液系统、平滑肌和浆膜腔积液，将激素改为静脉点滴琥珀酸氢化可的松 200mg/d。6 月 3 日改为泼尼松 60mg/d，同时加用环磷酰胺（200mg，iv qod）和雷公藤多苷（20mg，bid），后因白细胞减低，改为环孢菌素（100mg bid）。患者的腹腔积液逐渐消退，尿频和尿急的症状明显减轻，尿蛋白减少至 0.93g/24h。8 月 13 日出院，门诊随诊治疗。

诊断： 结核性脑膜炎

系统性红斑狼疮

狼疮肾炎

肾病综合征

点评

本例患者诊断非常明确，难点在于治疗困难。首先从病史应该确定慢性脑膜炎的诊断，在慢性脑膜炎中以结核性脑膜炎和隐球菌脑膜炎最为常见，但是两者临床难以鉴别。本患者最初能很快将诊断锁定结核性脑膜炎得益于以下几方面，首先是反复检查脑脊液，特别是病原学方面的检查，结核性脑膜炎在脑脊液中找到或分离出抗酸杆菌的几率很低，但是隐球菌抗原监测的敏感性和特异性都在 90% 以上，连续 3 次脑脊液隐球菌抗原阴性可以基本除外隐球菌脑膜炎的诊断。其次，头颅 MRI 见颅底脑膜增厚、腔隙性脑梗死和颅内多发结节，支持结核性脑膜炎的诊断。最后，脑脊液静置 24 小时后形成薄膜，从薄膜中分离出抗酸杆菌，这是教科书中提及的古老办法，现实工作中还是有用。

采用连续放脑脊液的办法控制颅高压有效，但是切忌放液过快，一定要缓慢放脑脊液。采用这个办法前，一定要行头颅 CT

或 MRI 检查，除外腰穿的禁忌证。这个方法不仅能控制颅内压，也许还能减少脑室引流的需要。

感染是自身免疫性疾病病程中的幽灵。免疫疾病和感染共存时治疗非常困难。笔者认为，当怀疑免疫病合并感染时，明确诊断，判断此时的炎症反应是感染还是免疫疾病造成的，这一点非常重要，不能盲目地减少激素或者免疫抑制剂的剂量。当自身免疫性疾病活动合并感染时，除了积极的抗感染治疗以外，也需要充分的免疫抑制治疗。本例患者初期系统性红斑狼疮稳定，以感染为主，但是后期系统性红斑狼疮活动，造成明显的系统损害，在积极的抗感染治疗的同时必须给予充分的免疫抑制治疗，否则病情不会改善。

7. 结核性垂体炎

病例 12 张某，男性，47 岁，工人，生于吉林。入院日期 2004 年 1 月 2 日，出院日期 2004 年 3 月 3 日。

主诉：发热、头痛 4 个月。

现病史：患者 2003 年 9 月出现发热，体温 37.5℃左右，发热多在午后出现，伴有畏寒和额顶部持续性胀痛，转头或头部震动时头痛加重，无寒战、恶心、呕吐、视物模糊。患者自服赖氨匹林（来比林）对症治疗。2003 年 10 月患者逐渐出现智力减退，记忆力和注意力下降，难以读书看报，伴有厌食、消瘦、性欲减退、皮肤干燥和脱皮，剃须次数减少，约 1 周 1 次，饮水每日 5000ml 以上，每 30 ~ 90 分钟需饮水、排尿一次，病程中体重下降 12kg，无明显视物障碍和视野缺损。2003 年 10 月底患者劳累后感头痛加重，以额颞部明显，为持续性胀痛，体温升至 38.7℃左右。当地医院就诊，行骨穿、腰穿、头颅 CT、MRI 和 TCD 等检查均无异常发现。先后使用青霉素、氨苄西林、环丙沙星、头孢噻肟和加替沙星等治疗，无明显效果。使用中药治疗，体温略有下降，但口渴、乏力、食欲减退、消瘦等症状逐渐加重。2003 年 11 月底患者再次出现畏寒、寒战、发热，体温升至38.7℃左右，发热时头痛加剧。在吉林市中心医院住院，查体发现右颈部血管杂音、双上肢血压不一致（相差15～20mmHg），疑诊“大动脉炎”。患者拒绝应用激素治疗，出院后自服中药，但症状无明显改善。近1个月患者仍有午后低热，体温大多波动在37.2～38.5℃，偶有高热，体温达39.2℃。自服退烧药对症。为进一步诊治于2004年1月收入我院。患者自发病来，无腹痛、腹胀、腹泻、咳嗽、咳痰、胸痛、咯血、黑便等症状。

既往史：18年前诊断“十二指肠溃疡”。8年前因全身水肿，右踝、双肩关节、腕关节疼痛，疑诊“风湿病”、“强直性脊柱炎”，曾短期使用泼尼松（时间、用法不详），目前偶有双膝和双踝关节疼痛，无红肿。

个人史：生长于原籍，吸烟20余年，20支/日；饮酒20余年，约2两（100g）/日。

体格检查：T 36.5℃，P 80次/分，R 20次/分；BP：（左臂）90/65mmHg，（右臂）100/65mmHg，（左腿）120/70mmHg，（右腿）135/80mmHg。

一般状况好，神志清晰，表情略淡漠，查体合作。头发稀疏，头颅和五官查体正常。颈软，无抵抗，双侧颈动脉未闻及收缩期杂音。心肺无异常，左侧腹及右上腹轻度压痛，无反跳痛及肌紧张，未及包块，肝脾未触及。胸廓最大活动度6cm，枕墙距0cm，腰椎活动度8cm，指地距5cm，骶髂关节压痛（－）。

入院以后患者热型为不规则中度发热，1月8日患者体温突然升高至39℃，同时患者头痛一过性加重，查体发现颏胸距为2指，可疑颈抵抗。1月9日行腰穿，脑脊液检查见表2-1。脑脊液细胞学检查：WBC 25000/0.5ml，淋巴细胞80%，单核细胞10%，中性粒细胞4%，嗜酸性粒细胞6%；脑脊液细菌培养、隐球菌抗原和抗酸染色均阴性。蝶鞍MRI显示垂体柄和视束增粗，考虑垂体瘤（图2-6）。1月12日体温降至38℃以下，头痛缓解，复查腰穿，结果见表2-1，脑脊液细菌培养、隐球菌抗原和抗酸染色菌阴性。

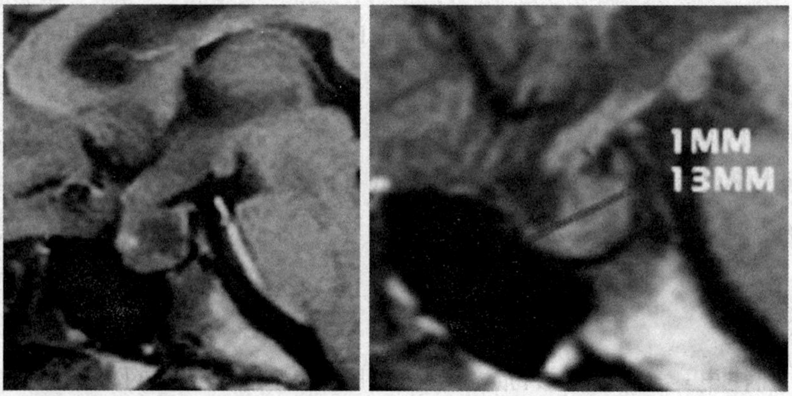

治疗前蝶鞍MIR显示垂体柄增粗，垂体增大　　治疗后垂体和垂体柄明显缩小

图 2-6　病例 12 患者治疗前后 MRI 资料

表 2-1　患者的多次脑脊液检查结果

时　间	压力（mmH_2O）	白细胞（μl）	单个核细胞	蛋白（mg/dl）	葡萄糖（mg/dl）	氯化物（mmol/L）	备　注
1月9日	245	310	92%	125.3	35	114	发热/头痛
1月12日	96	18	16个	124.8	36	109	抗结核治疗
1月18日	145	16	12个	64.1	43	118	
1月20日	140	268	70%	75.8	39	116	发热/头痛
2月23日	190	0	0	60	48	130	症状缓解
6月21日	140	2	0	48.6	55	125	

1 月 13 日开始抗结核治疗，方案为异烟肼、利福平、乙胺丁醇和阿米卡星。1 月 20 日体温再次升到 38℃以上，伴头痛加重，复查腰穿的结果见表 2-1。此后体温降至正常。肾上腺和性腺功能测试证实并发垂体前叶功能减低（表 2-2），未给予替代治疗。2004 年 3 月 3 日出院。

出院以后体温正常，体力逐渐恢复，记忆力减退和行动迟缓有所减轻，能正常进行性生活，剃胡须次数增多，大约 2 天一次。头痛明显减轻，口渴感较前好转。2004 年 4 月因右上腹隐痛，患者自行停用抗结核药物，10 多天后出现发热，体温在 37.5℃左右，伴畏寒。重新开始抗结核治疗后体温正常。2004 年 6 月再次入院全面复查。

表 2-2　患者治疗前后肾上腺和性腺功能的变化

激　素	治疗前(2月)	治疗后(6月)	参考值（单位）
24 小时游离皮质醇（μg/24h）	<0.2	29.34	12.3～103.5
血清皮质醇（μg/dl）	0.42	11.62	4～22.3
促卵泡激素（mU/ml）	1.1	2.2	7.3±6.5
促黄体生成素（mU/ml）	<0.07	1.2	4.7±3.2
睾酮（ng/dl）	0.6	53	319～1011

入院后复查腰穿，脑脊液检查正常（表 2-1）。蝶鞍 MRI 显示垂体病变明显缩小（图 2-6）。甲状腺、肾上腺和性腺激素水平基本恢复正常（表 2-2）。建议患者继续使用异烟肼、利福平和乙胺丁醇抗结核治疗。

点评

本例的诊断线索得益于仔细的临床观察。转头时头痛加重是脑膜炎较为特异的临床症状，患者在体温升高、头痛加重时伴有轻度的脑膜刺激征，因此要高度怀疑脑膜炎，腰穿为诊断提供了重要线索。患者脑脊液改变呈现明显的波动性，可以很快恢复正常，不支持细菌感染引起的化脓性脑膜炎，隐球菌脑膜炎也无依据，可能是由于垂体脓肿溃破入蛛网膜下隙，引起化学性炎症所致。鉴于患者长期发热，经检查基本除外了自身免疫性疾病和恶性肿瘤，考虑感染性疾病的可能较大，结核病不能除外，因此给予诊断性抗结核治疗。经抗结核治疗，患者的临床症状和头颅 MRI 明显改善，支持结核性垂体脓肿的临床诊断。因为患者临床已经明显好转，不再考虑手术治疗，因此未能获得病理诊断。

垂体脓肿（pituitary abscess）是一种罕见的疾病，形成的原因可能与下列因素有关：身体其他部位感染的血行播散，多发生在应用免疫抑制剂或激素后的患者；邻近炎性病变的直接扩散，如化脓性蝶窦炎、脑膜炎、海绵窦血栓性静脉炎等；发生于原有病变的基础上，如垂体瘤、颅咽管瘤等；鞍区病变的术后感染；此外还有原因不明的垂体脓肿，发生于正常的垂体内。垂体脓肿好发于成人和青少年，女性多见，临床表现多样，部分病例可以无任何临床症状或体征，仅在头部影像学检查中偶然发现；其余病例可以出现全身中毒症状以及头疼、视物下降、视野缺损、尿崩、垂体功能低下等。垂体脓肿要和淋巴细胞性垂体炎、垂体瘤、垂体卒中鉴别。

淋巴细胞性垂体炎（lymphocytic hypophysitis）是一种少见的炎症性疾病，主要影响垂体前叶，组织学上以垂体的淋巴细胞和浆细胞的浸润为特征，几乎所有的报道均为女性，常见于围生期妇女，主要发生于妊娠晚期或产后期，该病被认为是自身免疫性疾病，常继发于针对垂体抗原的自身免疫反应，类固醇激素治疗有效，临床上常出现头疼或视力减退、垂体功能低下、闭经、不能泌乳或尿崩症等。本例的临床表现与淋巴细胞性垂体炎不相符。

（三）非结核分枝杆菌感染

1. 颌面部脓肿

病例 13 孟某，女性，34 岁，从商，河北人。第一次入院日期 2008 年 10 月 27 日，出院日期：2008 年 11 月 6 日。第二次入院日期 2008 年 11 月 7 日，出院日期 2008 年 11 月 20 日。

主诉：面部肿胀 2 个月。

现病史：2008 年 8 月 6 日患者在某整形医院行面部提升和脂肪填充术，术后 5 天出现面部肿胀，张口受限，无面部疼痛、发热等不适。在该整形医院给予头孢曲松、左旋氧氟沙星和头孢拉啶等治疗，疗效不佳。8 月 17 日在在右眼角出现米粒大小的硬结。8 月 25

日出现左侧颜面局部发红，皮温增高，穿刺抽出褐色液体，培养出耐甲氧西林的凝固酶阴性葡萄球菌（80%），给予克林霉素、头孢呋辛治疗，效果欠佳。9月3日在左口角出现三个红肿硬结，外涂“马应龙痔疮膏”，行闭合引流。先后在多家三甲医院行细菌培养，均未能分离出病原菌。9月13日颜面红肿加重，表面溃破，间断有脓液外渗，右眼角硬结长大，鼻旁也出现新的硬结，给予伊曲康唑、万古霉素和复方新诺明治疗无效。10月6日起出现间断低热，体温在37.5～37.8℃，脓液外渗加重。脓液涂片革兰染色找到大量着色不均的革兰阳性杆菌，抗酸染色阳性，脓液中分离出快速生长的非结核分枝杆菌，经鉴定为脓肿分枝杆菌，给予环丙沙星、阿奇霉素、克林霉素和利福平治疗，效果不显著。为进一步治疗入院。

在同一时间段，该整形医院另外2名行颜面脂肪填充手术的患者也发生与本患者类似的感染，脓液中均分离出脓肿分枝杆菌。

既往史：无肝炎、结核病史。无外伤史，无输血史，无过敏史。

个人史：生长在河北，4年前来京经商，无有害物接触史，不养宠物。

家族史：无家族性和遗传性病史。

体格检查：T 36.5℃，P 98次/分，R 19次/分，BP 110/70 mmHg。

一般状况良好，神志清晰，查体合作。浅表淋巴结未及。双面颊肿胀，双颊和右内眦处可见数个暗红色硬结，可触及明显波动感，局部皮温稍高，轻度张口受限。心、肺和腹部查体无异常发现。腱反射对称引出，病理征阴性。

辅助检查：血常规：WBC 8.8×10^9/L，N 0.798，Hb 133g/L，PLT 339×10^9/L。

本例患者诊断明确，再次手术充分清创引流势在必行，但是在手术前应该找到有效的抗感染药物，制定充分有效的抗感染治疗方案。根据文献报道和该菌株的MIC测定结果（表2-3），选择头孢西丁（3g iv q6h）、克拉霉素（0.5g bid）、环丙沙星（0.2g iv q12h）和阿米卡星（0.5g iv qd）联合治疗。11月14日行切开引流术。手术后继续用头孢西丁、克拉霉素、环丙沙星和阿米卡星联合抗感染治疗。2个月后伤口基本愈合，改为口服环丙沙星和克拉霉素维持治疗。大约半年后颜面的肿胀明显消退。2009年12月停药观察，等待再次整形手术，切除颜面瘢痕。

表2-3 脓肿分枝杆菌对常见抗生素的MIC值

抗菌药物	MIC（μg/ml）
阿奇霉素	0.25
亚胺培南	>32
阿米卡星	8
环丙沙星	0.5

诊断：颜面脓肿分枝杆菌感染

点评

非结核分枝杆菌引起的软组织感染以医源性感染为多见，本例就是典型的医源性感染。脓肿分枝杆菌（mycobacterium abscessus，M. abscessus）是一种快速生长的非结核分枝杆菌（notuberculosis mycobacteria，NTM）。1903年首次从龟甲中分离，命名为偶发-龟型复合物。1955年将其单独定为一个种，称为龟分枝杆菌。1972年又将其再分为三个亚种，即龟亚种、脓肿亚种和类分枝杆菌。1992年美国胸科协会根据该菌对药物的敏感性及核酸分析将脓肿亚种从龟分枝杆菌中独立出来，定为一个种，称为脓肿分枝杆菌。脓肿分枝杆菌通常对头孢西丁、阿米卡星、亚胺培南、克拉霉素和阿奇霉素敏感，在体外用纸片法测定本菌株对左旋氧氟沙星、亚胺培南不敏感，对阿奇霉素、环丙沙星高度敏感，MIC值测进一步证实对阿奇霉素、环丙沙星和阿米卡星敏感。由于没有头孢西丁和克拉霉素的药敏纸片，因此没有测定这2个药物的MIC值。但是文献报道，头孢西丁的敏感性很高，含有头孢西丁的治疗方案疗效佳，因此选择头孢西丁作为联合治疗的一种药物。

2. 播散性非结核分枝杆菌感染、皮下结节

病例 14 王某，女性，52 岁，农民，已婚，北京人。入院日期 1989 年 2 月 28 日，出院日期 1989 年 4 月 28 日。

主诉： 腹胀、纳差 4 年，加重伴发热及双下肢皮下结节 3 个月。

现病史： 1983 年秋无明显诱因出现腹胀，食欲下降，恶心头晕。每天进食仅一两（50g），无厌油食，无呕吐、黄疸、腹痛，自觉午后有低热，未测体温。在卫生院就诊，查肝功能及心电图正常，予以中药及西药口服，症状无明显缓解。1988 年 4 月因头晕去解放军医院查肝功能和心电图亦正常。作胃镜检查有慢性胃炎，未用特殊治疗。

此次于 1988 年 12 月起上述症状加重，进食明显减少，伴全身乏力、心悸、消瘦、双下肢出现多发皮下结节，直径 2 ~ 4cm，有触痛。结节可自行消退，局部有色素沉着，开始有高热。1989 年 2 月初起伴有咳嗽，咳中量白痰，不带血丝，有严重盗汗，因诊断不明来北京协和医院急诊，在急诊检查发现有发热、全血细胞减少、肝脾肿大、胸片未见明显异常，骨髓涂片诊断不明收住院诊治。发病以来无出血现象，尿便正常。

既往史： 无结核病史，无肝炎史，无外伤手术史。

个人史： 出生顺义县，务农，未去过外地，无烟酒嗜好，周围无类似患者。

月经婚姻史： 1988 年绝经，生有 3 个子女，体健，爱人健康。

家族史： 无肺结核患者，无类似疾病患者。

体格检查： T 37.8℃，P 104 次/分，R 21 次/分，BP 100/65mmHg。

患者发育正常，慢性病容，营养稍差，神清合作，皮肤黏膜无黄染、出血点。左颈下有一红枣大小淋巴结，质中，光滑，无压痛，左锁骨上窝、双腋下有多个绿豆或黄豆大小淋巴结，可活动，无压痛。巩膜无黄染，双瞳孔等大等圆，对光反应灵敏。咽不充血，扁桃体不大，颈软，气管居中，甲状腺不大，胸廓对称，语颤正常，双肺呼吸音清，无干湿啰音。心界不大，心率 104 次/分，心

律齐，心尖有1～2级轻吹性收缩期杂音。腹平软，无压痛，肝在肋下5cm，剑下7cm，质硬无触痛，无结节感脾在肋下3cm，无移动性浊音，肠鸣音正常，双肾区无叩痛。左大腿内侧有2个核桃大小结节，表皮呈红褐色色素沉着，双小腿中段外侧有多个枣样大小皮下结节，表面光滑，有轻压痛，左胫前有钱币大小结节红斑，中央似有液化。下肢不肿，生理反射存在，病理反射未引出。

实验室检查：血常规：WBC 2.2×10^9/L，N 0.71，L 0.29，Hb 52g/L，PLT 32×10^9/L，ESR 51～114mm/第一小时末；尿常规：蛋白（－），镜检 WBC、RBC（－），尿胆红素、尿胆原、尿胆素均（－）。胸片：未见肺内实质病变；腹部平片：腹腔内未见钙化影。

血肝功能正常，HBsAg（－），布鲁杆菌凝集试验（－），OT试验72小时（＋），皮下结节穿刺液涂片找到抗酸杆菌（＋），空腹血糖150mg/dl，BUN 10mg/dl，蛋白电泳：α 40.8%，γ 28.6%。

1989年2月24日在急诊室取右锁骨上淋巴结活检，病理报告：坏死性淋巴结炎，抗酸染色找到大量抗酸杆菌。

患者住院后一周每天高热，体温呈弛张型，最高在39～40.5℃，经实验室检查和临床分析考虑结核，为证实诊断，于3月13日再次取皮下结节活检。皮下活检病理报告：皮下组织中有大量泡沫细胞及炎性细胞浸润，未见结核结节，但抗酸染色有大量不典型的抗酸杆菌。3月15日开始按结核治疗，用利福平0.45g qd、异烟肼0.2g tid、链霉素0.75g im qd及诺氟沙星（氟哌酸）0.2g tid，3月17日又加吡嗪酰胺0.5g tid，一周后体温下降，基于患者食欲差，乃停用利福平和诺氟沙星。3月30日再次用利福平，4月7日改用利福定150mg qd。链霉素于3月30日停药至4月13日恢复用0.75g im qd。至出院前抗结核用链霉素＋异烟肼＋利福定＋吡嗪酰胺，因一度ALT升高同时用保肝药葡醛内酯和五味养肝丸。自抗结核治疗后，患者体温逐渐下降，肝肋下3.5cm，脾肋下3cm，较前缩小，一般情况好转，新的皮下结节出现减少，体重由入院时36kg增加至41kg，ESR 65mm/第一小时末，血常规WBC和PLT上升，但血红蛋白仍较低在4～5g/dl。患者颈部伤口分泌物在我院培养有抗酸杆菌生长，经方医师送匹兹堡经鉴定为黄色分枝杆菌（flavescent mycobacteria）。

至于全血细胞减少，曾作骨髓穿刺，涂片见中晚幼粒细胞和晚幼红细胞有巨变，不能除外巨细胞性贫血，先后用维生素 B_{12} 200μg im qod + 叶酸 5mg tid po 共 3 周，血红蛋白仍在 4g/dl 左右，红细胞在（140～160）×10^9/L，白细胞、血小板仍低。血液科专家认为根据治疗反应，基本上可以除外巨细胞性贫血，可诊断骨髓增生不良综合征（MDS）。由于贫血严重不宜用强的化疗，可用 Ara-C 10mg 2 次/日皮下注射共 20 天，观察血象的变化，同时可间断输红细胞支持，维生素 B_{12} 和叶酸可停用。

患者住院后血糖一直偏高，复查餐后血糖为 279mg/dl，空腹血糖 157mg/dl。糖尿病诊断确定。需控制饮食低糖高蛋白，开始可餐前用胰岛素，出院后可口服 D860 0.5g tid 餐前用。患者于 1989 年 4 月 28 日出院。定期门诊随诊。

出院诊断： 播散性非结核分枝杆菌感染
骨髓增生不良综合征（MDS）
糖尿病（2 型）

出院带药： 异烟肼 0.1g tid
乙胺丁醇 0.25g tid
吡嗪酰胺 0.5g tid
葡醛内酯 0.1g tid
D860 0.5g tid（餐前）
Ara-C 20mg 皮下注射

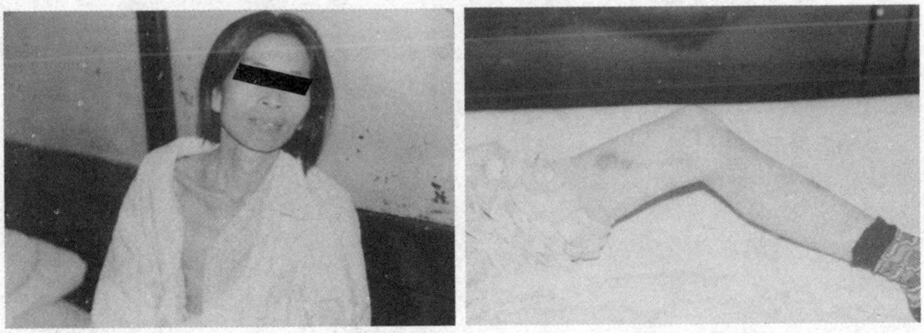

患者右锁骨上淋巴结肿大　　　　左下肢结节

图 2-7　病例 14 患者的图像资料

点评

本例有 MDS，因发热皮下结节 3 个月住院，一直怀疑结核病，作皮下结节活检。病理报告：皮下组织中有大量泡沫细胞及炎性细胞浸润，未见结核结节，但抗酸染色有大量不典型的抗酸杆菌。3 月 15 日开始按结核治疗，用利福平 0. 45g qd、异烟肼 0. 2g tid、链霉素 0. 75g im qd 及诺氟沙星 0. 2g tid，3 月 17 日又加吡嗪酰胺 0. 5g tid，一周后体温下降，基于患者食欲差，乃停用利福平和诺氟沙星。3 月 30 日再次用利福平，4 月 7 日改用利福定 150mg qd。链霉素于 3 月 30 日停药，至 4 月 13 日恢复用 0. 75g im qd。至出院前抗结核用链霉素 + 异烟肼 + 利福定 + 吡嗪酰胺。我院培养出的菌落经方医师送至匹兹堡经鉴定为黄色分枝杆菌（flavescent mycobacteria）。

患者的基础病是 MSD，因为有 MSD 使机体免疫功能减低，容易感染非结核分枝杆菌，表现为血 WBC 低，PLT 亦低。可以感染结核或非结核分枝杆菌，两者临床有相同亦有差异。

诊断同样要找到病原菌，治疗过去一样都用抗结核药，现在有区别非结核分枝杆菌用克拉霉素 0. 5g tid，亦可用异烟肼 + 利福平 + 吡嗪酰胺，或阿米卡星，疗程比结核要长，效果常不够理想。患者治疗效果还不错，希望她坚持用 1 ~ 1 年半。

三、感染性心内膜炎

（一）真菌性

1. 热带假丝念珠菌

病例1 张某，男性，46岁，山西人，业务员。入院日期2000年2月26日，出院日期2000年6月20日。

主诉：发热5个月。

现病史：患者于1999年8月28日驾车时出现车祸，当时意识丧失，胸腹部皮肤挤压伤，呈现青紫色，在当地医院诊断胸骨、肋骨骨折，髋关节中心性脱位，颅底骨折，经抢救气管切开用呼吸机辅助，并行胸骨钢丝内固定，及右髋关节牵行。用过头孢曲松（菌必治）10多天，患者神志清，可吸出大量白色黏痰拔除气管插管。1999年9月24日开始感腹痛、无腹泻，伴发热39℃，体温持续升高，无咳嗽，出现巩膜黄染，尿色深如茶，胸片双下肺点状和斑片状阴影。因腹痛黄疸临床考虑胆囊炎，用头孢哌酮（先锋必素）5天，体温更高，疑药物热。之后每隔3～4天发热一次，间歇期逐渐缩短，痰培养有铜绿假单胞菌（绿脓杆菌）、葡萄球菌和酵母菌。先后用过左旋氧氟沙星、头孢曲松（来立信、菌必治）、万古霉素和亚胺培南（泰能）等，效果不明显。另外由于骨折固定较长期的卧床不活动。2000年2月4日，出现排尿疼痛，并向后背放射，伴寒战、高热，改用哌拉西林/他佐巴坦钠（特治星）加阿米卡星（丁胺卡那），同时患者开始有反复胸痛、咳嗽，痰带血丝，又改用哌拉西林加琥珀酸氢化可的松，亚胺培南及头孢吡肟（马斯平）共

7 天，静脉滴注抗生素未用保留导管。2000 年 2 月 15 日，血培养为酵母菌，因治疗效果不好于 2000 年 2 月 25 日转来我院住院。发病以来食欲不振，5 个月消瘦 25kg。

既往史：无肝炎史，无性病史，吸烟 20 支/日，30 年；嗜酒 3 两（150ml）/日，10 年。已婚，有二女，妻子有肺结核，母亲因乳癌病故，父健在。

体格检查：体胖，发育正常，皮肤无黄染，无出血点或淤斑，无肝掌及蜘蛛痣，浅表淋巴结不大。心脏在主动脉第二区可闻及 3～4级吹风样收缩期杂音，心率 96 次/分。双下肺呼吸音低，有散在湿啰音，腹软，肝未及，脾在肋下 3cm。

实验室检查：血常规：Hb 119g/L，WBC 12.3 × 10^9/L，N 0.756，PLT 113 × 10^9/L；ESR 56～106mm/第一小时末。生化：ALT 65U/L，A/G 3.2，TBil 1.3mg/dl，DBil 0.8mg/dl，ALP 353U/L，BUN 11mg/dl，Cr 0.7mg/dl，GLU 132mg/dl。

胸部 X 线片：两肺有多个斑片阴影和蜂窝状病变。腹部 B 超：脾大，右肾囊肿。痰培养：多次为热带假丝念珠菌。

住院后因心脏有杂音乃急作超声心动图：发现三尖瓣上有多个大的赘生物，肺动脉高压，诊断明确为亚急性心内膜炎（SBE），病原菌可能为热带假丝念珠菌。2000 年 2 月 28 日开始用两性霉素 B 和氟康唑联合治疗。血培养（2000 年 2 月 29 日）有热带假丝念珠菌。

肺部的病变是由于赘生物脱落在肺动脉内，形成肺栓塞，然后发生继发感染，肺组织呈蜂窝状样病变。热带假丝念珠菌的菌血症的来源，是否由导管引起但患者未用静脉导管，因此可能是由于长期较大量的应用广谱抗生素造成肠道革兰阳性、革兰阴性和厌氧菌的杀灭，真菌繁殖导致真菌菌血症，在血流缓慢流过三尖瓣时，真菌停留在瓣膜上造成的可能性最大。

住院后用两性霉素 B 和氟康唑联合治疗患者，仍有痰中带血丝和氧分压低的发作，考虑仍有肺动脉栓塞发生，如不去除赘生物随时会发生大肺动脉栓塞而死亡，乃请心外科会诊争取手术。2000 年 3 月 28 日在全麻下开胸手术。术中见三尖瓣前瓣边缘，前瓣与隔瓣

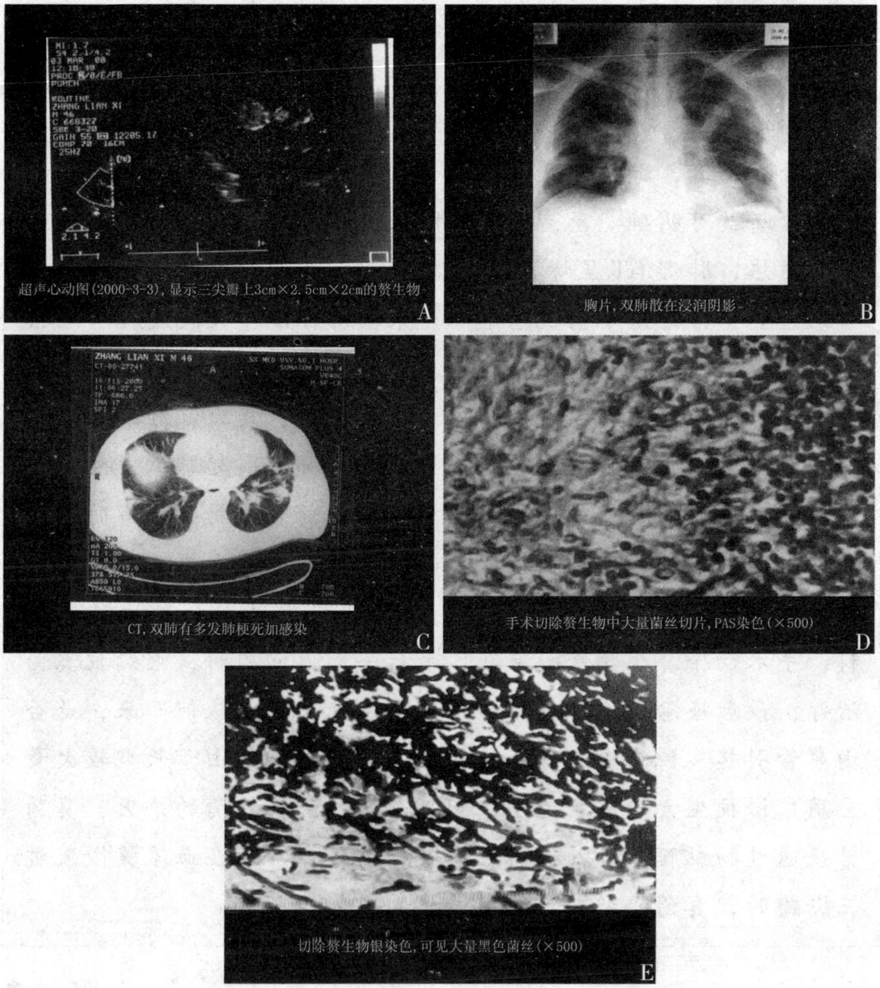

超声心动图(2000-3-3),显示三尖瓣上3cm×2.5cm×2cm的赘生物 A

胸片,双肺散在浸润阴影 B

CT,双肺有多发肺梗死加感染 C

手术切除赘生物中大量菌丝切片,PAS染色(×500) D

切除赘生物银染色,可见大量黑色菌丝(×500) E

图 3-1　病例 1 患者胸片、超声心动图、赘生物病理表现

的交界有赘生物，后瓣有大穿孔，孔内长满赘生物，并沿腱索达乳头肌。最大赘生物直径为 3cm × 2. 3cm × 2cm，手术清除所有赘生物，修补穿孔，用腱索填补瓣膜缺损。术后恢复良好，一周后转回内科继续抗真菌治疗。未再发生痰中带血丝，血氧分压正常，不发热，能在床边活动，先后用抗真菌药物治 6 周，胸片示肺部炎症有吸收好转，血气氧分压正常，超声心动图未见新的赘生物，血培养、痰培养（ – ），乃于 2000 年 6 月 20 日出院。

点评

患者反复发热5个月，肺部不断有感染，停抗生素就发热，以往身体健康。一次车祸就引起反复肺部感染，不好解释，应该仔细检查患者，如果能及时发现心脏杂音，只要做一次超声心动图，诊断就可明确。患者1999年8月28日车祸，至10月开始间断发热，肺部CT呈蜂窝样的改变，长达3个月，查体竟然未听到杂音，估计是不重视基本功。来我院住院当天就发现心脏杂音，超声心动图显示三尖瓣有多个大的赘生物，确诊为感染性心内膜炎。因为赘生物大而脆，栓子容易脱落，随血流经右心室至肺动脉栓塞小肺动脉，由于是感染栓子在肺部引起肺炎，反复发作。赘生物大而脆就应考虑真菌感染，细菌赘生物细小有时超声心动图容易忽略，但真菌栓子大而脆，患者血培养报告有热带假丝念珠菌。治疗用两性霉素B+氟康唑，用药1个月后转心外科，手术切除赘生物修补穿孔，术后一周返回内科，继续抗真菌治疗，最后痊愈出院。关于热带假丝念珠菌究竟从何而来，是否由导管引起，但患者未用静脉导管，因此可能是由于长期较大量应用广谱抗生素造成肠道革兰阳性、阴性和厌氧菌的杀灭，真菌繁殖通过肠黏膜，进入血流，导致真菌菌血症，在血流缓慢流过三尖瓣时，真菌停留在瓣膜上造成的可能性最大。

2. 起搏导管相关性真菌性心内膜炎——帚霉菌

病例2　周某，男性，46岁。出生于甘肃。入院日期2009年8月28日，出院日期2009年10月28日。

主诉：起搏器植入术后3年，反复咳嗽半年，胸闷晕厥1天。

现病史：患者3年前因突发晕厥于当地医院就诊，心电图提示“窦性心动过缓”，心率最慢达30~40次/分，建议患者行起搏器植入术。患者遂于当地医院行起搏器植入术，术后患者心率在60次/分，以自主心率为主。2007年患者就诊阜外医院，检查未见异常。

患者日常体力活动正常，但出现双下肢可凹性水肿，多次就诊当地医院，查尿常规正常。半年前无明显诱因出现反复咳嗽、咳痰，痰量不多，色白，伴有发热，心率较前明显增快，无晕厥、心悸、憋气等不适。1 天前患者无明显诱因出现胸闷，后晕厥，呼之不应，无抽搐，无尿便失禁，旁人给予指压人中，数分钟后意识逐渐清楚，仍有胸闷、心前区不适感，伴有乏力，头晕，遂来我院急诊。超声心动图提示右心内起搏器电极表面形成赘生物，右心比例稍小，三尖瓣口梗阻（赘生物所致）。患者入急诊抢救室，给予吸氧、心电监测和对症支持治疗。为进一步治疗入北京协和医院。

既往史：发现血糖升高 2 年，未正规诊治，目前血糖尚可。8 岁时患乙型肝炎，患者自述目前抗体阳性。否认高血压、冠心病等病史。否认结核等传染病史。否认其他手术及重大外伤史。否认输血史。否认药物及食物过敏史。预防接种史不详。

个人史：出生并长期居住于当地，否认疫区疫水接触史，否认射线及有毒害物质接触史。否认吸烟饮酒史。

家族史：已婚，爱人及女儿体健。否认家族遗传性疾病。

体格检查：T 36.5℃，P 88 次/分，R 18 次/分，BP 110/70 mmHg。

发育正常，营养良好，平车入室，查体合作，神情语利。无皮疹，浅表淋巴结未触及肿大。头颅五官无异常，颈软，无抵抗，气管居中，甲状腺未及肿大，颈部血管无杂音，颈静脉稍充盈，肝颈静脉回流征阴性。胸廓无畸形，双肺呼吸运动对称，双肺呼吸音清，无干湿啰音，叩诊呈清音。心前区未见隆起及异常搏动，未触及震颤，心界不大，心率88 次/分，心音有力，律齐，未闻及杂音，周围血管征阴性。腹平软，全腹无压痛，无反跳痛和肌紧张，肝脾肋下未及。双下肢无水肿。腱反射对称引出，病理反射阴性。

患者入院后尽快完成手术前的准备。CT 扫描显示双肺多发小结节影。于9 月 2 日下午在全麻深低温体外循环下行手术治疗。手术中见赘生物包绕起搏电极，从上腔静脉向内延伸至右心室，清除右心内赘生物，三尖瓣成形，上腔静脉扩大成形，由于右心室起搏电极无法拔除，因此在心室面钳断电极，取出右心起搏器，与植入心外膜起搏电板（图 3-2）。手术后进入 ICU 病房，9 月 3 日顺利撤除机械通气，9 月 8 日转出 ICU 病房。9 月 14 日复查超声心动图显示轻至中度三尖瓣关闭不全，局限少量心包积液。

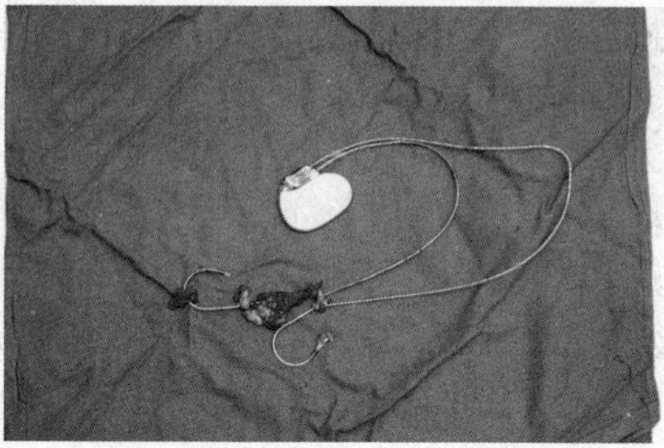

图 3-2　赘生物包绕起搏电极生长

手术后患者有低热，体温在 37.5℃左右，经验性予万古霉素和哌拉西林/他唑巴坦抗感染。9 月 3 日从送检的赘生物中分离出真菌，但未定性分类。G 试验和 GM 均阴性。病理学检查见赘生物中大量真菌菌丝（图 3-3）。使用两性霉素 B 脂质体（安浮特克）抗真菌治疗，依患者反应剂量逐日递增，但患者用药后即出现寒战、高热，随换用两性霉素 B 治疗，两性霉素 B 剂量由 1mg/d 逐渐增加，患者无不良反应。

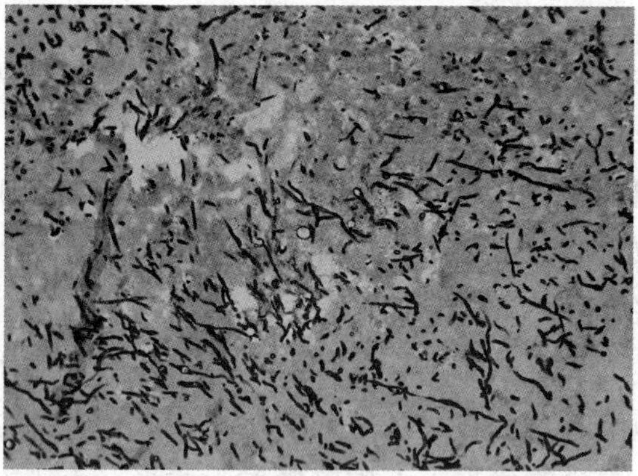

图 3-3　赘生物中见大量真菌（六胺银染色阳性）

9月16日赘生物培养有真菌。真菌经鉴定为帚霉菌（图3-4），体外敏感试验显示对伏立康唑中度敏感，对伊曲康唑和两性霉素B高度耐药。9月18日起使用伏立康唑抗真菌治疗，按首剂6mg/kg，给予伏立康唑400mg静点，每12小时一次，24小时后静脉点滴400mg qd，200mg qn。患者仍有发热，血培养为苯唑西林耐药的表皮葡萄球菌，考虑赘生物较大，可能存在混合感染，继续加用哌拉西林/他唑巴坦联合万古霉素治疗，患者体温降至正常。1周后将哌拉西林/他唑巴坦改为依替米星。100mg iv q12h，万古霉素0.5g iv q8h。10月9日停用万古霉素及依替米星。伏立康唑后改为400mg iv qd，2009年10月28日出院时改为200mg q12h po。

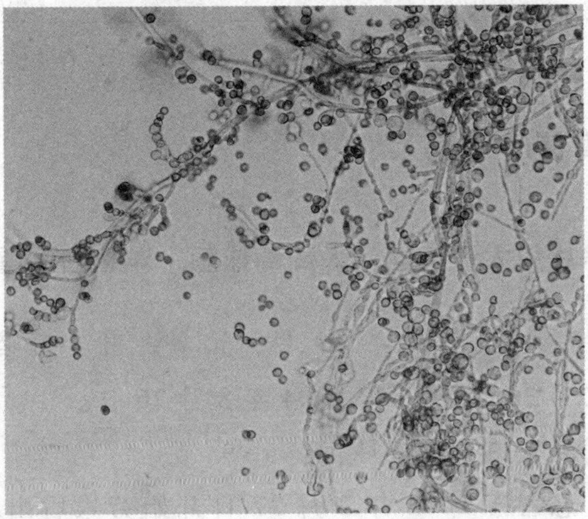

图3-4　真菌经鉴定为帚霉菌

手术后24h动态心电图（Holter）显示：24小时总心搏数111068次，平均心率77次/分，最低心率61次/分，最快心率116次/分，未见心律失常。心脏内科会诊认为无需再安装起搏器。10月28日出院。

患者出院后继续使用伏立康唑200mg每日两次，体温正常。12月初来门诊随诊，患者状况良好，无不适主诉。胸部CT显示双肺多发小结节影吸收，超声心动图（UCG）未见心内膜炎复发。

点评

帚霉菌感染十分罕见，目前全球关于帚霉菌感染的报道不超过10例，病变主要累及皮肤和指甲，深部脏器的侵袭性感染非常罕见。目前尚无心脏瓣膜受累的报道，由于病例数极少，所以目前关于这种病原菌的治疗方法尚不明确，体外研究显示该菌对两性霉素B和伏立康唑耐药。本例患者伏立康唑治疗有效。

本例是罕见的起搏器相关心内膜炎，事实上患者并无安装起搏器的适应证，若不安装起搏器也不会发生心内膜炎。由于起搏器尖端仍留在心脏内，因此患者手术后仍然需要长期抗真菌治疗。

（二）真菌＋细菌

赘生物涂片见大量菌丝＋人葡萄球菌＋洋葱伯克霍尔德菌

病例3　袁某，男性，39岁，记者，出生河南。入院日期2004年7月21日，出院日期2004年8月26日。

主诉：间断发热4个多月。

现病史：患者于2004年2月27日开始劳累后出现午后高热，体温最高达40.5℃，伴畏寒、寒战，轻度喷射样呕吐一次，排黄色糊样便一次。无关节肌肉酸痛、咽痛、咳嗽咳痰，无腰痛、尿频、尿急。自用清开灵一次静滴，并口服阿莫西林、牛黄解毒胶囊，体温逐渐降至正常。3月23日晚再次出现发热，体温40℃，无其他伴随症状。在当地医院静滴清开灵和地塞米松2mg，热退。之后间断发热，间隔1～4天不等，偶有畏寒，咳嗽无痰，伴双下肢肌肉酸痛，间断应用地塞米松（具体时间不详）。4月中旬在当地医院诊断为“胆囊炎”，给予青霉素400万U iv qd×7d。发热间隔延长至4～5天，高峰未见下降。停用青霉素后发热间隔又变短。4月20日当地医院作腹部B超：发现肝硬化，右肝胆管多发结石，胆囊壁水肿增厚，脾肿大。超声心动图（UCG）：二尖瓣、主动脉瓣狭窄伴关闭不全，右心室、左心房稍大，三尖瓣、肺动脉瓣轻度关闭不全。给予头孢曲松 3g iv qd × 5d，仍发热，换用青霉素 800 万 U iv q12h，+氨苄青+舒巴坦 3g iv qd × 10d，仍发热。5 月下旬实验室检查 WBC（7.5 ~ 12）× 10^9/L，N 0.724 ~ 0.902，Hb 121 ~ 140g/L，ESR 11 ~ 21mm/第一小时末；血培养：铜绿假单胞菌（+）× 3 次。UCG：二尖瓣中度狭窄，二尖瓣前叶可见 1.7cm × 1.2cm 赘生物，主动脉瓣轻度关闭不全。诊断：感染性心内膜炎。换用哌拉西林（氧哌嗪青霉素）6g iv q6h + 环丙沙星 200mg iv q12h × 18d。体温一度好转，最高在 38.5℃，4 ~ 5 天后又升高。2004 年 6 月中旬发现双下肢温度不同。检查：髌上 10cm 处右腿比左腿周径大 1cm，髌下 10cm 处右侧比左侧大 1.5cm，血常规 WBC 21.1 × 10^9/L，N 0.903，Hb 154g/L，ESR 11mm/第一小时末，CRP 47.6mg/L；血培养 5 次其中 1 次为铜绿假单胞菌；UCG：二尖瓣前叶可见 2.1cm × 1.6cm 赘生物；双下肢深动脉彩超：左下肢动脉硬化闭塞症（股动脉散在斑块，腘动脉闭塞），腘动脉被中强回声团充填，长约 3.5cm，右下肢动脉，双下肢静脉结构血流未见异常。给予头孢曲松 2g iv q12h × 20d，体温高峰下降，持续一周再次升高改用亚胺培南 1g iv q8h × 6d，出现恶心呕吐，减用 0.5g，0.5g，1g iv。7 月 16 日我院血培养报告：人葡萄球菌，非发酵革兰阴性杆菌，为进一步诊治收入我院。

患者发病以来体重下降 9kg，否认口眼干燥、口腔溃疡、皮疹、脱发、雷诺现象、关节痛晨僵、过敏等。

既往史：16 岁患甲型肝炎，已愈；1990 年诊断为慢性活动性乙型肝炎，乙肝五项为大三阳，HBV DNA 103/ml。否认结核病史、高血压、糖尿病，无手术史、输血史、外伤史、药物过敏史。

个人史：生长原籍，否认饮生牛奶史、无放射线接触史、发热前未去林区，吸烟 15 年，20 支/日，不饮酒。已婚，配偶子女体健。

家族史：父母健在，1 弟 2 妹均有乙肝，无其他传染病史

体格检查：T 37.1℃，P 80 次/分，R 20 次/分，BP 110/

70mmHg。

发育正常，平车入室，神清合作，语言清晰流利、皮肤巩膜无黄染，无皮下结节、出血点，无肝掌。右前胸有一蜘蛛痣，全身浅表淋巴结未扪及肿大。头颅正常，眼睑无水肿，结膜无出血点，双瞳孔等大等圆。鼻窦及乳突无压痛，颈软无抵抗，气管居中，甲状腺不大。双肺呼吸音正常，心率80次/分，心律齐，心尖部可闻V级收缩期杂音，主动脉瓣第二听诊区可闻及Ⅲ级收缩期杂音，周围血管征（-），腹平软，腹壁静脉曲张，肝未及，脾触诊不满意，移动性浊音（-），肠鸣音活跃。肛门生殖器未查。脊柱四肢外形正常，关节无肿胀，右下肢较左下肢稍粗，左下肢温度较右侧低。无病理征。

入院诊断：亚急性感染性心内膜炎

二尖瓣、主动脉瓣狭窄伴关闭不全

肺动脉瓣轻度关闭不全

右心室左心房增大

左腘动脉栓塞

慢性活动性乙型病毒性肝炎

肝硬化

右肝胆管多发结石

住院后于因多处动脉栓塞，感染一直未能控制乃于2004年8月3日进行手术切除赘生物和换瓣。术中二尖瓣后叶交界处形成感染灶和赘生物，几乎累及瓣环，完整切除二尖瓣 用CarboMedicas进口机械瓣置换。并检查主动脉瓣，见主动脉瓣三个瓣叶增厚卷缩，但无感染灶，亦用机械瓣置换。心脏复苏成功。在腹股沟处切开左侧股动脉，无搏动。用导管逆行向上拉出大量栓塞物、血栓及脓样组织（图3-5），送培养（图3-6）。又向远侧拉出部分血栓，拉栓后血流正常，缝合股动脉，拔出心导管，手术视野止血，手术顺利返回病房。

术后因赘生物涂片找到真菌菌丝（图3-7），考虑同时合并真菌感染，加用两性霉素B，培养有洋葱伯克霍尔德，抗生素先后用过万古霉素（稳可信）、磺胺、阿莫西林+克拉维酸，舒普深、亚胺

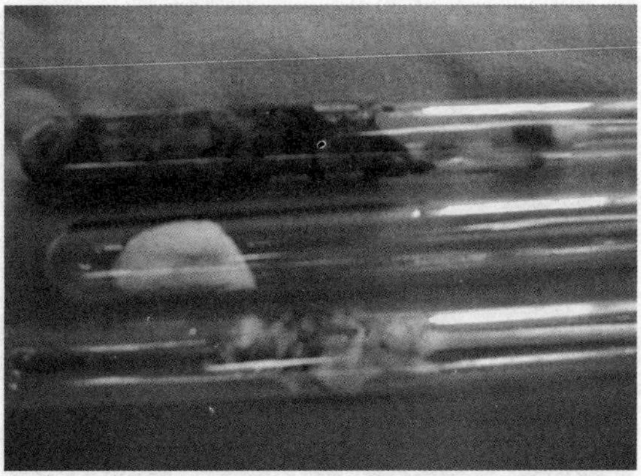

图 3-5　由股动脉内取出的血栓、心瓣膜、瓣膜及赘生物

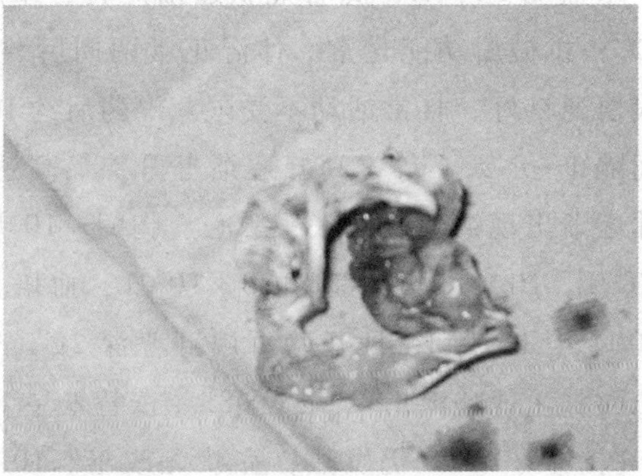

图 3-6　切下的二尖瓣及赘生物

培南等 2004 年 8 月 9 日转入感染科病房，出现黄疸加重、胸腔积液及腹腔积液，B 超发现左肱动脉、右尺动脉内血栓。因肝功能受损将两性霉素 B 改成氟康唑，后又改为伊曲康唑 iv。因经济问题要求自动出院，于 2004 年 8 月 26 日在仍有低热情况下带药出院。

第二次入院日期 2004 年 11 月 2 日，死亡时间 2004 年 11 月 14 日。

主诉： 高热一天。

现病史： 2004 年 8 月 26 日出院后继续用舒普深、华法林和间

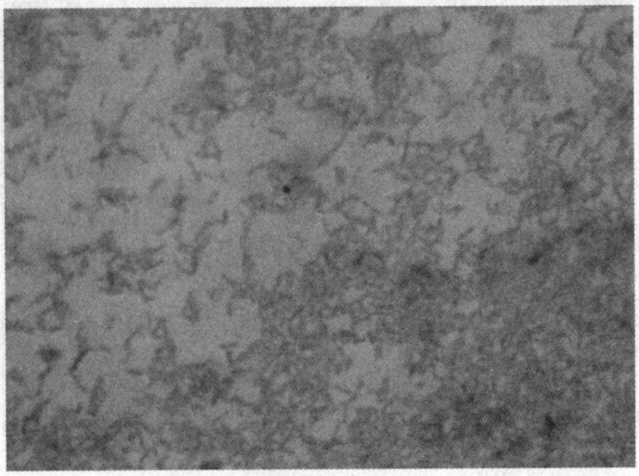

图 3-7　赘生物涂片显微镜下见真菌菌丝

断用白蛋白，未监测 PT + A，患者症状逐渐好转，水肿消退。9 月 15 日复查 UCG：机械瓣功能正常。体温正常两周后，停用舒普深，此时患者一般情况良好，日常活动不受限。停药后约 10 天左右再次间断发热，间隔 1 ~ 4 天不等，高峰逐渐上升，最高达 42℃，偶有畏寒寒战，并逐渐出现纳差、腹胀、恶心、胸闷。10 月 8 日血常规 WBC 5.7×10^9/L，Hb 113g/L，PLT 83×10^9/L；血培养 3 次为铜绿假单胞菌，2004 年 10 月 15 日开始再用舒普深 2g iv q8h，体温不降，换用哌拉西林 + 他唑巴坦 4.5g iv q8h + 依替米星 150mg iv qd + TMPco 2 片 3 次/日 × 10d。仍发热，症状无改善。10 月 18 日开始出现黑便 2 ~ 3 次/天至 6 ~ 7 次/天，为糊状便不成形。偶有呕咖啡色样物。10 月 26 日出现痰中带血丝或鼻出血。10 月 27 日来我院急诊检查：WBC（4.71 ~ 10.03）$\times10^9$/L，N 0.72 ~ 0.81，Hb 59 ~ 84g/L，PLT 78 $\times10^9$/L。肝肾功能：ALT 正常，TBil 8.85 ~ 11.74mg/dl，DBil 2.35 ~ 3.65mg/dl，K^+ 2.8 ~ 3.3mmol/L，PT + A、PT 16.3 ~ 25.5s，APTT 31.2 ~ 44.2s 国际标准化比值（INR）1.40 ~ 2.29。B 超显示：大量胸腔积液；胸腔积液常规：黄色透明，细胞数 40 000/μl，WBC 1380/μl，单核 85%，多核 15%，生化蛋白 1.2g/dl，糖 157mg/dl。UCG：考虑瓣膜再次狭窄。停用华法林，间断输血用哌拉西林 + 他唑巴坦抗感染。体温下降，最高

37.3℃，粪便颜色转黄褐色。今起又发热，为进一步诊治于2004年11月2日收住院。

体格检查：T 36.8℃，P 96 次/分，R 20 次/分，BP 100/60mmHg。

慢性病容，体形消瘦，神情合作，全身皮肤黏膜黄染，浅表淋巴结未触及肿大，有肝掌，未见蜘蛛痣，巩膜黄染，结膜苍白，双瞳孔等大等圆，对光反应灵敏，无眼震颤，口鼻耳正常，颈无抵抗，气管居中，甲状腺不大。胸廓对称，右下呼吸音低，未闻及湿啰音，心律齐，心率96次/分，可闻金属瓣膜音，主动脉瓣区可闻及3~4级收缩期杂音。腹软，肝脾触诊不满意。无腹腔积液，肠鸣音正常。左侧股动脉可闻及粗糙收缩期杂音，左足背动脉搏动减弱。双下肢无水肿。未引出病理征。

入院诊断：亚急性感染性心内膜炎复发

洋葱伯克霍尔德

真菌感染？

风湿性心脏病

主动脉瓣与二尖瓣狭窄与关闭不全

主动脉瓣与二尖瓣人工机械瓣置换术后

消化道出血

抗凝剂引起？

胸腔积液

感染？结核？

慢性活动性乙型病毒性肝炎

肝硬化，肝功失代偿期

肾损伤

药物性？

住院后用保肝治疗，11月5日给予两性霉素B和氟康唑，晚开始少尿，11月7日患者出现血压下降，间断补充血浆等。血象WBC逐渐上升，由$9.35 \times 10^9/L$升至$34.04 \times 10^9/L$，N 0.865~0.96，Hb由102g/L降至82g/L，PLT $121 \times 10^9/L$降至$50 \times 10^9/L$；尿常规比重：1.025，pH 5.0，WBC 5/μl，RBC很多，蛋白0.3g/L；

ESR 30mm/第一小时末；CRP 66mg/dl；痰培养：光滑念珠菌（+++），对氟康唑不敏感。胸腔积液常规：黄色微混，细胞总数4800/μl，白细胞1220/μl，单核40%，多核60%，生化蛋白1.2g/dl，糖157mg/dl；胸腔积液培养（-），找抗酸杆菌（-）。

表3-1 病例3患者PT+A及肾功能变化

日期	PT+A				日期	肾功能			
	PT		FbgC	INR		Cr	BUN	K^+	Na^+
11月3日	16.2s	60.9%	182.2mg/dl	40	11月3日	1.42	29.8	4.35	128.4
11月8日	17.2s	56.8%	158.4mg/dl	49	11月5日	1.66	43.1	4.2	127
11月14日	23.7s	34.9%	23.7mg/dl	2.11	11月7日	2.22	55.8	4.8	131
					11月8日	2.56	68.2	4.93	129
					11月9日	2.40	74.2	4.87	127
					11月10日	2.55	87.2	4.99	126

其他实验室检查：HCV-Ab（-）；抗EBVIgG 1:40，VCA 1:40；IgM/VCA 1:20；TORCH：RV IgG 1:80；CMV IgG 1:16；HSVIgG 1:256。

胸腹部B超：肝实质弥漫性病变，胆囊内胆汁淤积，胆囊内低回声不能除外结石，腹腔积液，右侧胸腔积液。

2004年11月13日患者出现腹胀，呼吸困难加重，伴尿少，监护发现血压110/60mmHg，SPO_2 93%，急拍胸片，并输血浆500ml，呋塞米（速尿）200mg iv，11月14日上午9时患者咳血痰30ml，排黄稀便，潜血（+）。下午3:40分呕鲜红色血100ml，急用止血药垂体后叶素等，查PT+A明显延长，因家属拒绝未再输血。晚19:40分SPO_2下降，呼吸停止。经口吸出大量血性液体，经心脏按压无效，乃宣布死亡。死亡时间是2004年11月14日，死亡原因为呼吸循环衰竭。

点评

本例确诊为感染性心内膜炎的诊断，双瓣膜病变，出现左下肢动脉栓塞，抗生素控制不满意，乃进行二尖瓣和主动脉瓣双瓣膜置换，同时切开左侧股动脉，用导管从近端拉出大量栓塞物、血栓及脓样组织，送培养。又向远侧拉出部分血栓后血流正常。赘生物培养又有洋葱伯克霍尔德，涂片见大量真菌菌丝。因此患者的心内膜炎是由细菌和真菌混合感染，治疗比较棘手，开始用两性霉素B为真菌感染，抗生素先后用过万古霉素、磺胺、阿莫西林、克拉维酸，头孢哌酮钠/舒巴坦钠、亚胺培南等。之后出现黄疸加重、胸腔积液及腹腔积液，B超发现左肱动脉、右尺动脉内血栓。因肝功能受损将两性霉素B改成氟康唑，后又改为伊曲康唑iv。因经济问题要求自动出院，于2004年8月26日在仍有低热情况下带药出院。出院后继续用头孢哌酮钠、华法林和间断用白蛋白，未监测PT+A，患者症状逐渐好转，水肿消退。9月15日复查UCG：机械瓣功能正常。体温正常两周后，停用舒普深，此时患者一般情况良好，日常活动不受限。停药后约10天再次间断发热，间隔1~4天不等，高峰逐渐上升，换用哌拉西林+他唑巴坦4.5g iv q8h+依替米星150mg iv qd+TMPco 2片3次/天×10d，仍发热，症状无改善。10月18日开始出现黑便。10月26日出现痰中带血丝或鼻出血。B超显示：大量胸腔积液；胸腔积液常规：黄色透明，细胞总数40 000/μl，WBC 1380/μl，单核85%。UCG：考虑瓣膜再次狭窄。停用华法林，间断输血用哌拉西林+他唑巴坦抗感染。体温下降，最高37.3℃。2004年11月2日再次住院。虽经积极治疗无效，2004年11月14日病故。患者第一次住院，手术很成功，术后恢复顺利，因为病原有细菌+真菌，治疗时间应延长，而患者抗真菌估计1个多月，抗细菌2个多月，对如此严重患者是不够的，感染性心内膜炎复发是必然的。左股动脉栓塞的取出使血流恢复也是很成功的，患者已经花费很多，继续口服伊曲康唑，可能病情不会发展如此快。如能术后与家属仔细分析，使他们理解，患者的存活期会更长。

（三）革兰阳性球菌

1. 葡萄球菌——伏氏葡萄球菌

病例 4 包某，女性，18 岁，未婚，学生。入院日期 2005 年 2 月 6 日，出院日期 2005 年 4 月 26 日。

主诉：因间断发热 3 个月，下肢肿痛 2 个月，胸闷 2 周。

现病史：2004 年 10 月受寒后出现发热，体温在 38℃左右，无明显伴随症状，外院给予退热药 3 天后体温正常。此后无明显诱因出现左侧大腿疼痛，与双侧踝关节肿痛，以右侧为重，当地医院考虑“风湿病”给予中药口服，一周后痛稍缓解，但仍有肿胀。2 周前感胸闷、憋气，以夜间为重，曾有一次夜间憋醒，醒后不能平卧，半坐位休息 30 分钟后自行缓解。2005 年 2 月 3 日在当地医院查体 T 39.8℃，P 150 次/分，贫血貌，无皮疹，淋巴结不大，心界向左扩大，心律齐，心尖可闻及 3 级收缩期杂音，向左腋下传导；主动脉瓣第二区可闻及 3 级收缩期和 2 级舒张期杂音，收缩期杂音向两侧颈部传导，肺（-），腹部肝脾未及。

2005 年 2 月 5 日下午就诊我院急诊。当时体温正常。UCG（图 3-8）：二尖瓣及主动脉瓣有赘生物，主动脉根部后壁似有内膜剥落，为进一步检查收住院。病程中曾发现双足面与手指末端掌面皮肤散在多发针尖大小无痛出血红色皮疹。约 5 天后自行消退。近一年体重下降约 10kg。

既往史：3 岁时有哮喘，有输血史，个人史、月经婚育史、家族史无特殊。

实验室检查：血常规 WBC 4.4×10^9/L，Hb 75g/L，PLT 126×10^9/L。ESR 70mm/第一小时末。UCG：二尖瓣有赘生物形成。

住院后用青霉素 480U iv q6h + 阿米卡星 0.4g qd × 7d，体温维持在 38℃左右。多次血培养（-），改用阿莫西林/克拉维酸 2.4g iv q8h + 阿米卡星 0.4g/d，无变化，间断诉心前区隐痛。疼痛时作 ECG 无变化，但能自行缓解。2005 年 2 月 21 日上午9:30分患者突发进行性胸闷加重，伴憋气、呼吸困难。不能平卧；体温 40.4℃，呼吸急促，56 次/分，血压 115/45mmHg，心尖部可闻及 3 级收缩期杂音和喀喇音；血气分析：pH 7.49，PO_2 42.9 mmHg，PCO_2 27.5mmHg，考虑瓣膜损坏诱发急性左心衰竭（图 3-8）。立即肌注吗啡、吸氧、利尿与硝普钠持续静脉治疗，病情稳定。2 月 22 日急诊手术，术中见二尖瓣前叶穿孔，左房面有赘生物，主动脉瓣损坏严重，心室面可见较大赘生物，无冠瓣下有脓肿形成，切除双瓣膜，置换人工瓣膜。抗生素继续用万古霉素 0.5g iv q8h + 左氧氟沙星 0.2g q12h，术中的脓液和瓣膜以及赘生物培养均未见微生物生长，体温波动在 36.7 ~ 37.5 ℃。术后体温升高，周围 WBC 进行性下降，考虑与左氧氟沙星相关，乃改为万古霉素 + 头孢美唑，发热无变化。多次血培养（-）。2005 年 3 月 21 日停所有抗生素，连续多次送血培养，同时经食管超声心动图发现置换的主动脉瓣周围及二尖瓣又有赘生物形成。改用替考拉宁（他格适）+ 氟康唑（大扶康）。3 月 24 日外周血培养报告有沃氏葡萄球菌，对万古霉素敏感，但已用万古霉素 4 周效不显。乃于 2005 年 3 月 25 日改用利奈唑胺 600mg iv q12h × 4 周，氟康唑逐渐停用，未再发热。4 月 20 日复查 UCG：双瓣膜功能正常，血培养两次（-），于 4 月 22 日停利奈唑胺，血常规 WBC 4.6×10^9/L，Hb 90g/L，PT + A INR 2.13。2005 年 4 月 26 日出院诊断：感染性心内膜炎，主动脉瓣与二尖瓣置换术后。出院后继续服用华法林 3.75mg/d，门诊随诊已完全恢复正常。

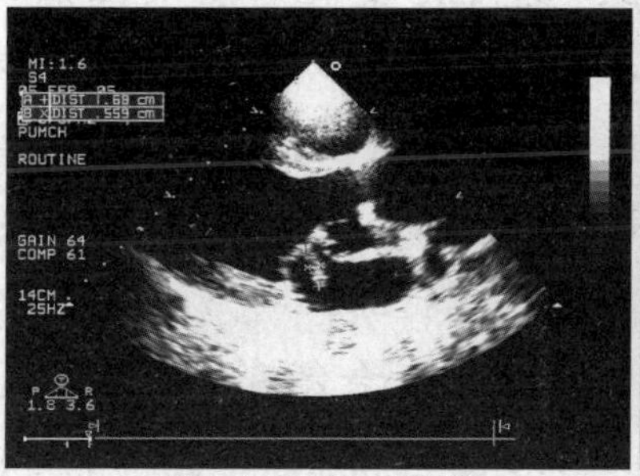

超声心动图示二尖瓣及主动脉瓣有赘生物

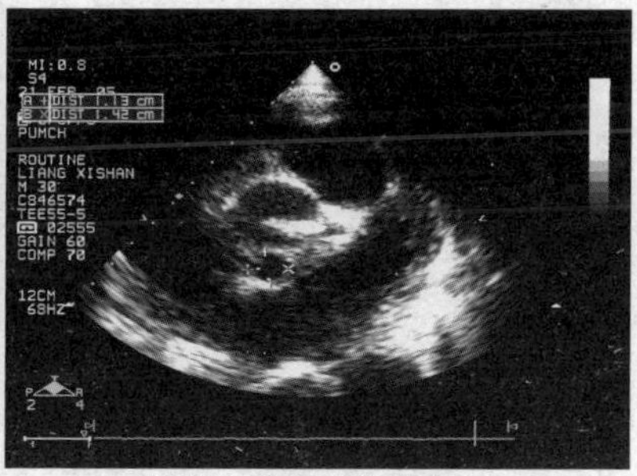

超声心动图示急性左心衰竭，瓣膜下脓肿形成

图 3-8　病例 4 患者超声心动图

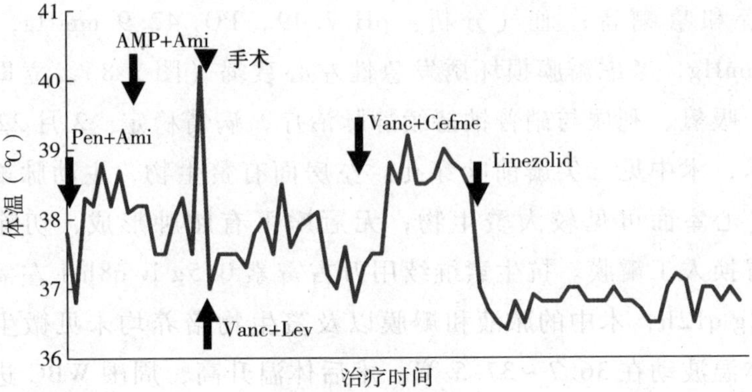

图 3-9　病例 4 患者治疗后的体温变化

点评

本例从病史、体格检查，超声心动图可以确诊为感染性心内膜炎，用过多种抗生素效不显，2 月 21 日突发胸痛加重，考虑瓣膜损坏引起急性左心衰竭。2005 年 2 月 22 日急诊手术，术中见二尖瓣前叶穿孔，左房面有赘生物，主动脉瓣损坏严重，心室面可见较大赘生物，无冠瓣下有脓肿形成，切除双瓣膜，置换人工瓣膜。抗生素继续用万古霉素 0.5g iv q8h + 左氧氟沙星 0.2g q12h，术中的脓液、瓣膜以及赘生物培养均未见微生物生长，后又改为万古霉素 + 头孢美唑，发热无变化。多次血培养（-）。2005 年 3 月 21 日停所有抗生素，连续多次送血培养，同时经食管超声心动图发现置换的主动脉瓣周围及二尖瓣又有赘生物形成。3 月 24 日外周血培养报告有沃氏葡萄球菌，对万古霉素敏感，但已用万古霉素 4 周效不显，乃于 2005 年 3 月 25 日改用利奈唑胺 600mg iv q12h ×4 周，大扶康逐渐停用，未再发热，4 月 20 日复查 UCG：双瓣膜功能正常，血培养两次（-），于 4 月 22 日停利奈唑胺，2005 年 4 月 26 日出院。诊断：感染性心内膜炎，主动脉瓣与二尖瓣置换术后。出院后继续服用华法林 3.75mg/d，门诊随诊已完全恢复正常。

本例培养的细菌药敏报告对万古霉素是敏感的，可是临床应用效果不好，因此我们还应看患者的临床反应，而不能完全依赖药敏试验。改成利奈唑胺体温下降，血培养（-），瓣膜上未见新的赘生物，免除了再次换瓣膜。

2. 金黄色葡萄球菌（MSSA）

病例5 那某，男性，39岁，蒙古人，音乐工作者。入院日期2007年9月25日，出院日期2007年12月1日。

主诉：发热伴左上下肢出现红斑水疱及疼痛4天。

现病史：患者劳累后于9月21日开始发热，体温最高39~40℃，有寒战及畏寒。次日左上下肢出现紫红色斑丘疹、血疱，左第4、5指尖及左4趾尖出血，有淤斑，局部肿痛，皮肤变黑。无咳嗽、咳痰，无腹痛、尿痛，无头痛和视物不清。去北京某医院就诊，诊断“带状疱疹”，给予更昔洛韦0.25g iv 1/d，症状不缓解。9月25日来我院皮科收住院，诊断“带状疱疹、血栓性脉管炎”。

体格检查：T 37.5℃，R 20次/分，P 80次/分，BP 95/65mmHg。

左眼结膜充血，左上下肢皮肤见带状分布的红斑，其上有米粒至黄豆大小的血疱，左手4、5指尖有黑色淤斑（图3-10，图3-

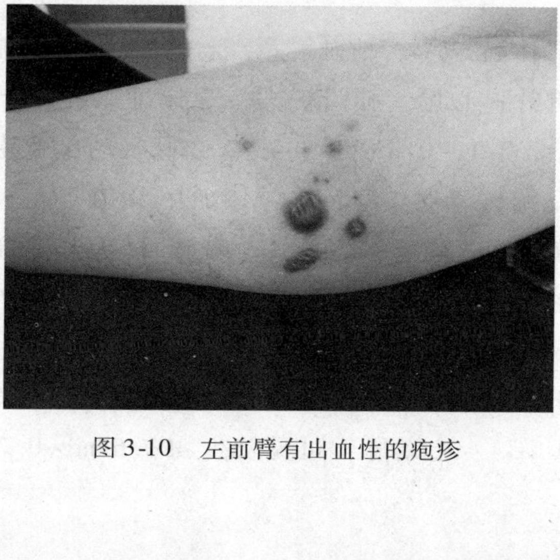

图3-10 左前臂有出血性的疱疹

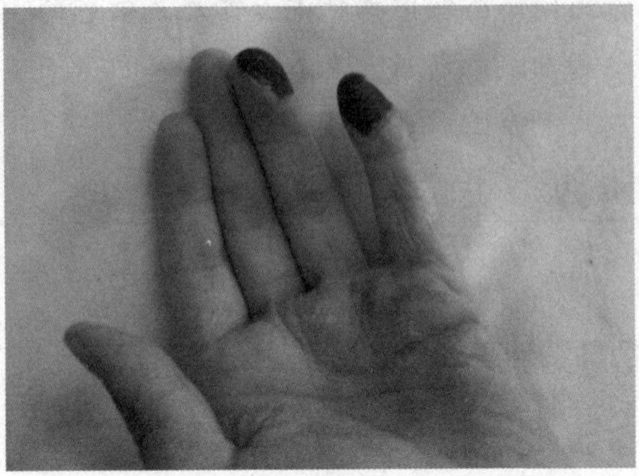

图 3-11　左手 4、5 指指尖变黑

11）。

实验室检查： WBC 16×10^9/L，N 0.868，Hb 129g/L，PLT 95×10^9/L；尿常规未见异常；血糖 14mmol/L，ALT 44U/L，ALB 3.3g/dl，BUN、Cr 正常，HIV-Ab、HBsAg、HCV-Ab、RPR 均（-）。CD4/CD8 = 2.13，ANA（-），抗 ds-DNA 抗体（-），ANCA（-），ESR 45mm/第一小时末，CRP 206 ~ 141mg/L。超声心动图：未见异常。

9 月 25 日入院后突发胸痛，持续不缓解，ECG $V_2 \sim V_6$ ST-T 抬高。急诊作冠状动脉造影，见前降支病变，急放支架 2 个，术后胸痛缓解，ST-T 下降，心肌酶 9 小时达峰 2474U/L，术后用肝素抗凝。

9 月 26 日体温 39℃，抽血培养，上午 9 时再次胸痛、Ⅰ型呼吸衰竭，床边胸片：心影、肺门扩大，双肺斑片阴影，$V_2 \sim V_3$ ST-T 再次弓背上抬，0.1 ~ 0.8mV。再次急诊冠状动脉造影见支架内血栓形成，术后无血流通。病情严重，加用 BIPAP，三硝、欣维宁、肝素、多巴胺泵入，胸痛缓解，ST-T 明显回落。心肌酶 10.5h 达峰 1591U/L。抗生素开始用万古霉素 + 美洛培南 + 甲硝唑 × 3d，并用甲泼尼龙 200mg iv qd × 3d。

9 月 28 日血培养 2 次报告为金黄色葡萄球菌（MSSA），再作超声心动图（UCG）：主动脉瓣可见赘生物 0.6cm × 0.7cm 大小，轻度主动脉瓣关闭不全，心尖部有室壁瘤形成。床边胸片：双肺散在片状密度增高阴影。腹部 B 超未见脓肿，皮肤活检无特殊。

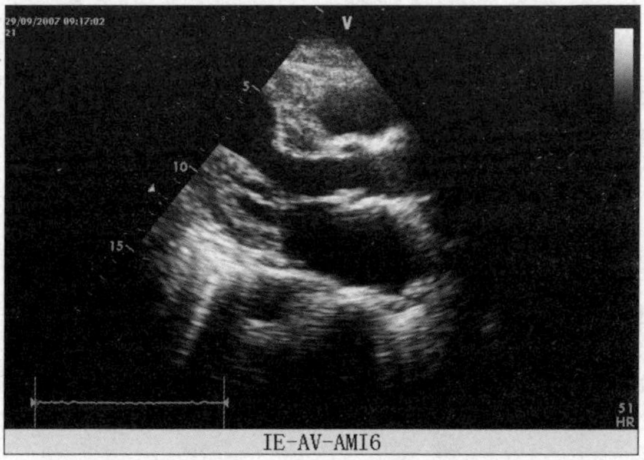

图 3-12　超声心动图显示心瓣膜有赘生物

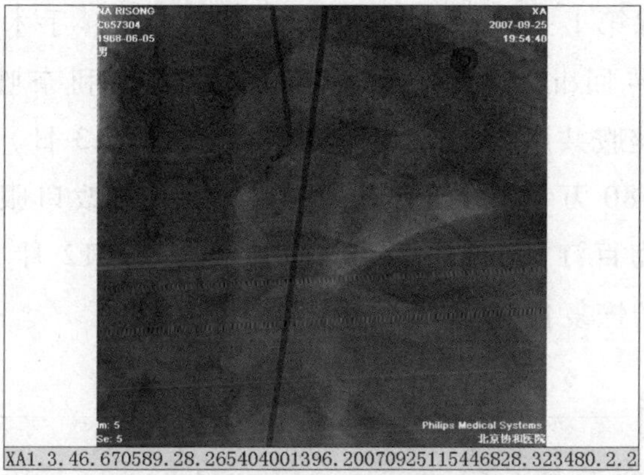

图 3-13　用导管造影见冠状动脉分支受阻，因赘生物脱落阻塞血管不通

诊断：感染性心内膜炎（主动脉瓣）

金葡菌肺炎

9 月 29 日停用抗凝药，改用头孢美唑钠（先锋美他醇）2g q8h iv + 利奈唑胺 600mg iv q12h，体温波动在 38℃。10 月 1 ~ 4 日体温 37.4 ~ 38℃，SPO_2 98% ~ 100%，心率 85 次/分，BP 95/60mmHg。

10 月 2 日胸片明显好转。10 月 5 日左小腿外侧肿痛，普外科会诊考虑肌间脓肿，B 超示左小腿外侧肌间脓肿直径 3.5cm，作切开引流脓液 50ml。脓液送培养报告 MSSA。

10 月 10 日 因仍发热改抗生素为利奈唑胺 + 青霉素 480 万 U iv q6h，停头孢美唑钠（先锋美他醇）。患者一直有轻度心衰。10 月 13 日主动脉瓣第一听诊区可闻舒张期杂音。UCG：主动脉瓣关闭不全。体温基本正常。

10 月 15 日 UCG 主动脉瓣中至重度关闭不全，可疑瓣周小脓肿。下午心衰加重，气短、呼吸困难，主动脉瓣区可闻及 3 级舒张期杂音。病情严重，急转阜外医院。转院后当晚急诊手术，行主动脉瓣置换，左心室壁瘤切除并作冠脉旁路移植（搭桥术），手术经过顺利。

10 月 16 日在阜外心血管病医院开始用华法林抗凝治疗，10 月 18 日拔除气管插管，10 月 20 日停用肾上腺素，22 日停用多巴胺和哌拉西林/他佐巴坦钠（特治星），利奈唑胺 600mg iv q12h 一直未停。手术后除第 1～2 天有低热外，体温均正常，手术后恢复顺利。10 月 25 日转回北京协和医院 CCU，继续用利奈唑胺 600mg iv q12h，利奈唑胺共用 46 天（9 月 29 日至 11 月 13 日），11 月 14 日改为青霉素 480 万 U iv q6h×2 周，11 月 28 日改口服阿莫西林/克拉维酸钾（力百汀）625mg bid×2 周。2007 年 12 月 1 日出院。出院后门诊随访恢复良好。

点评

本例的经验教训：

（1）首先是起病急，有高热和出血性皮疹，初诊为带状疱疹，用过更昔洛韦，甲泼尼龙。9 月 26 日第一次 UCG 未见赘生物，如能仔细查体可能会发现心脏杂音，立即再作 UCG 明确诊断可能会早一些。另外患者有劳累史，一个多月内有 10 多场演出，不能很好休息。9 月 28 日血培养报告 MSSA 后，第二次 UCG 发现主动脉瓣有赘生物，为此诊断延误 3 天。

（2）误诊为栓塞性脉管炎，诊断依据不足，用甲泼尼龙 200mg iv qd×3d，存在病变播散的危险性，弊大于利。

（3）9 月 25 日突发心前区疼痛，ECG 示 ST-T 抬高，急转 CCU 做冠脉造影，放支架，短暂见好。第二天复发，再次造影发现放支架失败，支架内有血栓形成。9 月 28 日血培养 2 次为 MSSA，才开始复查 UCG，发现主动脉瓣膜上有赘生物，0.6cm ×0.7cm 大小，轻度主动脉瓣关闭不全。心尖部有室壁瘤形成。床边胸片：双肺散在片状密度增高阴影。于住院后第四天确诊为感染性心内膜炎。如能在冠脉造影前仔细查体，发现杂音，重复作 UCG，可避免放支架，因此详细的病史和全面查体有助临床诊断是值得重视和强调。

（4）有人认为既然血培养 MSSA，用青霉素够了，患者是院外感染，没必要用利奈唑胺，患者从病情发展来看是较严重，一旦出现耐药的 SA，就难挽回。我们认为患者能如此顺利恢复，与早期足量用利奈唑胺有关。根据 PMC（prevention multation concentration）从治疗开始就注意细菌的变异，重打猛击，使细菌无变异的可能，目的就达到了。如果用青霉素一旦发生变异，再次形成血流感染将因耐药而提高死亡率。至于利奈唑胺不是治疗感染性心内膜炎的适应证，但患者已肯定存在严重的血流感染，前后血培养 17 次其中 11 次为 MSSA，在用抗生素 10 天过程中还出现左小腿肌间脓肿，只能说明感染的严重。如不能有效控制血流感染就没机会进行瓣膜置换，患者将因左心衰而丧命。适应证是人为制订的，绒癌过去认为子宫必须切除，才能治疗，但妇科临床医师破格不仅保留子宫，还能使患者再生育。艾滋病过去认为治不好的，抗 HIV 药物中开始没有联合治疗这种方案，但在临床实践中开创新页。我们已有多例艾滋病患者随诊 16 年，用药联合治疗有长达 10 年的，目前 HIV RNA <50copies，$CD4^+$ T 细胞 >500/ml，与正常人一样工作，这些并不是根据适应证。临床医师不是盲目地试用药，而是密切观察下用药，病情发生变化可随时调整。药的说明书也是从临床实践中得出的结果，也不是一成不变的，有些药经过临床考验可以继续应用，但也有些药因疗效和不良反应需增减剂量，或缩短和延长用药时间甚至停用。临床医师治疗不能被说明书捆住手脚，我们有一例感染性心内膜炎血培养为 MRSA，对万古霉素敏感的，在换瓣膜后，又复发，正规用万古霉素 0.5g q8h iv ×4 周，仍然发热，改用利奈唑胺 600mg q12h ×3d，体温降至正常，用了 4 周，好转出院，免去了再次换瓣膜。

（5）是否要静滴 6 周利奈唑胺是存在争议的，可以考虑先用静滴 4 周，然后改为口服。因为利奈唑胺口服生物利用度很好的，不会影响治疗效果。由于患者有严重的心内膜炎，主动脉瓣完全破坏又有瓣周脓肿，单靠抗生素不行，必须手术行瓣膜置换，否则心衰无法控制。阜外医院手术的成功（包括主动脉瓣置换、室壁瘤切除和冠状动脉旁路移植），使患者转危为安，起了关键的作用。

（6）主动脉瓣已置换，为何停利奈唑胺后还要用青霉素 2 周？患者诊断心内膜炎后用了较强的抗生素，小腿肌间还出现脓肿，这说明患者同时有 SA 血流感染，如不彻底清除组织间细菌，停药后可再次发生 MSSA 菌血症。为何不用阿莫西林/克拉维酸？可以用也应该用，因为 MSSA 即使是院外感染，也可能产青霉素酶，用青霉素是无效的。但细菌室报告 MSSA 对青霉素是敏感的。在心内科感染性心内膜炎特别是院外感染的，用青霉素多数效果是好的，患者用青霉素后没复发，只能说是巧合或前面的治疗已足够了。患者在停药前又做了 3 次血培养均（－），才停用，至今出院已 5 个月，情况良好。

总之，本例如能详细询问病史和仔细全面的查体，诊断可能会早些明确，支架可以免放，激素可以不用。但在多种强有力的抗生素应用下，赢得了时间，及时手术，挽救了患者生命，抗生素应用时间相对长些，也是由于病情严重，可以理解。至于是否该用利奈唑胺，从抢救成功的结果来看，不存在原则性错误，因为谁都没把握用万古霉素等其他药一定比利奈唑胺好。这有待今后在临床上应用来判断。

3. 链球菌——口腔链球菌

病例6 阚某，男性，45岁，已婚，黑龙江省齐齐哈尔市人，食堂管理员。入院日期2006年3月22日，出院日期2006年5月9日。

主诉：反复发热3个多月。

现病史：患者于2005年12月中旬受寒后出现发热，体温最高38.2℃，每天发热3~4次，无规律，偶有畏寒。伴头痛，以枕部为著；有轻咳及咳痰，痰为白色泡沫状；同时有游走性关节疼痛，乏力，体力下降明显。无寒战、盗汗，无咽痛、鼻塞，无全身酸痛及皮疹，无胸闷、胸痛，无尿频、尿急、尿痛，无恶心、呕吐、腹泻，自服"扑尔敏、感冒胶囊"，症状不见缓解，体温上升至38.5℃。乃于2006年1月至齐齐哈尔第一医院就诊，进行相关检查：血常规WBC（5.7~7.7）×10^9/L，N 0.82~0.86，L 0.092~0.132，Hb 95~116g/L，PLT（107~133）×10^9/L；肝功能：ALT 60U/L，ALB 3.8g/dl，GGT 193U/L，ALP 116U/L；肾功能：Cr 88μmmol/L，BUN 3.6mmol/L；尿常规：潜血（+++），蛋白微量，WBC 3/HP，RBC 150/HP，细菌1036/HP。腹部B超：肝内回声弥漫粗大，脾大，双肾未见异常。胸片：右下肺纹理模糊，可见淡片状影。未作血培养及超声心动图。

诊断为"泌尿系感染，肺炎"给予左旋氧氟沙星（来立信）100ml 2次/日×4d，头孢哌酮2g 2次/日×10d，自服土霉素4片q6h×5d等治疗后，体温正常，症状缓解，2006年2月5日出院。

出院后2~3天又发热，体温37.5℃，伴头痛、咳嗽、咳痰，乏力，关节疼痛，未诊治。2006年2月22日体温上升至38.5℃，偶伴寒战，其他症状同前。在当地医院诊治，用过头孢菌素（具体不详）3天，体温正常，期间出现一过性双下肢肿痛，以右下肢为重，后自行缓解。2006年3月因受寒后再次发热，体温最高达39.8℃，头痛加重，来我院门诊。发现心脏有杂音。超声心动图发现主动脉瓣为三叶瓣，左冠瓣较小，右冠及无冠瓣上有多个强回声物，大小分别为5.8mm和6.7mm，未见瓣周脓肿；主动脉重度关闭不全，左心室内径增大，为进一步诊治于2006年3月22日收住我院。

患者发病以来，食欲、睡眠尚可，精神差，尿便正常，体重下降6kg。病程中无口腔溃疡、脱发和雷诺现象。

既往史：否认糖尿病史，无肝炎、结核等传染病接触史，否认输血史，无拔牙及外伤史。

个人史：出生于黑龙江省齐齐哈尔市，为食堂管理员，无毒物放射线接触史，不吸烟偶饮酒，饮酒25年，3~4两/次，单位有4人患布氏杆菌病。

婚育史及家族史：爱人患甲状腺功能亢进症，已治愈，有一女健在。父母兄妹均健在，无类似病史。

体格检查：T 38.2℃，P 103次/分，R 20次/分，BP 120/70mmHg。

发育正常，体型消瘦，步入病房，神清合作，皮肤无黄染，未见淤斑，右手大鱼际处可见红色结节，有轻压痛。全身浅表淋巴结未触及肿大。头颅无畸形或压痛，眼睑无水肿，巩膜无黄染，双瞳孔等大等圆，对光反射灵敏，耳鼻喉未见异常，乳突及鼻窦无压痛，口唇无发绀，牙龈不肿，咽红，扁桃体不大。颈软无抵抗，气管居中。甲状腺不大，颈静脉未见充盈。胸廓对称，胸骨无压痛，双肺呼吸音清，未闻干湿啰音，心脏触诊无震颤或摩擦感心界不大，心率103次/分，律齐，主动脉瓣区及主动脉瓣第2听诊区可闻及叹气样舒张期杂音，向心尖传导，余瓣膜未闻及杂音。周围血管征（-）。腹软，无反跳痛、肌紧张，无包块及液波震颤。肝肋下未及，脾肋下及边，质中，肝区及肾区均无叩痛，无移动性浊音，肠鸣音正常。肛门外生殖器未查。脊柱无畸形，棘突无压痛，双下肢无水肿。四肢肌张力正常，无共济失调。病理反射未引出。

实验室检查（2006年3月21日）：血常规：WBC 7.06×10^9/L，N 0.874，L 0.086，Hb 101g/L，PLT 123×10^9/L。

UCG：主动脉病变，感染性心内膜炎，主动脉瓣赘生物，重度关闭不全，左心室增大。

入院诊断：感染性心内膜炎

主动脉瓣病变

2006年3月22日患者住院后，立即送血培养，并按感染性心内膜炎治疗用阿莫西林/克拉维酸2.4g q8h + 阿米卡星0.4g iv qd。2006年4月6日在全麻、低温体外循环下进行主动脉瓣置换术，术中发现右冠瓣及无冠瓣有疏松赘生物直径5～7mm，无冠瓣有穿孔，决定主动脉瓣置换术，换的是机械瓣，手术顺利。2006年4月12日术后复查超声心动图人工机械瓣功能正常。血培养3次均为口腔链球菌，术后继续用阿莫西林1.2g iv q6h + 阿米卡星0.4g iv qd，用至5月5日停药。5月9日出院门诊随诊，建议继续服用华法林3mg qd。

出院诊断：感染性心内膜炎

主动脉瓣病变

主动脉瓣置换术后

点评

患者反复发热3个月，在外院未发现心脏杂音，亦未作超声心动图和血培养，诊断一直不明确。2006年3月再次发热来我院，体检发现心脏杂音，作超声心动图，发现主动脉瓣为三叶瓣，左冠瓣小，右冠瓣和无冠瓣有多个强回声物，未见瓣周脓肿，主动脉瓣闭锁不全，左心室增大，2006年3月22日收住院。血培养3次均为口腔链球菌，用阿莫西林/克拉维酸2.4g q8h + 阿米卡星0.4g iv qd。2006年4月6日在全麻、低温体外循环下行主动脉瓣置换术，术中发现右冠瓣及无冠瓣有疏松赘生物，无冠瓣有穿孔，决定主动脉瓣置换术，换的是机械瓣，手术顺利。2006年4月12日术后复查超声心动图人工机械瓣功能正常，术后继续用阿莫西林1.2g iv q6h + 阿米卡星0.4g iv qd，用至5月5日停药。5月9日出院门诊随诊。与上例心内膜炎一样体检未发现心脏杂音，造成漏诊感染性心内膜炎。

4. 牛、马链球菌

病例7 袁某，女性，17岁，学生，河北人。入院日期1997年11月26日，出院日期1998年2月16日。

主诉： 间断发热、伴活动后气短及乏力8个多月。

现病史： 患者于1997年3月25日，因受寒、劳累后出现发热，体温38.5℃，伴发冷及寒战，自服退热药，体温可降至正常，此后反复发热，体温波动在38℃左右，最高达39℃，以午后为重。同时有头晕、乏力、盗汗及咳嗽，无咳痰、胸闷和双下肢水肿，当地医院给予青霉素640万U/d静滴×7天，反复发热依然。1997年4月患者逐渐出现活动后气短，并在右手大鱼际及左脚底各出现一个黄豆大小红色结节，有触痛。去河北省人民医院就诊，实验室检查：WBC升高，尿、便常规正常，肝肾功能正常，ESR 70mm/第一小时末，PPD（-），胸片、ECG正常，超声心动图：显示二尖瓣前叶有8cm×6mm强回声团和二尖瓣脱垂。血培养有草绿色链球菌，于青霉素1200万U/d静滴，体温降至正常。用药5周时患者出现腹泻4~5次/日，为水样便，加用诺氟沙星（氟哌酸）治疗，腹泻缓解，用青霉素第6周，复查尿蛋白（+++），肾功能正常，24小时尿蛋白定量正常，超声心动图显示二尖瓣前叶赘生物12mm×5mm，血培养仍有草绿色链球菌。治疗改青霉素2000万U/d静滴，加特美汀、丁胺卡那及舒普深，9月复查，尿常规（-），ESR 43mm/第一小时末，血培养结果为马链球菌及牛链球菌。10月13日再次出现腹泻，3次/日，水样便，便培养可见大量孢子及菌丝，乃停用抗生素，加用氟康唑治疗，腹泻缓解。复查超声心动图：二尖瓣赘生物消失，乃出院。患者出院后仍间断发热，体温波动在37.2℃左右，傍晚加重且出现尿频、尿急，1997年11月20日来我院就诊，查血常规：WBC 14.8×10^9/L，N 0.86，尿常规：蛋白30mg/dl，RBC 200/HP，WBC 15/HP，血培养为格氏链球菌，为进一步诊治收入院。

发病以来体力及精力下降，食欲睡眠尚可，体重下降不明显，最近有尿频、尿急。

既往史：有过敏性鼻炎2年，无高血压、心脏病史，有肝炎接触史。无手术史，无药物或食物过敏史。

个人史：生于石家庄，在当地长大，未接触过放射性物质，无烟酒嗜好。

月经史：$13\frac{5\sim7}{30\sim90}$，末次月经1997年11月7日，量多，周期不规则。

家族史：祖父有糖尿病，否认家中有类似的患者。

体格检查：T 36.9℃，P 80次/分，R 20次/分，BP 105/60mmHg。

发育正常，营养略差，慢性病容，神态安静，步入病房，神清合作。表浅淋巴结无肿大，皮肤无黄染、肝掌、蜘蛛痣。头颅五官正常，眼睑无水肿，巩膜无黄染，双瞳孔等大等圆，对光反射灵敏，鼻腔通畅，鼻窦无压痛，口腔黏膜无出血点，咽不红，扁桃体不大，颈无抵抗，气管居中，甲状腺不大，颈静脉不曲张，两肺呼吸音清，未闻干湿啰音，心界不大，心率82次/分，心尖部可闻3级吹风样收缩期杂音。腹平软，肝脾肋下未及，肠鸣音存在，双下肢不肿，左手掌小鱼际有一黄豆大小红斑，有触痛，病理征未引出。

入院诊断：感染性心内膜炎

实验室检查：血常规：WBC 8.84×10^9/L，N 0.795，L 0.172，Hb 92g/L，PLT 237×10^9/L，ESR 57mm/第一小时末，蛋白电泳γ球蛋白32.7%。尿常规：比重1.015，蛋白（-），糖（-），白细胞（-），红细胞25/HP。肝肾功能正常。

住院后作经食管超声心动图：二尖瓣前叶轻度脱垂，有轻度二尖瓣反流，二尖瓣前叶赘生物（部分较陈旧）。开始按感染性心内膜炎治疗，用青霉素480万U静滴q6h+链霉素0.75g肌注qd，12月18日患者又有发热，疑链霉素引起的药物热，乃停链霉素，后改用青霉素+丁胺卡那0.3g iv qd。患者治疗过程中仍不断在手掌、脚掌出现充血性结节或红斑，考虑不断有栓子脱落，治疗已多次，阜外医院心外科认为病程已一年，反复发作多次，仍不断有栓子脱落，停药后仍有可能再发，应该手术。是否换瓣，要在术中根据瓣膜情况再定。在我院治疗10周，停药一周无发热，1998年1月14日超声心动图：二尖瓣前叶轻度脱垂，轻度二尖瓣关闭不全，二尖瓣前叶腱索赘生物，血培养（-），ESR 4mm/第一小时末。血常规：WBC 8.2×10^9/L，N 0.74，L 0.218，Hb 128g/L，PLT 186×10^9/L。尿常规：比重1.020，蛋白75mg/dl，RBC 10/HP；肝肾功能正常。于1998年2月16日出院，建议病情稳定后去阜外心血管病医院，考虑手术。

点评

本例为反复发作的感染性心内膜炎，培养均为链球菌但菌种不断变异，用青霉素有效但不能根治，因为细菌窝藏在机化赘生物内，药物不能清除。最好解决的办法就是手术，切除赘生物作瓣膜置换。患者才17岁，长期反复用大剂量青霉素，面临的危机是细菌变异发生耐药，另一是合并真菌感染，一旦真菌感染既难诊断又难治疗，即使是敏感的念珠菌，治疗时间漫长还容易复发。要避免真菌感染就是及早手术。我们认为只要将利弊与家属说明，大多数家属会同意及早手术的。

5. 前庭链球菌

病例8 魏某，女性，19岁，江苏人，工人。入院日期2004年3月18日，出院日期2004年8月16日。

主诉：发热10天，伴少尿、水肿和肉眼血尿。

现病史：患者于入院前10天出现发热，体温在38℃左右，伴咽痛。当地医院给予中药和静脉补液治疗，咽痛好转，但是仍有间断发热。7天前发现尿色呈浅红色，尿量约500ml/d，同时出现颜面和下肢水肿，伴恶心、呕吐，症状进行性加重。5天前尿色呈鲜红色，在当地医院就诊，血常规：WBC 24.7×10^9/L，Hb 78g/L，PLT 65×10^9/L；尿常规：蛋白（+），WBC 6~12/HP，RBC 0~2/

HP；生化：Cr 104mmol/L，BUN 10.7mmol/L，ALB 26g/L。胸透见左下肺外带斑片状阴影。双肾B超见左肾11.1cm×5.6cm×5.4cm右肾11.7cm×5.8cm×5.4cm，皮髓质界限欠清。超声心动图显示先天性心脏病、房间隔缺损、心包积液。当地医院诊断“泌尿系感染”，给予妇科三金片、诺氟沙星和氢氯噻嗪治疗。患者症状无改善，为进一步诊治来我院就诊。

既往史：无肝炎、结核病史。无过敏史。无手术外伤和输血史。

个人史：生长在江苏，近期来河北打工，无有害物质接触史。

家族史：父母体健，无遗传性疾病史。

体格检查：T 39.2℃，P 106次/分，R 16次/分，BP 110/70 mmHg。

一般状况好，急性病容，贫血貌，神志清楚，查体合作。无皮疹，浅表淋巴结未及。头颅、五官检查正常。颈软，无抵抗，甲状腺正常。双肺查体正常；心界向左下扩大，心率106次/分，律齐，胸骨左缘2、3肋可闻及全收缩期杂音（5级），伴收缩期震颤，杂音在心前区广泛传导。腹部平坦，腹软，脐周压痛，无肌紧张和反跳痛，肝脾未及。双下肢水肿，腱反射存在，病理反射阴性。

实验室检查：血常规：WBC 19.4×10^9/L，N 0.88，Hb 87g/L，PLT 107×10^9/L；尿常规：蛋白≥3g/L，WBC 125/HP，RBC大量；生化：Cr 1.8mg/dl，BUN 52.7mg/dl；血气分析：pH 7 449，$PaCO_2$ 32.8mmHg，PaO_2 68.6mmHg。

患者入院当日出现一过性剧烈腹痛，查体发现全腹压痛，伴轻度肌紧张，肠鸣音低下，症状持续10分钟左右即缓解。结合病史和心脏杂音，考虑此时发生菌血症的可能性很大，立即抽取血培养，然后经验性给予阿莫西林/克拉维酸1.2g静脉点滴，每12小时一次。

3月20日超声心动图显示先天性心脏病，膜部室间隔缺损，肺动脉瓣下、肺动脉瓣和肺动脉瓣上分别见三个赘生物，分别为10mm×8mm、14mm×9mm和6mm×2mm，右室流出道和肺动脉瓣狭窄，右心室肥厚。细菌室电话报告连续4次血培养阳性，涂片为链状球菌。胸片见右下肺野片状阴影。此时，感染性心内膜炎诊断明确，高度怀疑合并肺栓塞。患者体温已经开始下降，继续使用阿莫西林/克拉维酸抗感染。鉴于引起肺栓塞的是感染性栓子，是抗凝或溶栓治疗的禁忌证，且患者病情重，因此没有进行肺通气/灌注扫描或者 CTPA，严密观察病情变化。

3 月 21 日体温降至正常，但是患者的肾功能进行性恶化。3 月 22 日肌酐升至 6.4mg/dl，BUN 升至 77mg/dl，24 小时尿蛋白为 7.8g；尿常规：蛋白 > 3g/L，WBC 125/HP，RBC 大量，尿沉渣分析显示红细胞均为异常形态。免疫学检查：ANA 、抗 ds-DNA 抗体、抗 ENA 均阴性，MPO-ANCA 阴性，PR3-ANCA 35ru/ml，IFF-ANCA 1∶80，CH_{50} 2U/ml（参考值 26 ~ 55U/ml），C_3 10.1mg/dl（参考值 60 ~ 150mg/dl），C_4 2.95mg/dl（参考值 12 ~ 36mg/dl）。22 日给予甲泼尼龙冲击治疗，剂量为 800mg/d，连续 3 日，然后序贯泼尼松 40mg/d。

24 日经鉴定病原菌为前庭链球菌，对青霉素高度敏感。换用青霉素 400 万 U，静脉点滴，每 8 小时一次，联合左氧氟沙星 0.2g，静脉点滴，每日一次。

3 月 26 日血肌酐降至 3.8mg/dl。4 月 1 日血肌酐降至 1.91mg/dl。4 日行肾穿刺活检，光镜下见到 23 个肾小球，1 个细胞纤维性环形体，1 个大型细胞性新月体，10 个大型细胞纤维性新月体，3 个小型细胞纤维性新月体；肾小球细胞数增多，可见节段性系膜细胞增生和系膜基质增多；部分毛细血管袢受压变窄、闭塞；BMB 未见增厚；肾小管上皮细胞可见浊肿和气球样变；管腔内可见少量上皮细胞管型；间质可见数处灶性水肿和轻度纤维化，伴有大量单个核炎症细胞浸润；免疫荧光均为阴性，病理诊断为新月体肾小球肾炎（图 3-14、图 3-15）。4 月 12 日肌酐降至正常。19 日起加用环磷酰胺 200mg，静脉注射，隔日一次；激素逐渐减量。

抗感染治疗持续 8 周。8 月血肌酐降至 0.66mg/dl，24 小时尿蛋白为 1.9g。

患者出院后泼尼松龙逐渐减量，环磷酰胺累计剂量为 12g，蛋白尿消失。第二次入院日期 2005 年 4 月 15 日，出院日期 2005 年 4 月 30 日，主要是室间隔缺损修补术。2005 年 4 月 21 日行室间隔缺

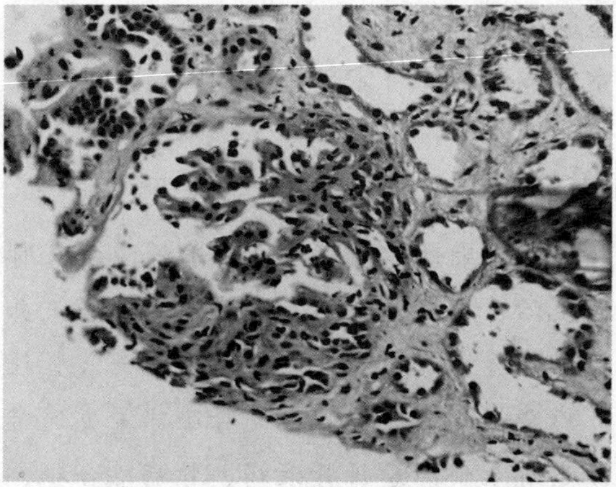

图 3-14　病例 8 患者肾组织光镜下图像

肾活检证实为新月体性肾小球肾炎

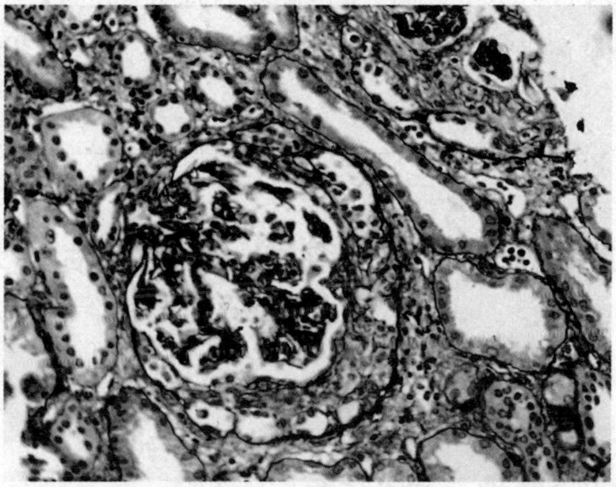

图 3-15　肾小球组织为细胞性新月体（光镜下）

损修补术，手术顺利成功，患者康复出院。

诊断

感染性心内膜炎

肺动脉瓣赘生物形成

新月体性肾小球肾炎

肺栓塞

先天性心脏病

室间隔缺损

室间隔缺损修补术后

点评

这是一例急性感染性心内膜炎，病情凶险，及时诊断和准确的抗感染治疗是治疗成功的基石。感染性心内膜炎并发肾脏损害的原因很多，包括肾小球肾炎、急性肾盂肾炎、肾栓塞和急性肾小管坏死等。感染性心内膜炎并发的肾小球肾炎通常为缓慢进展的病程，而该患者表现为急性肾衰竭、肾病综合征，很罕见。在决定糖皮质激素冲击治疗时，确实面临很大的风险，这是一个非常冒险的治疗措施，因为本例患者同时具有激素冲击治疗的适应证和禁忌证。冲击治疗前心内膜炎的病原学诊断已经明确，抗感染治疗已经取得疗效，对急性肾衰竭的原因也进行了详细的鉴别诊断，这些都是促成决定进行冲击治疗的基础，成功挽救了患者的肾脏。

（四）血培养未得阳性结果，但临床估计为革兰阳性球菌

病例9　刘某，男性，44岁，北京人，工人，已婚。入院日期2006年3月29日，出院日期2006年5月12日。

主诉：发热3个月，活动后气短1个月。

现病史：今年元旦无明显诱因出现发热，体温39.6℃，下午4时后升高，伴寒战、畏寒、盗汗，无咳嗽、咳痰，无腹痛、腹泻，无尿频、尿急，自服阿莫西林约一周，体温恢复正常，停药后又发热，就诊于附近医院。检查：血常规：WBC 9.3×10^9/L，N 0.763，Hb 125g/L，PLT 256×10^9/L；ESR 80mm/第一小时末，CRP 15mg/L；ASO、RF、ANA（－）；IgG 3.8g/L，IgA、IgM正常；尿常规：RBC 25/HP，WBC（－），蛋白（－）。腹部B超：左肾缺如（孤立肾）。给予静脉用阿奇霉素×3天，患者自觉症状好转，但发热呈

持续性，停药后发热规律同前。近一个月出现活动后气短，上楼就需休息，偶有夜间憋醒，无端坐呼吸。出现颈背部疼痛，转颈受限，就诊解放军医院。检查：血常规：WBC 9.8×10^9/L，N 0.87，Hb 125g/L，PLT 229×10^9/L；CRP 99mg/dl；RF（-）；CA125、CA153、CA199、CA724、CEA、AFP 均（-）。胸椎正侧位片：T_4～T_5骨质破坏；胸椎 MRI：颈椎退行性变，T_2椎体发育畸形；腹部 B 超：肝多发囊肿，脾大；甲状腺 B 超（-），予口服米诺环素（美满霉素）一周，发热无缓解，在外作 PPD（-）。来我院就诊立即作超声心动图：先天性主动脉瓣二叶畸形，主动脉瓣脱垂，主动脉瓣赘生物，瓣周脓肿不能除外，左心房左心室增大，轻度肺动脉高压，主动脉增宽，下腔静脉增宽，少量心包积液。为进一步诊治收入院。发病以来精神、睡眠尚可，食欲差，体重下降 5kg，尿便正常。

既往史：10 年前因不适去医院检查作超声心动图发现异常（具体不详），2004 年左胸壁脂肪瘤行切除术。否认高血压、糖尿病、肝炎、肺结核等史，曾有青霉素皮试阳性。

个人史：久居北京，无疫水接触史，家中养狗，系首钢设备管理员。不吸烟，偶饮酒。

婚姻史：已婚有一女儿，爱人和女儿身体健康。

家族史：父亲死于心肌梗死，母亲死于脑出血，2 妹，一妹 37 岁死于心肌梗死，一妹健在。

体格检查：T 38.7℃，P 110 次/分，R 29 次/分，BP 110/70mmHg。

发育正常，营养良好，神清合作，自动体位，皮肤未见异常，全身浅表淋巴结无肿大，头颅无畸形，眼睑不水肿，结膜无出血点，眼球活动好，双瞳孔等大等圆，对光反应灵敏，鼻窦无压痛，腮腺导管开口正常，咽不红，扁桃体不大，牙龈不肿，口腔无溃疡。颈软无抵抗，转动感痛，颈静脉充盈，气管居中，甲状腺不大，两肺对称，呼吸音正常，未闻干湿啰音。心界向左扩大，心率 110 次/分，律齐，心尖部可闻及Ⅳ级舒张期隆隆样杂音，主动脉瓣第二区可闻及Ⅳ级舒张期吹风样杂音，无心包摩擦音，周围血管征

(–)。腹部平软，肝在肋下 2cm，质中，脾在肋下刚可及，肝区有叩痛，无移动性浊音，脊柱四肢无畸形，双下肢无静脉曲张，无水肿，肌力和肌张力正常，膝腱反射正常，未引出病理征。

实验室检查：血常规：WBC 8.44×10^9/L，N 0.763，L 0.138，Hb 96g/L，PLT 259×10^9/L；ESR 44mm/第一小时末；尿常规：比重 1.030，蛋白（±），糖（–），异常 RBC 100%，WBC 27/HP；肝肾功能：ALT 13U/L，TP 6.1g/dl，ALB 2.5g/dl，TBil 0.38mg/dl，DBil 0.09mg/dl，BUN 13.4mg/dl，Cr 0.97mg/dl，葡萄糖 103mg/dl。乙肝五项（–），抗 HCV（–），HIV-Ab（–）。

入院诊断：先天性心脏病，主动脉瓣畸形

感染性心内膜炎

孤立肾

患者住院后立即开始用青霉素 400 万 U 静滴 q6h，并加阿米卡星 0.4g iv qd，专业组查房提出患者孤立肾不宜用阿米卡星，乃改用奈替米星 0.2g iv qd。3 月 30 日患者自行将输液速度调快后，出现胸闷憋气，测血氧饱和度 90%，两肺满布湿啰音，急抬高床头，并静注呋塞米（速尿）20mg，5 分钟后症状缓解，两肺仍散在少量湿啰音，夜间感憋气，当夜排尿多，第二天症状好转。3 月 31 日行经食道超声心动图：主动脉瓣为二叶，瓣叶长，舒张期脱入左心室流出道，瓣叶上见多个强回声，其大小分别为 10mm×13mm、4mm×11mm、3mm×9mm，主动脉瓣周可见液性暗区，二尖瓣未见赘生物。结论是主动脉瓣二叶畸形，主动脉瓣赘生物形成，主动脉瓣周脓肿可能性大。

2006 年 4 月 5 日患者经治疗后转心外科病房，体温基本控制，在内科出现过一次急性左心衰竭，因存在瓣周脓肿随时会发生内科无法控制的心力衰竭，需急诊手术。4 月 12 日心外科会诊，考虑患者心功能有恶化趋势，主动脉瓣赘生物，瓣周有脓肿应积极争取早日手术。乃定于 4 月 13 日在全麻、低温体外循环下，行主动脉瓣置换术。手术顺利，见主动脉瓣二叶畸形，左右交界瓣环部位有潜行脓肿，瓣膜上有赘生物，沿瓣环切除主动脉瓣，清除赘生物，清除并冲洗瓣周脓肿，置换机械瓣，心包及纵隔各放引流管一根。带气

管插管返病房，呼吸机辅助呼吸，监测生命体征。

术后继续用青霉素+奈替米星，总疗程为4周。术后未再出现心力衰竭，2006年4月20日复查超声心动图：主动脉瓣人工机械瓣置换术后瓣膜功能正常。停抗生素2天，不发热，抗凝剂华法林3mg 1次/日调整INR合适，于2006年5月12日出院，门诊定期随访。

出院诊断： 先天性心脏病——主动脉瓣畸形
感染性心内膜炎，瓣周脓肿
主动脉瓣置换术后
孤立肾

点评

患者诊断延误3个月才明确，原因仍是查体不全面，将心脏杂音漏了，未诊断心脏病，对发热3个月反复出现左心衰竭，检查很多，但没击中要害，说明病史、查体、三大常规的基本功不过硬。来我院听诊发现杂音立即作超声心动图，就发现主动脉瓣畸形和赘生物，2006年3月29日收住院，因输液快发生左心衰竭，经利尿、吸氧、端坐后逐渐好转。2006年4月13日作手术，术中发现主动脉瓣二叶畸形，左右交界瓣环部位有潜行脓肿，瓣膜上有赘生物，清除赘生物，清除并冲洗瓣周脓肿，置换机械瓣，心包及纵隔各放引流管一根。术后继续用抗生素，但未再发生左心衰竭。

为何手术这么早就做？因存在瓣周脓肿随时会发生内科无法控制的心衰，就需急诊手术。4月12日心外科会诊，在内科出现过一次急性左心衰竭，因为患者自行调快输液速度。考虑患者心功能有恶化趋势主动脉瓣赘生物，瓣周有脓肿应积极争取早日手术。

四、真菌感染

（一）口腔白色念珠菌

病例 1 李某，男性，出生于北京，77 岁，退休干部。入院日期 1999 年 6 月 17 日，出院日期 1999 年 6 月 29 日。

主诉：因发热且咽喉痛一周，皮肤出现出血点 5 天。

现病史：患者自 2 月份以来感觉疲劳且食欲减退，胸部 X 线片示右肺下部阴影，同时发现胃部有病变。放射科医师立即加做钡餐造影，发现胃部一肿物，行纤维胃镜检查，经活组织病理检查示胃腺癌。1999 年 4 月 29 日手术，发现一个 9cm × 6cm 肿物，行胃大部分切除术。病理检查发现 13 个淋巴结里已有 10 个转移，术后恢复很好，1999 年 5 月 10 日出院。

三周后进行化疗，联合用三种药，5-氟胞嘧啶 25mg、丝裂霉素 6mg、表柔比星 40mg 静脉注射 2 次/周。第三次化疗后，患者的口腔黏膜出现肿胀且疼痛，并伴有咽喉痛，前胸皮肤出现出血点。1999 年 6 月 15 日来我院门诊就诊，低热 38℃，体检发现硬腭黏膜充血并有大量菌斑，诊断为口腔念珠菌感染，并立即予氟康唑 150mg 2 次/日口服。血常规细胞计数 WBC：$2.6 \times 10^9/L$，予粒细胞集落刺激因子（G-CSF）150μg 皮下注射 qd。

1999 年 6 月 16 日下午，患者高热 40℃，昏迷，尿便失禁。送往急诊室，实验室检查：WBC $0.9 \times 10^9/L$、PLT $25 \times 10^9/L$，住监护病房治疗。入院后复查血细胞计数，WBC 降至 $0.6 \times 10^9/L$，PLT $0 \times 10^9/L$。双下肢出现许多新出血点，病情危重。

体格检查：T 40℃，P 120 次/分，R 16 次/分，BP 130/

70mmHg。

应答迟缓，合作。胸前及下肢皮肤有出血点，未触及肿大淋巴结，面色苍白但没有黄染，硬腭处可见大量白色斑片，颈无抵抗，心肺未见异常。腹软，可见胃切除后留下的瘢痕，肝、脾未及。

治疗：G-CSF 150μg 皮下注射 qd，氟康唑 200mg/d iv，头孢他啶 2g q12h iv，丙种球蛋白 20g iv、白蛋白 10g/d iv、新鲜全血 400ml iv 及血小板 3U。两天后体温下降。继续上述治疗 5 天，血培养阳性，为铜绿假单胞菌，对环丙沙星（38s）、头孢他啶敏感（27s），改用环丙沙星。

1999 年 6 月 20 日，患者病情减轻，口腔念珠菌病有好转，WBC 从 $0.6\times10^9/L$（6 月 18 日）增加到 $1.2\times10^9/L$（6 月 19 日）、$1.6\times10^9/L$（6 月 20 日）和 $5.8\times10^9/L$（6 月 22 日）。血小板也从 $0\times10^9/L$（6 月 18 日）到 $61\times10^9/L$（6 月19 日）和 $37\times10^9/L$（6 月 23 日）。

G-CSF 在 6 月 22 日减量至 75μg/d 皮下注射，6 月 24 日停药。头孢他啶用药 5 天后用环丙沙星 ×5 天。氟康唑 200mg/d iv ×7 天后，改口服 150mg/d ×10 天。1999 年 6 月 29 日出院。三周后门诊随诊，能够在家里自己活动，体温正常，食欲较好，WBC $5.0\times10^9/L$，PLT $70\times10^9/L$，体重没有增加，但一般情况有进步。

诊断：化疗后中性粒细胞减少症
口腔念珠菌感染
铜绿假单胞菌败血症
胃腺癌胃大部切除术后
右肺下部肺炎

点评

患者来我院查体，胸片发现胃内有病变，放射科加作胃肠造影，见胃内有一肿物，经纤维胃镜，取活检送病理，报告为胃腺癌。手术行胃大部切除，13 个淋巴结 10 个有转移，术后恢复良好，乃出院。术后 3 周开始化疗，联合用 3 个药，每周 2 次，应该在每次用药前查血常规，患者与家属未作，化疗后 WBC 2.6

×10^9/L，PLT 50×10^9/L。患者出现发热，前胸皮肤有出血点，口腔黏膜有白斑，诊断化疗后粒细胞减少症+口腔念珠菌感染，立即用G-CSF 150μg皮下注射同时用氟康唑150mg bid po，制霉菌素+甘油涂口腔黏膜。当晚高热40℃昏迷，送急诊，查WBC 0.9×10^9/L，PLT 25×10^9/L，血培养有铜绿假单胞菌，经积极抢救转危为安。患者如在化疗前查血常规，可以及时停药，不会引起严重的粒细胞和血小板减少，也不会出现菌血症。这次发病如不及时治疗，可以丧命。患者好转出院后，一直很稳定，至2008年全身转移后病故。

（二）肺曲霉菌

病例2 黄某，女性，88岁，某医院总护士长，已退休。入院日期2006年10月11日，出院日期2006年12月22日。

主诉： 咳嗽咳痰加重一个多月。

现病史： 患者于一个多月前因接触佛手后开始出现咳嗽、咳痰，夜间咳嗽剧烈，9月17日胸片右上肺片状阴影，血象嗜酸性细胞增多。开始用莫西沙星400mg 1次/日，症状无改善。10月初开始发热，无寒战，但夜间盗汗明显。2006年10月11日胸片显示右上肺阴影较前扩大，肋膈角变钝，考虑肺曲霉感染复发，2006年10月11日收住北京协和医院。

患者于2006年1月因刻水仙花吸入尘土后出现咳嗽、咳痰，当时无发热，但痰中偶带血丝。2006年1月15日胸片示右上肺近水平裂处有大片致密影，周围有毛玻璃样的改变，痰培养见少量孢子和菌丝，烟曲霉特异抗体IgE增高（↑），白色念珠菌特异抗体IgE增高（↑），血嗜酸性细胞增高，诊断ABPA（allergic bronchopulmonary aspergillosis）（过敏性肺曲霉病）。当时存在对真菌过敏，血常规WBC 6.84×10^9/L，N 0.356，L 0.358，嗜酸性细胞0.188，嗜酸性细胞绝对值1.28×10^9/L；ESR 54mm/第一小时末。2006年1月16日住院后用左旋氧氟沙星（可乐必妥）400mg qd×8d，效不显。2006 年 1 月 25 日用伊曲康唑口服液 200mg 2 次/日，历时 3 周多，2006 年 4 月 25 日胸片示右上肺阴影完全吸收。

既往史：1976 年有慢性迁延性肝炎。1987 年结肠息肉切除术，有陈旧性肺结核。2005 年双眼白内障手术摘除并植入晶体，2006 年发现甲状腺功能低下（甲低）。

体格检查：T 38℃，P 95 次/分，R 20 次/分，BP 120/70mmHg，$SaPO_2$ 97%。

神清合作，皮肤无黄染，淋巴结无肿大，颈无阻力，甲状腺不大，心（-），肺未闻干湿啰音，腹软，肝脾未及。

实验室检查：血常规 WBC 6.88×10^9/L，N 0.67，L 0.136，嗜酸性粒细胞 0.102，绝对值 0.7×10^9/L，Hb 100g/L；肝肾功能正常；ESR 85mm/第一小时末；CD4/CD8（295/443）= 0.67。胸片右上肺病变较前进展。CT：右上支气管有痰栓，导致右上肺膨胀不全。

诊断：肺曲霉病
陈旧性肺结核
甲低
双眼白内障术后

住院后开始用阿奇霉素（希舒美）250mg po qd 加阿莫西林 1.2g iv q8h。2006 年 10 月 13 日改用伊曲康唑 200mg iv q12h × 2d，200mg iv qd。2006 年 10 月 15 日加用卡泊芬净（caspofungin）50mg iv qd × 2d，后改用 35mg iv qd，体温于用 caspo 第 2 天开始下降，最高 38.5℃，能咳出条状痰块。2006 年 10 月 18 日作纤维支气管镜检查，支气管通畅，行右上后段灌洗，灌入 50ml，回吸 8ml。术后出现剧烈咳嗽，并感呼吸困难，查脑尿钠肽（BNP）1010pg/ml，考虑心力衰竭（心衰），用甲泼尼龙 20mg iv qd × 4d，加用呋塞米（速尿）后排尿 3200ml，出现低钾，低白蛋白 2.9g/dl，双肺可闻大量湿啰音。胸片由右上局部病变播散至右下及左上，可见粟粒样病变，考虑真菌感染播散 + 心衰乃停甲泼尼龙，2006 年 10 月 22 日将 caspo 加量至 50mg iv qd 同时用伊曲康唑 + 美洛培南（美平）0.5g iv q8h。虽经吸氧，血氧饱和度仍不能维持，改用 BIPAP，体温增高，

ALT 109U/L。2006 年 10 月 23 日停伊曲康唑改用伏立康唑 200mg iv q12h，患者躁动 BIPAP 不能维持，血 PO_2 46.4mmHg 出现呼吸衰竭，2006 年 10 月 26 日下午 18:00 在床旁作气管插管接呼吸机，血压下降用多巴胺，待血氧见好后转 ICU。

2006 年 10 月 28 日胸片示自右上波及右下左上有弥漫斑片阴影。病情危重继续用 caspo + vori + tazo，拍背吸痰，灌肠通便，体温逐渐下降，2006 年 10 月 30 日胸片示开始有好转。2006 年 11 月 1 日试行脱机，时间逐渐延长。11 月 3 日停 caspo 加用复方新诺明 2 片 2 次/日和利奈唑胺（linezolid）600mg iv qd。2006 年 11 月 5 日胸片示有明显吸收，2006 年 11 月 6 日拔除气管插管，当时血氧饱和度 94.3%，PaO_2 60mmHg。其间用过 2 次利奈唑胺 600mg iv 1 次/日，每次 4 天。2006 年 11 月 1 ~4 日一度肾功能差 Cr 增高（↑）而将 TMPco 减量 1 片 po 2 次/日。抗生素改为伏立康唑 150mg 2 次/日 po + TMPco 1 片 2 次/日 + 利奈唑胺 600mg iv 1 次/日，曾因免疫功能低，用过胸腺肽（日达仙）。2006 年 11 月 8 日因 WBC 细胞数下降，中性粒细胞明显，乃停用 TMPco 及 linezolid。至此抗生素只剩伏立康唑 100mg 2 次/日 po。2006 年 11 月 20 日病情稳定，离开 ICU，回普通病房。回内科后继续口服伏立康唑 100mg 2 次/日 po，体温正常，呼吸平稳，胸片逐渐有吸收（图 4-1）。

2006 年 12 月 22 日出院当时血气 PO_2 64mmHg，体温正常，食欲进步，胸片仍有散在斑片状阴影。住院期间共用抗真菌药物 11 周。其中联合 2 个抗真菌药共 3 周。最强的是 caspo + vori 用了 12 天。出院后改用伊曲康唑口服液 100mg 2 次/日，共 10 周，总计 21 周，接近 5 个月。

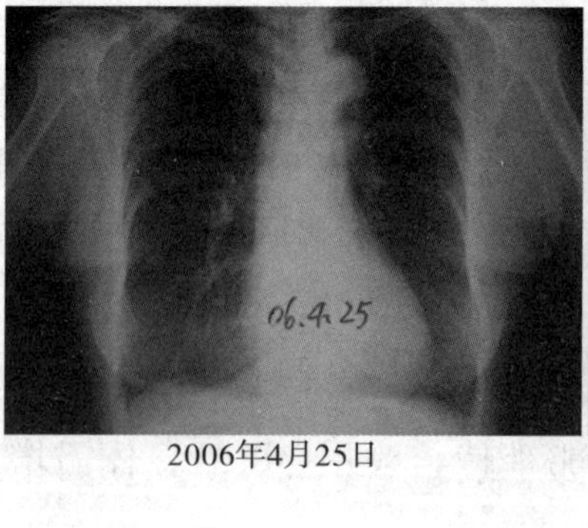

2006年4月25日

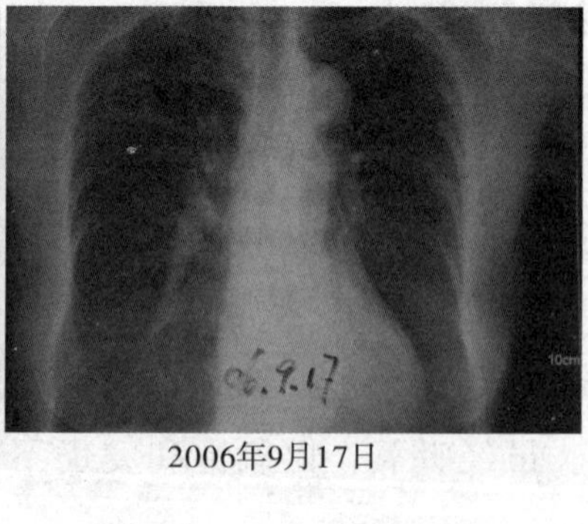

2006年9月17日

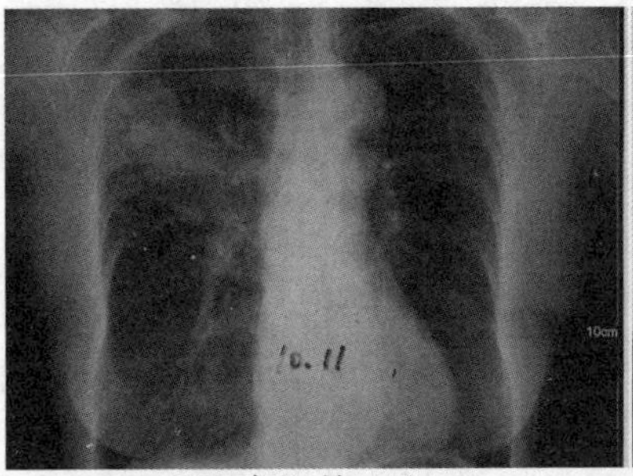

2006年10月11日

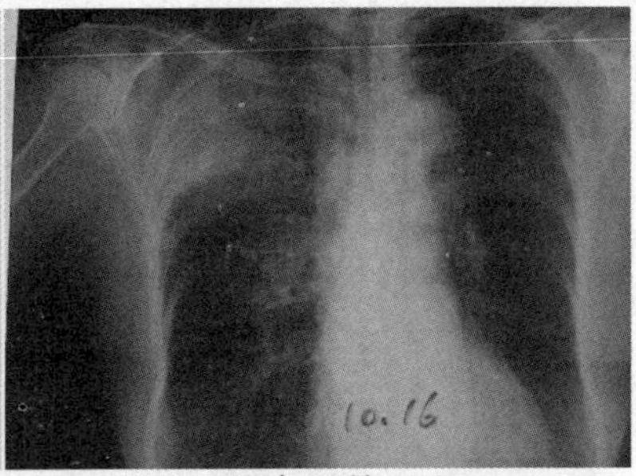

2006年10月16日

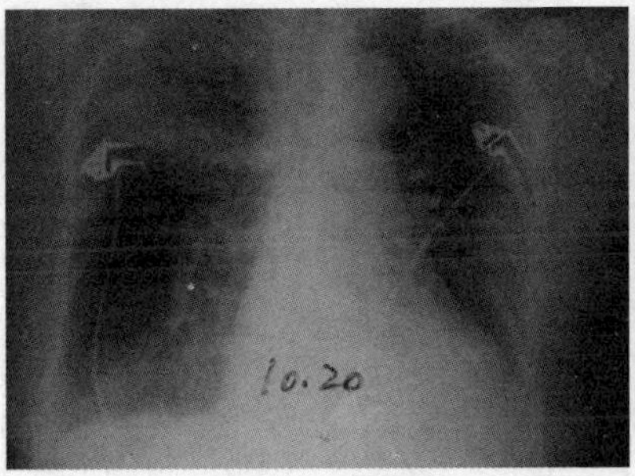

2006年10月20日

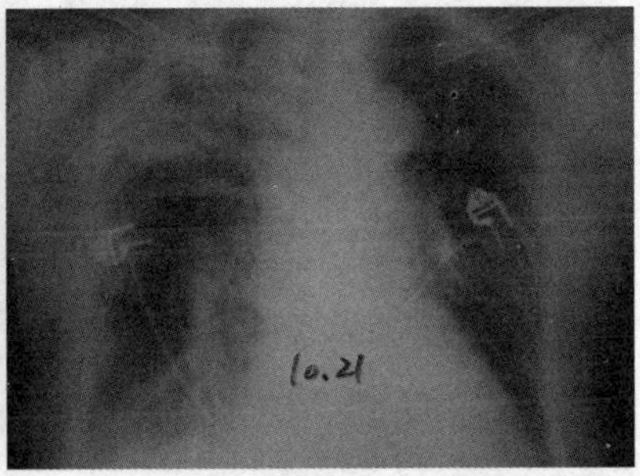

2006年10月21日

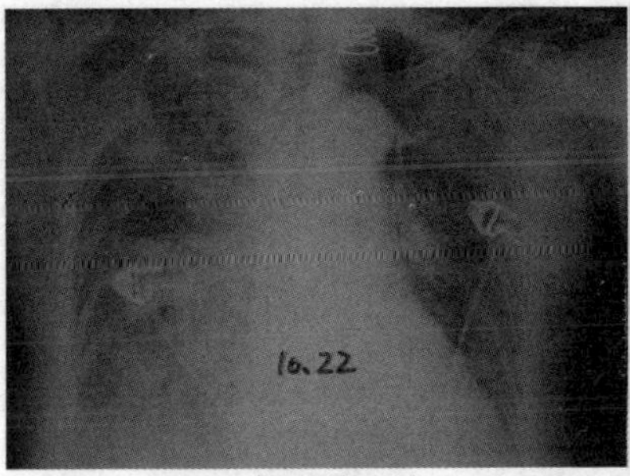

2006年10月22日

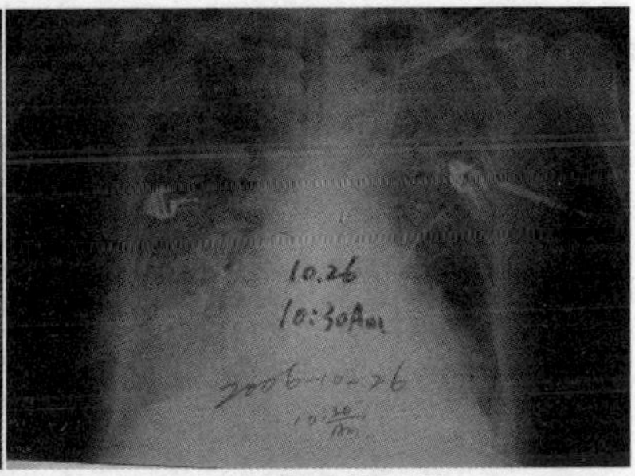

2006年10月26日

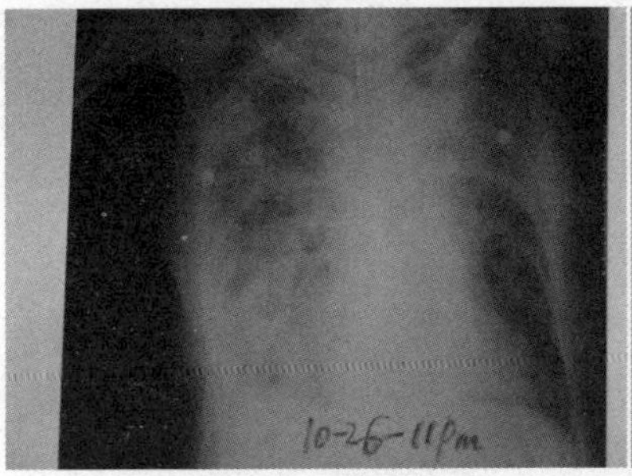

2006年10月26日

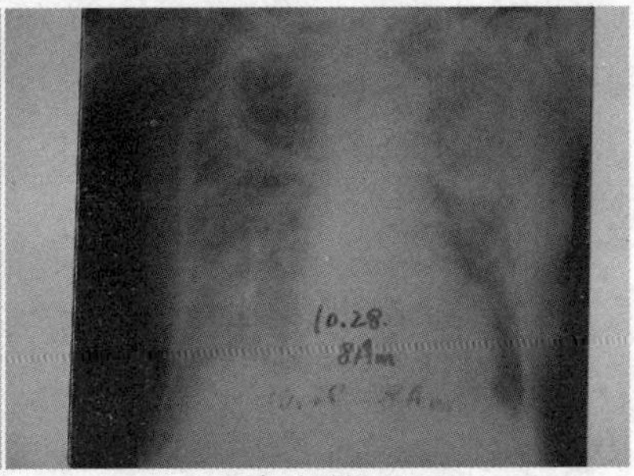

2006年10月28日

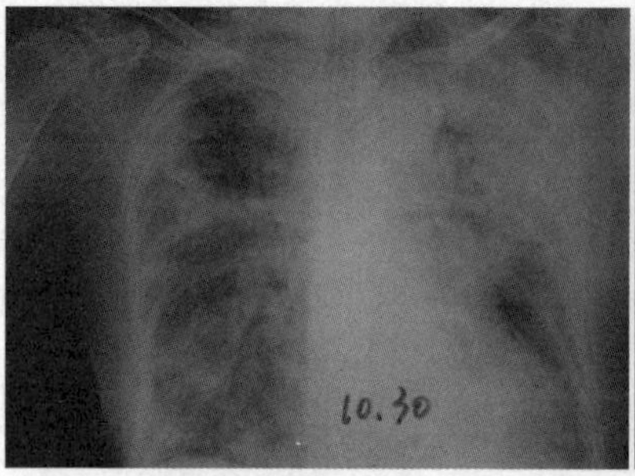

2006年10月30日

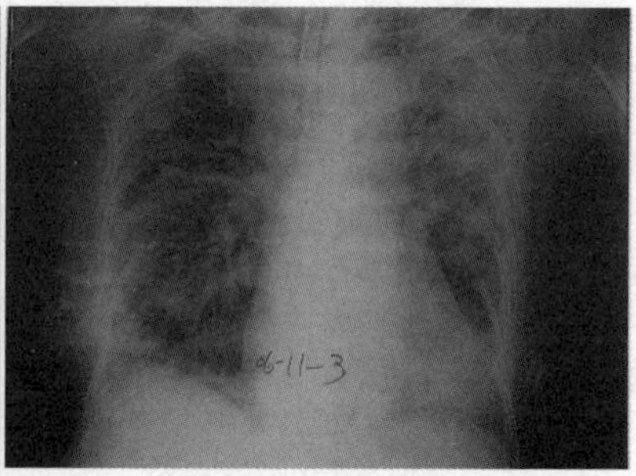

2006年11月3日

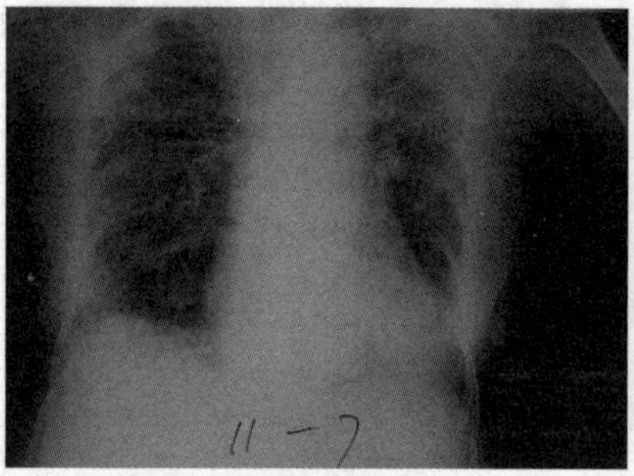

2006年11月7日

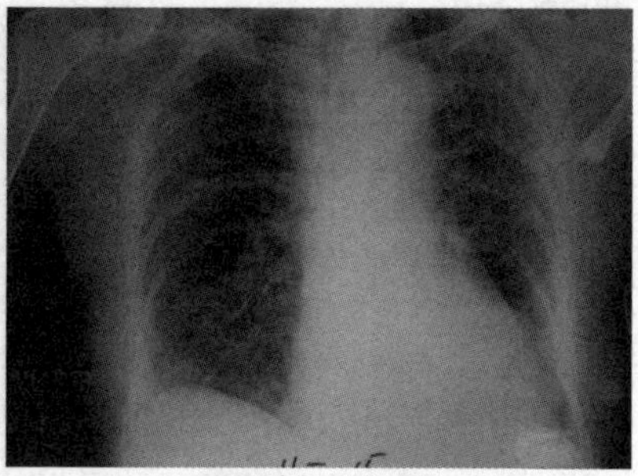
2006年11月15日

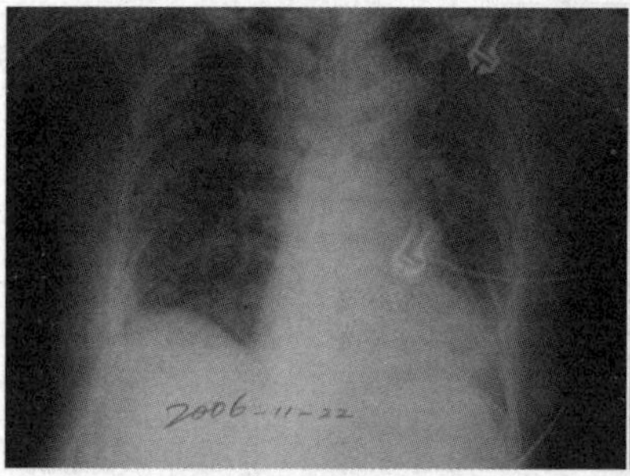

2006年11月22日

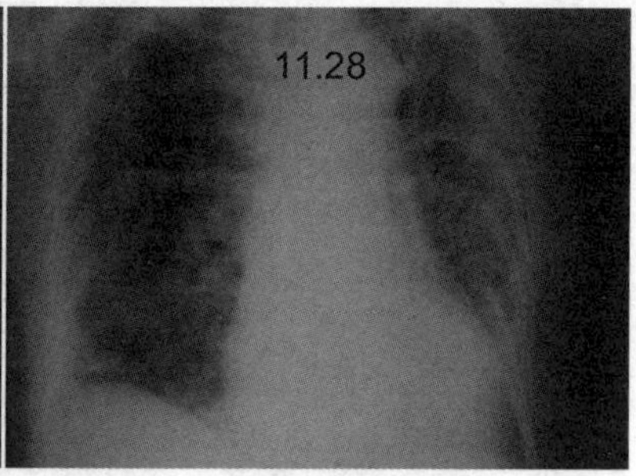

2006年11月28日

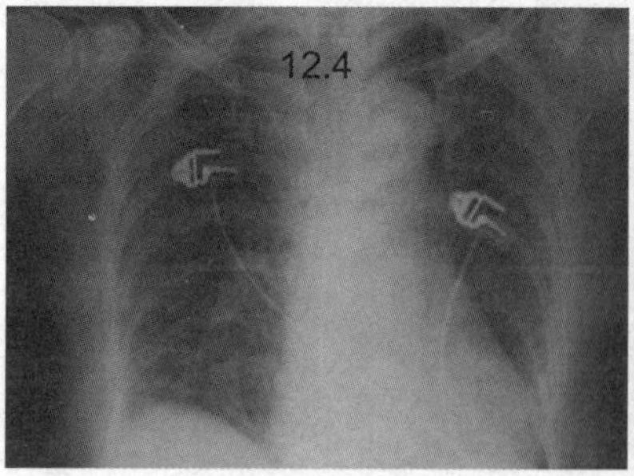

2006年12月4日

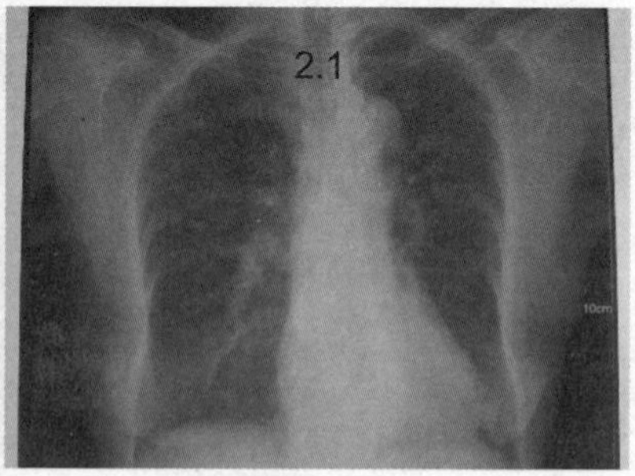

2007年2月1日

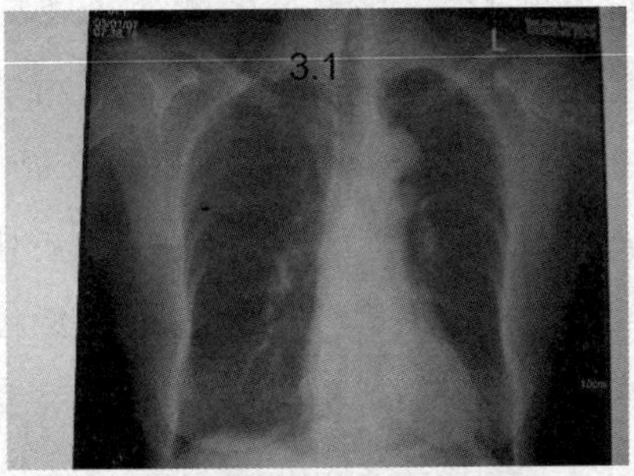

2007年3月1日

图4-1　病例2患者治疗前后X线胸片

2007年1月8日胸片示较出院时病变有进一步吸收，血气PO_2 67.7mmHg，血常规基本正常，ESR正常。重复胸片2007年3月1日较2007年2月1日又有进步，血气$PaO_2$68mmHg，乃停用伊曲康唑口服液，门诊继续随诊。

出院诊断：侵袭性肺曲霉病
合并肺部细菌性感染
陈旧性肺结核
甲低
双眼白内障术后

点评

（1）本例为88岁高龄患者，此次多次痰及气管分泌物培养均为（-），诊断是依据今年第一次住院诊断ABPA，这次再发部位同前，血象又出现嗜酸性细胞增加，支气管镜黏膜活检有嗜酸性细胞浸润。虽然痰涂片未找到曲霉菌，经抗真菌治疗有效，因此考虑为侵袭性肺曲霉菌感染（IPA）。

（2）治疗方面为针对感染，首先明确患者主要是真菌，因为有ABPA史，WBC在（4～7）$\times10^9$/L，N 0.60～0.74，临床中毒症状不明显。胸片的病变与2006年1月相似。高龄免疫功能低下，用抗生素2周无效。改用caspofungin + 伊曲康唑后体温下降，肺部炎症有好转。支气管镜灌洗检查可能是引起播散的诱因，因为胸片发现右中叶不张，右支气管内有痰栓，企图吸出痰改善肺不张，更有利炎症吸收。但镜检时未见痰栓，灌入50ml回吸8ml，液体潴留在肺内造成播散，病情加重。今后对这类患者支气管镜灌洗要慎重，应衡量支气管镜检查的利弊，对高龄患者快速控制感染是主要的，找病原学是次要的。

（3）患者的IPA（inrasive pulmonary aspergillosis），能抢救成功是很不容易的，呼吸的维持与抗生素的及时调整固然重要，但关键是需要有一梯队的人员，彼此相互配合。我们有精良的ICU医护团队，加上各专业组教授，团结一致。我们的目标明确：必须控制感染，维持呼吸功能，预防并发症，加上静脉与胃肠高营养的配合，以及仔细的护理和精确的实验室检查，才能达到这一步。

（4）在抢救成功后，回顾诊治中还有欠缺的地方，如有些检查可以晚一些或不做，有些药应该早用或早停。我们将充分总结本例的经验，为今后的抢救打下基础。

病例3 陈某，女性，56岁，医师。入院日期1999年1月20日，出院日期1999年11月12日。

主诉：咳嗽咳黄痰一个月，加重3周。

现病史：1998年12月21日出现流涕、发热，体温39℃，无发冷、寒战，伴咳嗽、咳痰。服退热药后体温下降，随后患者出现呼吸困难、憋喘，至附近医院就诊，因患者过去有支气管哮喘史，乃按哮喘给予静滴氢化可的松200mg，病情无好转，改用静滴琥珀酸氢化可的松200mg。12月23日转至另一医院，诊断哮喘合并肺部感染，先后给予环丙沙星、左旋氧氟沙星（来立星）、头孢他啶抗炎，地塞米松10～40mg qd静滴，及氨茶碱解痉平喘治疗。体温降至正常，憋喘好转。患者于12月底咳大口黄绿色脓痰，每天150ml，痰有痰栓，带血，涂片发现菌丝和孢子，痰培养为曲霉菌，予伊曲康唑200mg bid口服抗真菌治疗，地塞米松渐减量后改用泼尼松口服，调整抗生素，改用青霉素 480 万 U iv q8h，症状好转。复查胸片两肺团块状阴影，1999 年 1 月 6 日至 1 月 13 日出现低热，体温 37～38℃，入院前 1 周开始感觉左鼻下方视野缺损，查 MRI 示“颅内多发病灶”，考虑真菌感染可能性大。1 月 14 日，予两性霉素 B 治疗，为进一步诊治转入我院。

既往史：有过敏性鼻炎，支气管哮喘，甲状腺功能亢进，病毒性心肌炎等病史。有磺胺类、乙醇（酒精）、苯海拉明、吲哚美辛（消炎痛）过敏史。绝经十年，爱人子女健康，家族中无肝炎、结核史。

体格检查：T 36.7℃，P 75 次/分，R 20 次/分，BP 115/65mmHg。

发育正常，营养中等，神清合作，巩膜无黄染，浅表淋巴结不大，双侧眼球活动正常，两侧瞳孔等大等圆，对光反射灵敏。颈软，甲状腺不大。双肺呼吸音清，未闻湿啰音。心界不大，心率 75 次/分，未闻及杂音。腹软，肝脾未及，没有腹腔积液，脊柱四肢无畸形，两下肢无水肿。

实验室检查：WBC 15×10^9/L，N 0.887，Hb 134g/L，PLT 379×10^9/L，ESR 87mm/第一小时末，ALT 23U/L，TP 67.6g/L，ALB 35g/L，BUN 4.3μmol/L，Cr 77.8μmol/L。

住院后多次痰培养仅 1999 年 2 月 14 日痰培养有曲霉菌。

入院诊断：全身播散性曲霉菌病

曲霉菌肺炎

曲霉菌颅内感染

支气管哮喘

入院后于 1999 年 1 月 22 日行腰穿，压力 220mmH_2O，CSF 常规、生化正常，涂片墨汁染色未找到隐球菌，因外院痰培养有曲霉菌，乃开始用两性霉素 B 和伊曲康唑治疗，同时用甘露醇降颅压。胸部 CT：双肺多发片状阴影，考虑真菌感染；1999 年 1 月 18 日头部 MRI：左颞叶、右左枕叶、双顶叶可见多发大小不等类圆形信号，考虑真菌感染。

住院治疗过程中发现空腹血糖偏高，经控制饮食后有进步，两性霉素 B 和伊曲康唑应用过程中曾有 BUN、CR ALT 等升高和一过性皮疹，乃停伊曲康唑，单用两性霉素 B。

1999 年 4 月 26 日复查 MRI 脑内多发曲霉菌病灶与 1999 年 1 月 18 日相比明显减少。1999 年 7 月 26 日加用氟康唑 150mg/d，至 1999 年 8 月 6 日停用。

1999 年 7 月 27 日头颅 MRI 增强检查左颞叶病灶明显缩小，枕叶、顶叶未见明显强化灶，双视野检查较前有进步，但仍有缺损。

1999 年 11 月 8 日停两性霉素 B 改用伊曲康唑 200mg/d，两性霉素 B 总量达 4g，1999 年 11 月初复查血尿常规、肝肾功能、空腹血糖均正常，仅血脂升高。于 1999 年 11 月 12 日出院，出院后继续口服伊曲康唑 200mg/d，门诊随诊两年病情稳定。

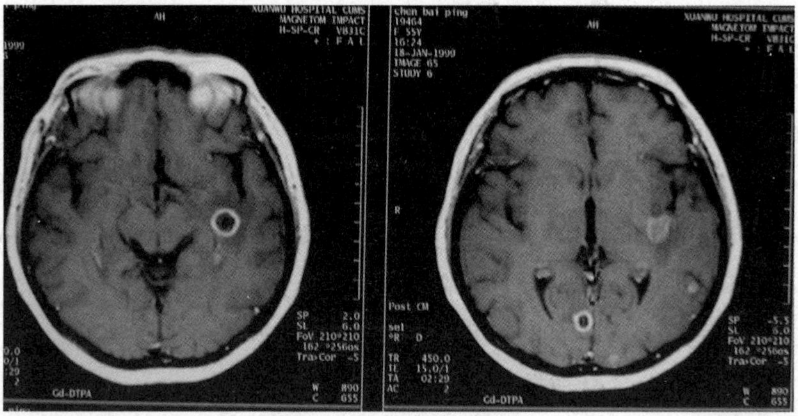

1999年1月18日治疗前脑MRI

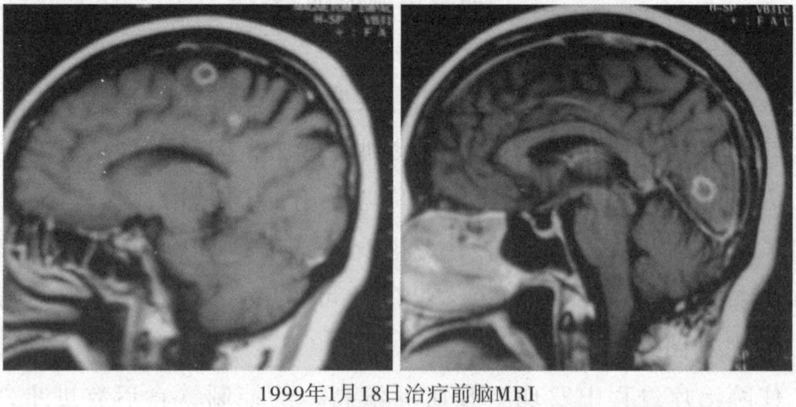

1999年1月18日治疗前脑MRI

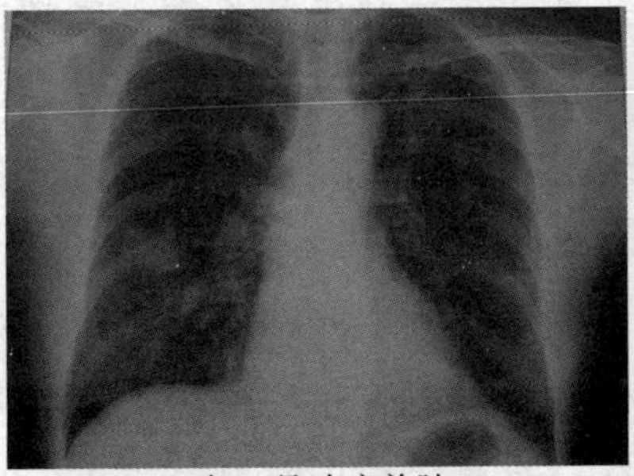

1998年12月治疗前肺CT

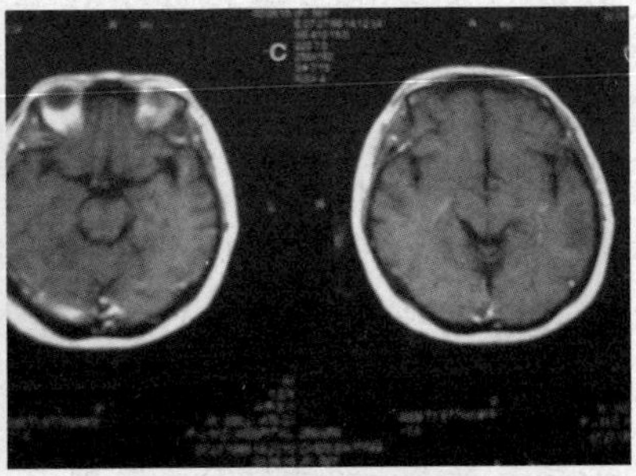

1999年7月27日治疗后脑MRI

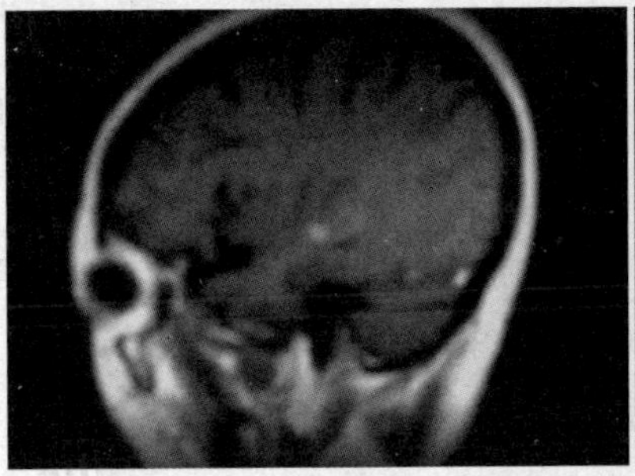

1999年7月27日治疗后的脑MRI

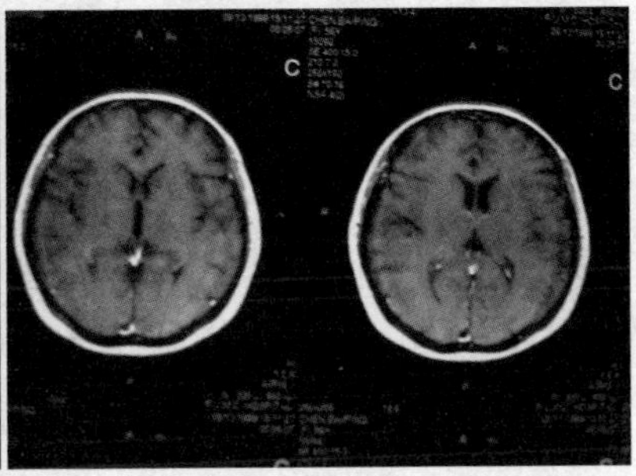

1999年9月13日治疗后脑MRI

图4-2　病例3患者治疗前后脑、肺MRI变化

点评

此例全身曲霉菌感染主要与哮喘长期用激素有关，加上出现肺部感染后又用多种广谱抗生素，使敏感细菌被清除，真菌生长，由肺部扩散，发展为真菌性菌血症，导致颅内曲霉菌感染。幸运的是发现还较早，积极用抗真菌药物联合治疗，能顺利恢复。因此今后对长期应用激素的患者，需提高警惕真菌的感染，早期诊断、早期治疗，预后和效果肯定好。通过本例还可以看出真菌感染治疗时间要长，千万不能放弃，坚持就是胜利。患者住院近10个月，主管医师要有信心，才能坚定患者的决心，否则患者意志消沉，主观能动性差，就不能很好配合，直接影响治疗效果。护士同样重要，注射两性霉素B，每天患者要承受6～8小时的点滴，时间长了，血管就不好找，护士要耐心细致地先找血管，然后用热毛巾敷，待血管扩张后就一针见血。另外拔针同

样重要，要轻拔重压，使血液不外渗，压迫时间稍长些，这样这根血管下次还可以用，如果重拔不压，损伤血管局部形成一大血肿，这根血管可能1~2个月都不能再用了。治疗上的点滴，不仅护士关心，主管医师应全面掌握。特别要强调的是患者用两性霉素B可长达5~6个月至一年，如不注意保护周围血管，靠放导管来解决输液，导管是方便，但导管带来的相关性感染，引起菌血症导致死亡的临床已屡见不鲜。希望临床医师引以为戒。

（三）隐球菌

病例4 刘某，女性，16岁，中学生，出生于北京。入院日期1999年1月18日，出院日期2001年8月6日。

主诉： 发热、头痛、呕吐50天。

现病史： 1998年11月27日开始出现高热3天，按上呼吸道感染（上感）治疗后热退，但有头痛、头晕、阵发恶心。12月中旬出现低热、头痛加重，伴喷射性呕吐，在附近医院摄胸片示右下肺炎。12月23日剧吐后意识丧失，双手握拳，呼吸暂停3~5分钟，拟诊急性心肌炎转另一医院。经腰穿压力未测，CSF WBC 88/μl，单核90%，蛋白359mg/dl，糖、氯化物正常，墨汁涂片见隐球菌3~4个/HP，开始用氟康唑200mg/d×7d，400mg/d+氟胞嘧啶（5FC）1g q6h口服+两性霉素B由1mg开始，至第8天开始用25mg/d，腰穿鞘内注射0.5毫克/次两性霉素B，并用激素，因反应强烈，头痛、发热加重。继续静滴甘露醇250ml q6h降脑压。1999年1月12日，腰穿压力400mmH_2O，WBC 60/μl，单核80%，糖、氯化物正常，CSF涂片找到隐球菌，于1999年1月13日，停用两性霉素B鞘内注射。经我院会诊后1999年1月18日转来。

既往史： 体健，邻居有饲养鸽子住户，患者经常去看鸽子，月经正常。

体格检查： T 36.2℃，P 84次分，R 18次/分，BP 120/80mmHg。

一般情况尚可，神清合作，颈有抵抗，心肺（-）。腹软，肝脾未及。

实验室检查： 血常规 Hb 122g/L，WBC 9.3 $\times 10^9$/L，中性 0.47，淋巴 0.49，单核 0.04；尿便常规基本正常；ESR 16mm/第一小时末；肝功能 ALT 76U/L，BUN 16mg/dl，Cr 0.6mg/dl。CSF WBC 9/μl，涂片找到隐球菌，糖 52mg/dl，蛋白 33mg/dl，氯化物 122mg/dl。

外院胸片右肺下叶背及后脊段有云絮状片状阴影，左肺门略增大；脑 CT，未见占位性病变，脑室不大。

入院后开始用两性霉素 B 由 5mg 开始逐渐加至 25mg iv 1 次/日，和 5FC 0.5 ~ 1.0g 3 次/日，1999 年 1 月 25 日加用氟康唑 200mg iv 1 次/日，后因 ALT 升高停用。颅内压一直较高，400 ~ 500mmH_2O，虽然脑室未见扩张，曾考虑鞘内给药。于 1999 年 3 月 5 日作脑室引流，每天引流出 CSF 150 ~ 250ml，1999 年 4 月 6 日脑室引流已超过 4 周，颅内压降至 200 ~ 250mmH_2O，请脑外科拔除引流管。1999 年 4 月 9 日复查，压力 460mmH_2O，考虑颅内压增加是由于激素减量。乃恢复琥珀氢化可的松 150mg iv 1 次/天，并继续用两性霉素 B 25mg iv 1 次/天。

1999 年 7 月 23 日至 12 月 14 日改用两性霉素 B 25mg qod，CSF 仍有隐球菌 3 ~ 5 个/HP。1999 年 12 月 30 日，两性霉素 B 总量为 7179mg。曾短期停用两性霉素 B，2000 年 1 月 27 日再用两性霉素 B 25mg iv qod + 氟康唑 200mg iv。2 月 2 日改氟康唑为口服，CSF 涂片一直可见隐球菌 2 ~ 3 个/HP，隐球菌荚膜较正常偏厚。2000 年 3 月 30 日仅一次 CSF 墨汁涂片未见隐球菌，但测抗原乳胶凝集试验为 >1∶256，仍阳性。2000 年 4 月 19 日改用两性霉素 B iv + 口服氟康唑，至 2000 年 8 月 29 日共用两性霉素 B 总量为 9970mg。

2000 年 11 月 30 日改用两性霉素 B 脂质体复合物（amphotec），开始予 50mg/d iv，后改为 100 ~ 150mg/d iv + 5-FC + 氟康唑。2001 年 1 月 27 日，抗原乳胶凝集试验效价 1∶512；2001 年 2 月 16 日 1∶1024；3 月 7 日 1∶8；4 月 25 日 1∶（2 ~ 4）；5 月 31 日 1∶1；6 月 14 日 1∶1；其中仅一次 CSF 涂片未见隐球菌，但乳胶凝集试验

仍（+）。共用两性霉素B脂质体复合物总量10g，2001年6月14日停所有抗真菌药。

2001年7月25日，脑CT示：右侧脑室前角、左额叶多示异常信号，可能是隐球菌脑炎，与2001年2月6日相比无明显变化。2001年7月26日，复查CSF找到隐球菌1个/HP，乳胶凝集试验1∶1。2001年8月6日出院。

2002年1月8日第二次住院目的是重复腰穿，腰穿颅压250mmH_2O，CSF无色透明，细胞总数12/μl，白细胞2个，为单核，蛋白微量，糖52mg/dl，蛋白38mg/dl，CL 118mmol/L，墨汁染色（+），2张涂片找到一个隐球菌，CSF反相乳胶凝集试验弱阳性效价1∶2。

2002年8月14日再次住院腰穿颅压240mmH_2O，涂片三张片子未找到隐球菌。脑脊液反相乳胶凝集试验阳性，糖54mg/dl蛋白38mg/dl，CL 117.9mmol/L；ESR 7mm/第一小时末，CRP 0.25mg/dl；血反相乳胶凝集试验阳性（1∶8）。以后未再作腰穿，2008年来院，恢复良好，目前已结婚。

点评

本例是我院20多年来隐球菌脑膜炎病例中，用药时间最长、用量最多的病例，两性霉素B和两性霉素脂质体复合物（amphotec）共20g，治疗历时2年半。过程中还合并用5FC和氟康唑（大扶康），虽然最终痊愈，但药量和住院时间均过长，是一个特殊的情况。用药过程中出现一过性ALT、BUN、Cr升高，停药后恢复。我们分析原因如下：

其一、患者可能存在免疫功能低下，是原发还是感染后继发的目前尚不清楚，检查CD4较正常低，只说明免疫功能差。2001年4月1日还出现全身水痘感染。

其二、亦可能存在隐球菌变异，隐球菌荚膜变厚，出现耐药性，因此久治不愈。

其三、是我们治疗一开始不够强有力，如果早期用三联两性霉素B+5FC+大扶康，虽然联合用药毒性会大些，但可能病程会短些，此外脑室内注射两性霉素B，根据我们以往的经验可缩短疗程，加快清除颅内隐球菌，由于患者不能耐受药物的刺激引起的反应，未能继续。

总之，本例不是一例很成功的病例，虽然用了近20g两性霉素B和脂质体两性霉素B，但肝、肾、心功能尚稳定，未出现明显毒性，也是意想不到的，有待今后在临床上累积经验。

（四）马内菲青霉菌

病例5　刘某，男性，60岁，湖南长沙人，已婚。第一次入院日期2002年9月20日，出院日期2003年1月9日。

主诉： 咳嗽、气短8个月，全身多发包块6个月。

现病史： 患者于8月前（2002年2月1日）无明显诱因出现咳嗽、咳白痰，痰中带血丝，伴气短，当地诊断为肺结核，给予三联抗结核治疗，咳嗽、咳痰减少，但气短无改善。于2002年2月27日查体发现颈静脉充盈，经CT检查诊断为心包炎，3月5日行心包剥离术，同时停用抗结核药物，术后气短无改善。6个月前在住院过程中患者出现双腭部、右肩背疼痛，疼痛处出现包块，开始约1cm×1cm大小，为硬性，局部淡红，有压痛，无畏寒、发热，给予对症处理并出院。

出院后服用消炎药、利尿剂及地高辛治疗，上述疼痛无好转，包块逐步增大，于2002年4月2日住入当地县医院，给予局部切开引流，包块消退，但伤口不愈合，出院。出院后肩背部包块增大，疼痛加重，右上肢活动受限，行胸部CT检查发现胸壁有"肿块"，2002年4月27日外院予切开引流，并行引流液培养，未发现病原菌，用亚胺培南/西司他丁（泰能）治疗5天，效果不佳，行右胸清创引流，术后咯血明显减少，气短明显减轻。术后病理检查提示"肉芽肿性炎症、结核可能性大"。曾查骨γ像怀疑多发性骨髓瘤。于2002年5月20日再次开始抗结核治疗，治疗过程中先后出现右背部、头顶部、眼眶、胸部上述性质包块，转入当地结核病院进一步治疗，查 WBC 15 $\times 10^9$/L、ESR 89mm/第一小时末，肝功能正常，HIV-Ab、HBV 阴性。给予异烟肼 0.3g/d、利福平 0.45g/d、乙胺丁醇 0.25g tid、吡嗪酰胺 0.5g tid 治疗，利福平应用 2 个月后改用利福喷汀 0.45g 2 次/周至今。在住院过程中引流液培养均阴性。皮下不断出现新包块，穿刺后可流出淡黄色液体，包块不切自行破溃，治疗效果不好。且自 8 月 5 日起患者无诱因出现发热，夜间最高，体温最高 39℃，发热前无畏寒、寒战，不用退热药第二天体温可自行降至正常。

2002 年 9 月 17 日转来我院就诊，包块穿刺液涂片发现真菌，左肩换药时脱出一块 1cm $\times$ 2cm 骨质，为进一步诊治入院。发病过程中曾输血 800ml，体重减少 10kg。

既往史： 体健，否认肝炎、结核病史。曾行阑尾切除术及疝气修补术。对链霉素过敏。吸烟 6～10 支/日，历 20 年。

体格检查： T 38.3℃，P 84 次/分，R 22 次/分，BP 110/65mmHg。

全身未扪及肿大淋巴结。头面部、颈部、双上肢、肩部、胸背部、腹部皮下多发结节，小者质硬，大者有波动感，直径 1～10cm，局部皮温不高，结节有压痛。双膝关节压痛，因疼痛活动受限。双肩活动受限。背部、前胸及头部见伤口覆盖敷料，少量淡红色液渗出。口唇右偏，伸舌居中，胸骨正中及右侧胸壁见手术瘢痕，双侧胸廓不对称。右下肺叩诊浊音，右下肺呼吸音消失，未闻及干湿啰音。肝界上移。心率 84 次/分，律齐，各瓣膜区未闻杂音。腹壁多发小结节，压痛，腹部因疼痛，肝脾触诊不满意。无明显反跳痛或肌紧张。右手水肿，双下肢中度可凹性水肿。

实验室检查： 血常规：WBC（18.9～22.25）$\times 10^9$/L，N 0.766～0.852，L 0.108～0.195，Hb 81～91g/L，PLT（381～602）$\times 10^9$/L；尿、便常规正常，潜血（+）；肝功能：ALT 最高 109U/L，TP 10.7～11.26g/dl，ALB 2.69～2.84g/dl。蛋白电泳：γ 56.7%，β 6.8%；IgG 60.7g/L，尿轻链：κ 11.1mg/dl，λ 6.08mg/dl。

入院诊断： 发热待查

真菌感染

心包剥离术后

患者9月28日行右背部伤口切开引流，取坏死组织及少许碎骨，病理见炎性渗出、肉芽组织中巨噬细胞内充满真菌孢子，符合马内菲青霉菌感染。血培养、脓液培养均为马内菲青霉菌，药敏依次为伊曲康唑、两性霉素B及氟胞嘧啶，考虑患者诊断明确，予两性霉素B及伊曲康唑治疗。

1月7日复查血常规：WBC 7.49×10^9/L，Hb 108g/L，PLT 383 $\times 10^9$/L，较入院时明显下降。肝肾功能大致正常，ESR降至20mm/第一小时末。TP 8.48g/dl，ALB 4.7g/dl。胸腹部CT：胸腹皮下结节较前明显减少。2003年1月9日出院。

出院诊断： 全身播散性马内菲青霉菌感染

心包结核

心包剥离术后

患者出院后继续用伊曲康唑，至4月27日停药，因传染性非典型肺炎（SARS）未来院复查，停药2个月，6月17日又出现咳嗽、咳痰、气短和发热，在湘雅医学院作支气管镜检查，见左下叶黏膜充血，表面不平，管腔狭窄，不能进入。取分泌物培养有青霉菌生长，胸部CT示左下肺背段不张，右胸腔包裹积液。在当地用口服伊曲康唑不见好转来我院。

第二次住院日期2003年10月2日，10月24日死亡。第二次住院未考虑真菌复发，仅抗菌治疗，未用抗真菌联合治疗，患者很快全身衰竭死亡。虽未做尸解，但临床估计仍因真菌感染播散而死。

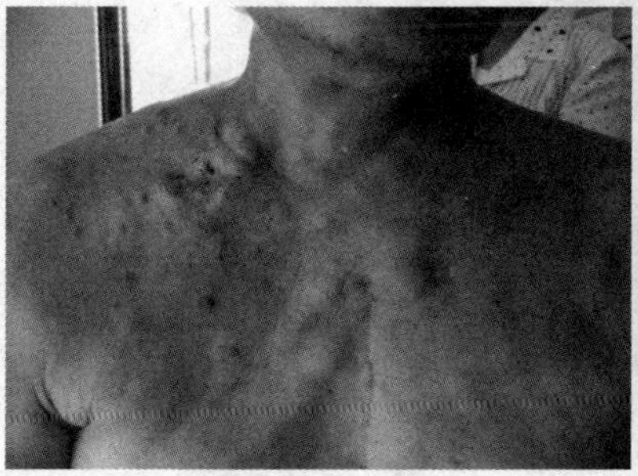

颈部皮下结节

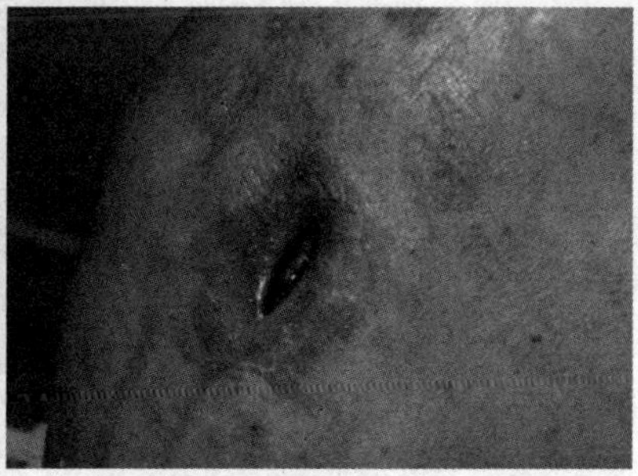

右肩脓肿引流切口，伤口不愈

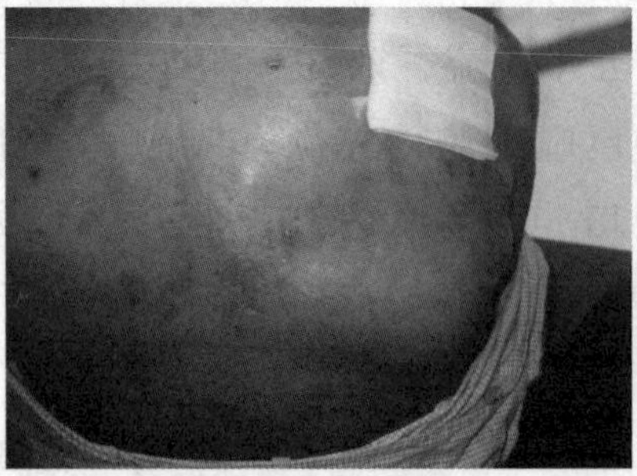
右背部皮下脓肿

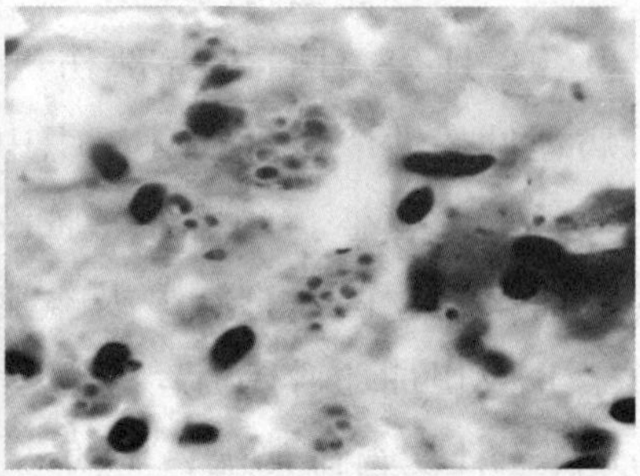
病理：显示伤口吞噬细胞内的真菌孢子

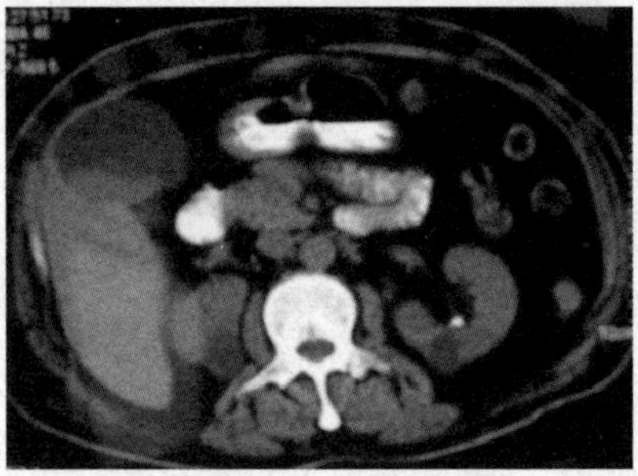
腹部CT见皮下多发脓肿

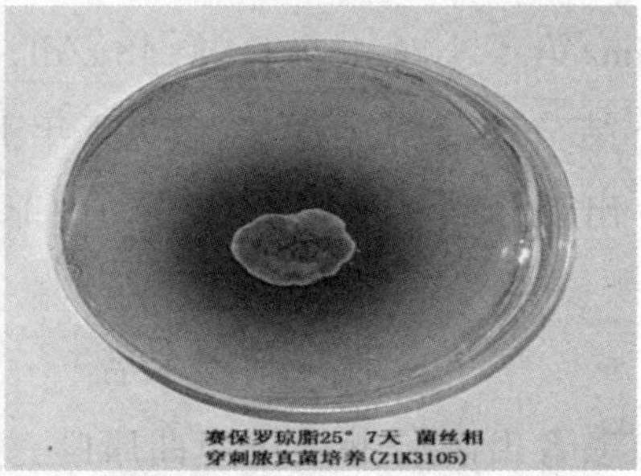

赛保罗琼脂培养25℃×7天——菌丝相

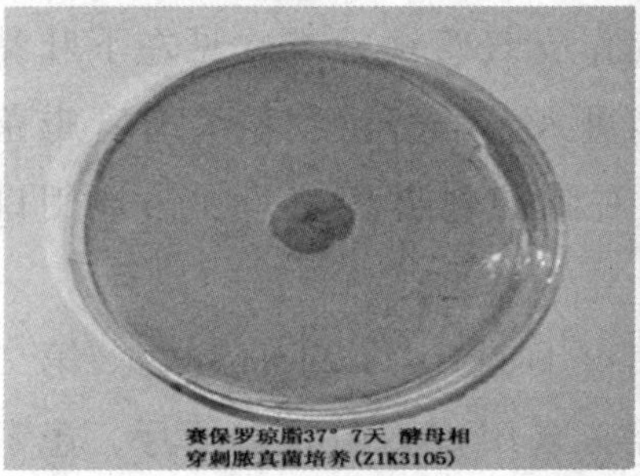

赛保罗琼脂培养37℃×7天——酵母相

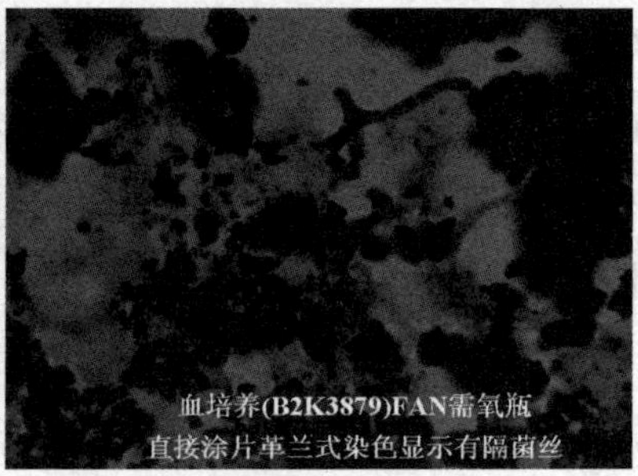

血培养Fan需氧瓶直接涂片
革兰染色显示菌丝有隔

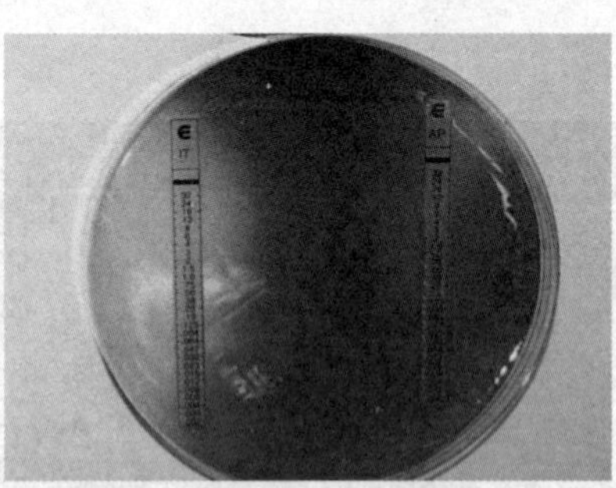
RPMI培基Etest检测MIC伊曲康唑，
两性霉素B敏感试验

图 4-3　病例 5 患者影像资料

点评

患者第一次住院是全身播散性马内菲青霉菌感染，经积极治疗恢复出院。第二次住院是真菌感染复发，当地已从痰培养有青霉菌生长，应该立即用两性霉素 B + 伊曲康唑 iv 治疗，因为真菌诊治的指南中有一条，以往真菌感染史很重要，有参考价值。另外患者血培养亦有马内菲青霉菌，出院后仅用 3 个多月的伊曲康唑（胶囊），其生物利用度不如口服液，复发是必然的，可惜的是第二次治疗未用两性霉素 B 和伊曲康唑注射液，否则患者还能存活一段时间。

病例 6 黄某，女性，24 岁，出生于江苏，销售员。第一次入院日期 2008 年 8 月 11 日，出院日期 2008 年 9 月 11 日。

主诉： 间断发热，关节疼痛 5 年余。

现病史： 2003 年 5 月患者无明显原因出现双下肢膝、踝关节疼痛，无晨僵，局部无红肿，无法行走，体温高达 39℃，伴畏寒、寒战和盗汗。当地医院诊断“伤寒”，治疗 1 周效果不佳，后自服中药治疗，症状可稍缓解。但仍有间断低热和膝关节痛，未予特殊诊治。2005 年 9 月出现双下肢、腰骶部、肩胛骨部疼痛。2005 年 12 月出现咳嗽、咳黄脓痰，伴发热，体温 38.5℃，抗感染治疗效果不明显。查 ESR 136mm/第一小时末，结核抗体阳性，胸片示右肺尖小片影，右肺门影增大。给予抗结核治疗（不详）。2006 年 3 月行纤维支气管镜检查，见右上叶前段开口肉芽肿性改变，右中叶开口有小结节，病理为炎性肉芽肿。2006 年 4 月继续抗结核治疗（异烟肼 + 阿米卡星 + 左氧氟沙星 + 乙胺丁醇），咳嗽稍缓解，肺内小片影吸收，但是仍有间断低热。2006 年 9 月患者腰部进行性疼痛，右上肢疼痛，伴有中等度发热，体温 38℃左右，右手腕皮肤病损，于当地诊治。腰椎 CT 显示 $T_{12} \sim L_1$、$L_{4\sim5}$ 椎体信号异常。骨盆 MRI：多腰椎内及左右髂骨内异常信号影。骨显像示多发性骨病变。骨髓穿刺及活检阴性。纵隔内肿块穿刺阴性。2007 年 7 月全身骨骼疼痛明显，当地考虑“结节病”，停止抗结核治疗（共抗结核治疗19个月）。骨髓涂片示浆细胞比例为11%。右臂淋巴结活检病理为血管滤泡增生（浆细胞型）。诊断“Castleman病”。给予泼尼松30mg/d，沙利度胺200mg/d，患者骨骼疼痛稍缓解，泼尼松及沙利度胺使用3个月，规律减量至停药。停药后再度出现骨痛，伴咳嗽、咳黄脓痰，胸片显示右肺门上方片状影，再次给予抗结核治疗（力克菲疾+左氧氟沙星+乙胺丁醇），咳嗽好转。2008年6月患者左肘部及右大腿肿胀疼痛加重，功能受限。行右肘部皮损活检，病理示浆细胞为主的炎症细胞浸润。右股部皮损活检，病理示纤维、肌肉组织内淋巴、浆细胞高度增生，倾向浆细胞增生性病变（包括全身性Castleman病）。考虑浆细胞病可能性大，2008年6月停用抗结核治疗，为求进一步诊治收治入院。入院时仍有发热，体温在38℃左右，骨痛明显，近1周患者感头疼、颈项僵硬，意识正常，无行为改变。发病过程中患者无光过敏、口腔溃疡、雷诺现象、口眼干、脱发。食欲尚可，尿便正常，体重下降16kg。

既往史： 2003年患者出现针点样皮疹，搔抓后成片，当地诊为“荨麻疹”。无心、脑、肺、肾等慢性病史。否认猩红热等其他传染病史。无药物及食物过敏病史。

个人史： 生于江苏，久居于云南，从事销售职业，长期接触香料等物品，无结核接触史。预防接种史不详。无吸烟、饮酒嗜好。

家族史： 父母体健，否认肿瘤、遗传及类似病史。

体格检查： T 36.7℃，P 90次/分，R 20次/分，BP 110/65mmHg，SPO_2 97%。

发育正常，慢性病容，贫血貌，自动体位，神志清楚，查体合作。右腕部及右肘关节处有红色皮疹上可见脱屑。左腋下可及2枚淋巴结肿大直径2~4cm，质韧，可活动，右侧可及3枚肿大淋巴结，1~2cm大小，性质同左侧。双侧腹股沟区可及数枚直径0.5~1cm大小淋巴结，无压痛。头颅五官正常。颈部正常。心、肺和腹部查体正常。右膝关节及左肘关节处肿胀，无明显压痛，皮温正常。膝腱反射正常，病理征阴性。

辅助检查： 血常规（2008年7月17日）：WBC 6.9×10^9/L，L

0.275, N 0.677; Hb 87g/L; PLT 249 × 10^9/L。

我院病理会诊：①淋巴结反应性增生，伴大量浆细胞浸润；②腿部横纹肌纤维组织，其内血管周围见多量淋巴细胞及浆细胞浸润，部分呈片状；③少许骨及骨缘组织，骨髓组织中造血成分增多，粒、红比例大致正常，可见散在及小灶分布的成熟浆细胞，巨核细胞可见；④小块皮肤组织表皮未见特殊，真皮浅至深层内附属器及血管周大量淋巴细胞、浆细胞浸润，部分融合成片，不除外风湿免疫系统或系统性浆细胞增生性疾病。

患者的诊断不明，入院后先完善检查，以探寻诊断的线索。

血常规：WBC 7.1 × 10^9/L，RBC 3.36 × 10^{12}/L，Hb 80g/L，PLT 250 × 10^9/L；尿常规及便常规正常；生化检查：TP 81g/L，ALB 25g/L，Cr 52μmol/L；ESR 115mm/第一小时末；CRP 77.8mg/dl；蛋白电泳：γ48.4%。多次血培养（包括结核培养）阴性。TB-SPOT阴性。痰细菌涂片见革兰阳性球菌成对成链，革兰阴性杆菌少量，革兰阴性双球菌可见，酵母样孢子偶见，假菌丝偶见，抗酸染色阴性。细菌培养为铜绿假单胞菌和白色念珠菌。

因患者入院前出现头痛，且诊断不明，入院后行腰穿。脑脊液压力160 mmH_2O，常规检查正常，Glu 2.4mmol/L，Cl 119mmol/L，PRO 0.23g/L，脑脊液半定量的细胞学检查正常，脑脊液的细菌和真菌培养、抗酸染色、隐球菌抗原检测均阴性。免疫学检查：ANA（+）1∶80，抗ds-DNA抗体（-）；ANCA：IF-ANCA（+）1∶20（正常值应<1∶10）；PR3-ANCA 34（正常值<20RV/ml）RV/ml；MPO-ANCA（-）；ENA（-）；LA、ACL（-）。IgG 45.7g/L，IgA 2.58g/L，IgM 2.84g/L；血清免疫固定电泳正常。

放射科医生系列阅读患者的影像学照片，会诊意见如下：①右上肺结核、右肺门及纵隔淋巴结结核，胸片随访，病变吸收消失；②胸部CT（2006年1月至2007年7月）：右上肺结核、右肺门及纵隔淋巴结核，CT随诊，肺内肺门纵隔病变有吸收缩小，结核基本稳定。

8月21日内科多学科联合查房认为该患者临床上不支持浆细胞病，目前患者浆细胞增多为反应性浆细胞增生可能性大，呈多克隆性免疫球蛋白分泌，常见于结核病，其次为自身免疫性疾病。建议多部位活检，寻找病理学诊断依据，可以开始诊断性抗结核治疗。8月21日行皮损处皮肤活检和淋巴结活检。8月25日在CT引导下行L5椎体活检。淋巴结病理：淋巴结反应性增生，滤泡间大量成片浆细胞增生，伴中性粒细胞浸润。免疫组化：CD21（+），CD68（+），CD3（+），CD20（+），PC（+）。皮肤病理：皮肤组织慢性炎症，真皮浅层及深层有较多淋巴细胞及浆细胞浸润。

患者入院以后一直发热，体温在37.5℃左右，8月25日起体温升至39℃左右，伴畏寒和干咳，无寒战。8月30日出现咳黄浓痰，右肺闻及湿啰音，CT扫描显示右肺门增大，右主支气管变窄，右中上肺片状影；右中上肺实变；右下肺片状影；纵隔内小淋巴结影；右侧少量胸腔积液（图4-4）。8月30日起开始给予异烟肼、乙胺丁醇、左氧氟沙星、阿米卡星和克拉霉素联合抗结核治疗。

9月3日全内科大查房，综合查房意见认为诊断仍不明确，Castleman病可以除外，倾向于结核病的诊断，建议行纤维支气管镜检查和股骨的骨活检。患者拒绝骨活检。9月5日行纤维支气管镜检查，镜下见支气管正常，毛刷涂片的细菌、真菌和抗酸杆菌均阴性，肺泡灌洗液细菌和真菌培养阴性。在CT引导下行肺穿刺活组织检查，组织匀浆涂片见革兰阴性杆菌，真菌和抗酸染色阴性，肺穿刺组织病理为肺组织内大量中性粒细胞及纤维素样渗出。

诊断性抗结核治疗一周后，患者体温降至正常，咳嗽、咳痰明显好转。9月8日复查胸部CT，显示右肺上叶实变伴空洞形成，右肺纹理增重伴弥漫小结节，左肺上叶前段斑片影，纵隔淋巴结增大，左侧腋窝淋巴结肿大。9月11日出院，在门诊继续接受诊断性抗结核治疗，随诊观察病情变化。

2008年10月，无发热，左大腿疼痛，休息后好转。右肘部明显水肿，皮温较前低，周围有皮下结节2~3个，直径3~5mm。ESR 99mm/第一小时末；CRP 64.8mg/dl。CT扫描显示右上肺实变影明显消散，遗留部分索条纤维影、空洞（图4-4）；肝脾同前；胸廓入口处及左腋窝淋巴结变大变多。

2009年1月，无发热，右腕部皮损略好转；ESR 110mm/第一小时末；CRP 95. 6mg/dl。继续诊断性抗结核治疗（异烟肼、乙胺丁醇、克拉霉素和左氧氟沙星）。

2009 年 4 月，无发热，无咳嗽、咳痰，偶有盗汗；右腕部皮损略好转；右肘部无变化；右下肢胫骨疼痛消失。夜间右股部酸胀，局部发热、瘙痒，影响睡眠。体重增加 2kg。ESR 99mm/第一小时末；CRP 64. 1mg/dl。胸腹部 CT 示右上肺斑片影及空洞较前明显吸收（图 4-4）；肝脾同前；纵隔未见明显淋巴结肿大；左腋窝淋巴结较前缩小。X 线胸片显示右股骨下段局部骨密度减低，骨皮质花边样改变，骨髓炎可能。

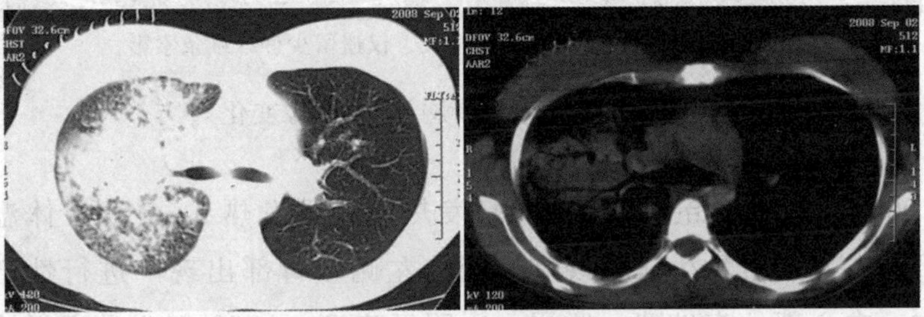

2008年9月2日：右中上肺实变

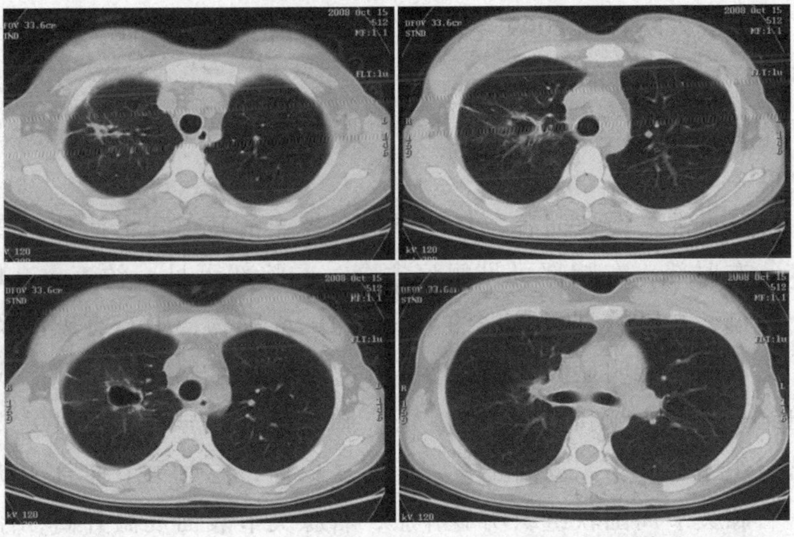

2008年10月15日：右上肺实变影明显消散，遗留部分索条纤维影、空洞

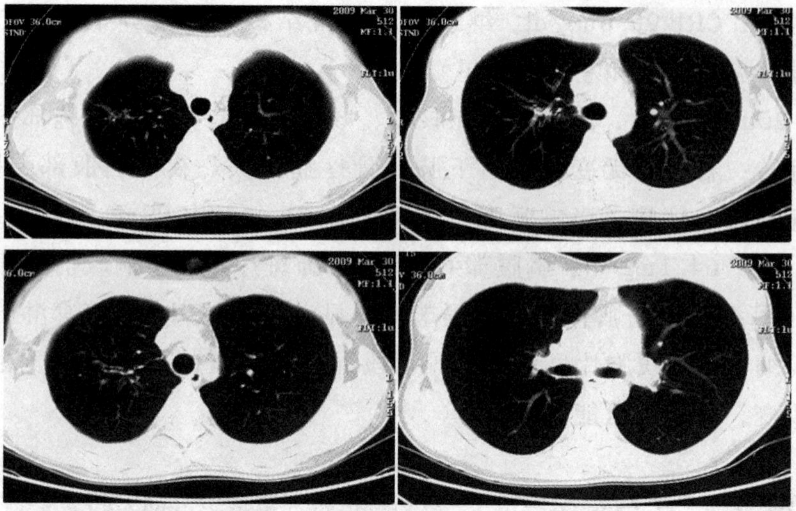

2009年3月30日：右上肺空洞消失，仅遗留少许纤维条索影

图 4-4　病例 6 患者胸部 CT 影像变化

自 2009 年 7 月开始患者出现间断发热，每周发热 2 ~ 3 次，体温在 38℃左右，通常发生于傍晚和晚间。左侧腰背部出现一进行性增大肿物，中心部位有破溃、脱屑，无明显疼痛。2009 年 8 月底门诊随诊，考虑病情再次活动，于 8 月 31 日再次入院治疗。

第二次入院日期 2009 年 8 月 31 日后反复多次住院，末次出院日期 2010 年 3 月 16 日。

体格检查： T 36.8℃，P 90 次/分，R 18 次/分，BP 95/60mmHg。

发育正常，慢性面容，自动体位，神志清楚，言语清楚，查体合作。右肘部、右腕部可见瘢痕愈合，右腕部可见一约 1cm × 1cm 大小结痂，左腰臀部可见一约 10cm × 10cm 肿物，中心有破溃及脱皮，无压痛，无明显波动感，瘘口有黄色脓液溢出（图 4-5）。浅表淋巴结未及。头颅和五官正常。心、肺和腹部无异常。左肘关节周围软组织明显肿胀，皮温正常，无明显压痛，左肘关节伸直活动受限；右膝关节周围软组织明显肿胀，右膝关节表面皮温升高，浮髌征（ + ），无明显压痛，屈曲略受限。膝腱反射正常，巴氏征阴性。

入院以后行 CT 平扫和增强扫描，显示左侧腰大肌、髂腰肌、竖脊肌、髂内肌及臀中肌、臀大肌肿胀，左侧腰大肌后方与髂腰肌

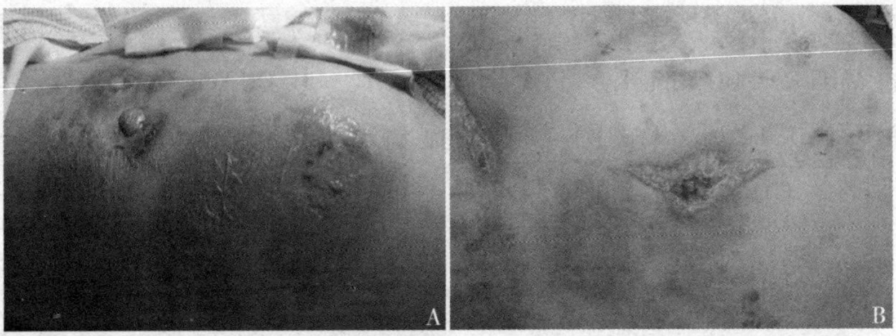

图 4-5　病例 6 患者治疗前后皮疹变化

A：患者入院时左侧腰部和臀部红肿、溃破，有黄色脓液溢出。B：两性霉素 B 治疗 3 个月后，红肿明显消退

间不规则软组织密度影，增强后多发环形及结节样强化，皮下脂肪内团片影，伴腰椎体多发骨质侵蚀（图 4-6）。腰背部肿物超声发现左侧腰部皮下软组织内可见 1.8cm×1.9cm 无回声，内充满细点状低回声。入院以后患者臀部肿物溃破，有脓液溢出。9 月 12 日行背部脓肿切开，切除少许脓壁组织送病理检查和组织培养，留取脓液送培养。

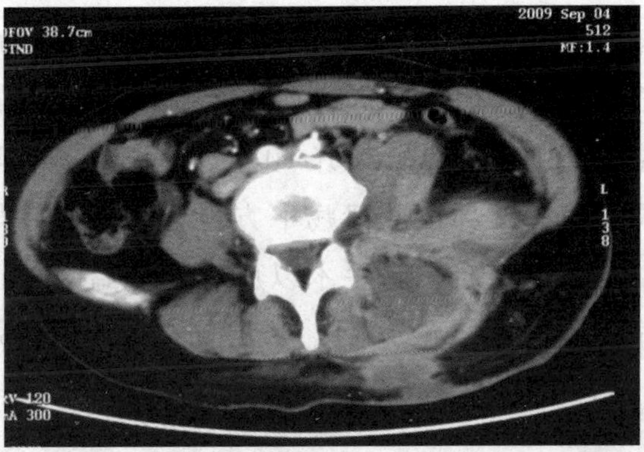

图 4-6　病例 6 患者第二次入院 CT 图像

CT 扫描显示左侧腰大肌后方与髂腰肌间不规则软组织密度影，增强后多发环形及结节样强化，皮下脂肪内团片影，伴腰椎体多发骨质侵蚀

9月14日脓液和组织中均分离出真菌。9月16日开始静脉点滴两性霉素B治疗。9月19日，真菌经鉴定为马内菲青霉菌，伊曲康唑的MIC<0.002mg/L，伏立康唑的MIC=0.003mg/L，两性霉素B的MIC=0.125mg/L（图4-7）。血清G试验为346.1pg/ml，HIV-Ab阴性，$CD4^+$淋巴细胞534/μl。

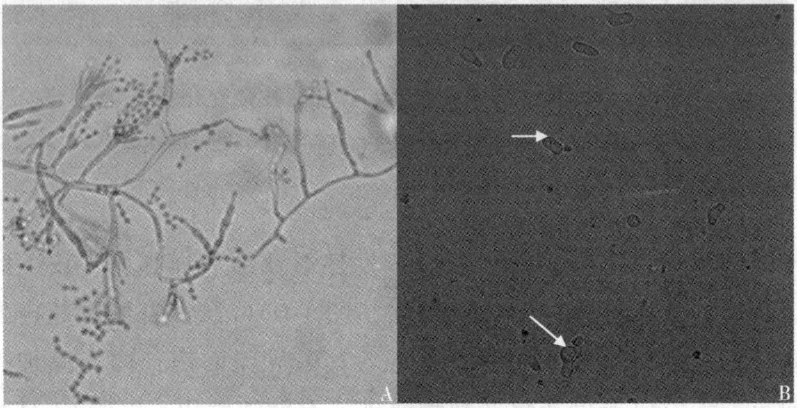

图4-7　病例6患者脓液与脓壁组织培养

在脓液和脓壁组织中均分离出马内菲青霉菌，该菌在25℃的培养条件下呈现菌丝相（A），在35℃的培养条件下呈现酵母相（B）

两性霉素B的剂量逐渐增加至50mg/d，抗结核治疗改为异烟肼和乙胺丁醇维持治疗。但是臀部的病变范围逐渐扩大，9月29日进行清创。在左臀部肿胀处纵行切开10cm，皮下为有分隔的脓腔，内含黄白色黏稠脓液；腰部皮肤溃疡下方也为脓腔，并与臀部脓腔形成窦道，清创刮除肉芽组织。手术以后患者体温降至正常，臀部病变范围逐渐缩小、愈合（图4-5）。目前仍在应用两性霉素B治疗。

点评

这是一个罕见的播散性马内菲青霉菌感染病例。青霉菌属偶尔可以感染人类，造成青霉菌病，包括产黄青霉菌、橘青霉菌、微紫青霉菌、马内菲青霉菌和产紫青霉菌。马内菲青霉菌感染越来越受到重视。在体外，25℃的培养条件下，该菌呈现菌丝相，

35℃的培养条件下，呈现酵母相。马内菲青霉菌是流行于热带地区的地方性双向真菌。该病主要流行在东南亚一带，包括泰国及其周边地区，我国的云南和台湾地区。该菌主要感染 HIV/AIDS 患者，也可感染血液病恶性肿瘤和接受免疫抑制剂患者。通过吸入感染人体，造成原发性肺部感染，继而导致真菌血症和播散性感染，常累及淋巴系统、肝、脾和骨骼，病程中颜面、躯干和四肢可见痤疮样皮肤损害。马内菲青霉菌感染常危及生命。马内菲青霉菌对两性霉素 B、氟胞嘧啶和氟康唑的 MIC 值通常较高，而对伊曲康唑、酮康唑、伏立康唑和特比萘酚的 MIC 值较低。从本患者分离到的菌株对两性霉素 B、伊曲康唑和伏立康唑高度敏感，使用两性霉素 B 治疗有效。

（五）曲霉菌引起肺脓肿

病例7 孟某，女性，56 岁，山东农民。入院日期 2007 年 10 月 26 日，出院日期 2008 年 1 月 14 日。

主诉：间歇发热 9 个月。

现病史：2007 年 2 月患者开始发冷、发热，伴头痛，乏力，全身关节肌肉疼痛。无咳嗽，无胸痛，无气短亦无腹泻，患者去当地医院按感冒治疗，7 天后好转。但 2 周后又发热在县医院检查 Hb 61g/L，WBC 10.3×10^9/L，PLT 110×10^9/L。4 月 13 日转至铁路医院，胸部 CT 发现左下肺有一包块，给用左氧氟沙星 + 甲硝唑 + 泼尼松 15mg 2 次/日，体温下降但仍有低热。乃转至省医院，建议行左下肺叶切除术，因血小板低，于 2007 年 10 月 26 日转至北京协和医院。

既往史：无肺结核，无肝炎，在外因贫血输过血。母亲有糖尿病，女儿健康。

体格检查：T 37℃，P 82 次/分，R 20 次/分，BP 110/80mmHg。

发育正常，营养中等，步入病房，神情合作，皮肤巩膜无黄染，无全身淋巴结肿大，心肺正常，腹软，肝脾未及。

实验室检查：WBC 13.25×10^9/L，N 0.065，Hb 98g/L，PLT 82×10^9/L。肝肾功能正常，ESR 67mm/第一小时末。

胸部 CT：左下肺有一肿块。

临床诊断：肺隔离症

左下慢性肺脓肿

住院后于2007年11月6日局麻后在CT引导下行肺穿刺，11月16日病理报告坏死组织和炎性渗出，在坏死组织中可见真菌菌丝，疑曲霉菌。

2007年11月14日开始用米卡芬净（micafunjing）治疗，100mg iv qd×2d，然后150mg iv qd×12d，患者体温由38.4℃下降至37.4℃。临床症状与体征有明显进步，但左下肺包块依旧。2007年12月4日改用两性霉素B，从1mg iv qd开始逐渐增加至25mg iv qd，2007年12月13日转至胸外科病房。2007年12月17日手术切除左下叶肺组织。病理报告：肺组织有急性慢性炎症，有肺脓肿，显微镜下可见大量真菌菌丝。

术后患者恢复良好，转回感染科病房继续用两性霉素B治疗，直至出院前改伊曲康唑口服液200mg 2次/日。复查胸片：左下胸腔可见少量胸腔积液。2008年1月14日出院，继续用伊曲康唑口服液，并在门诊随诊。

出院诊断：左下肺脓肿由曲霉菌引起

左下肺叶切除术后

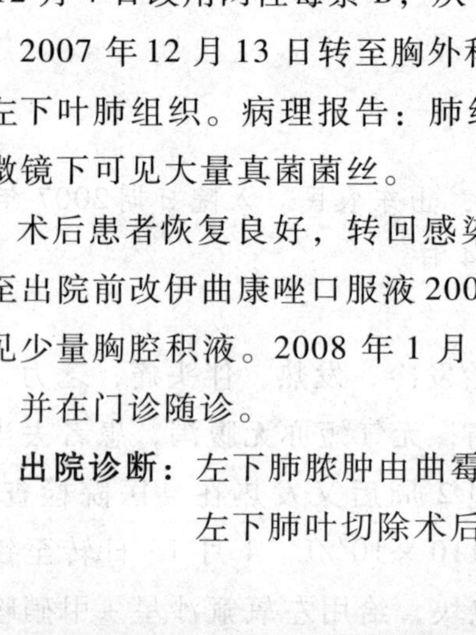

2007年10月12日胸部CT：左下肺有一包块

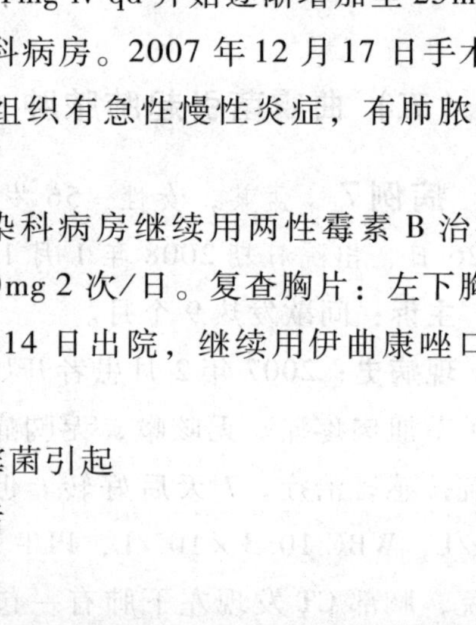

2007年10月12日胸部CT

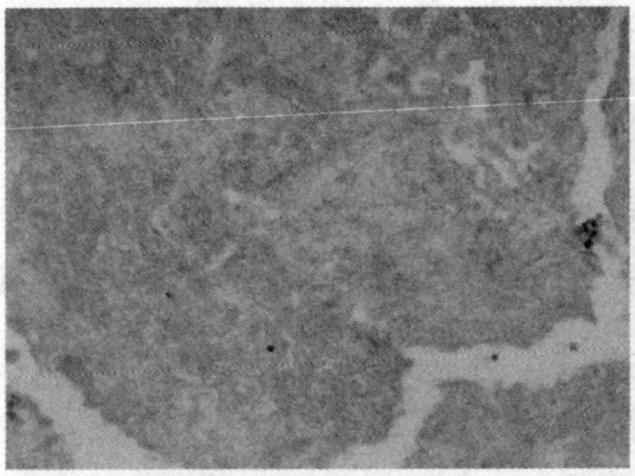

穿刺病理报告：有大量菌丝

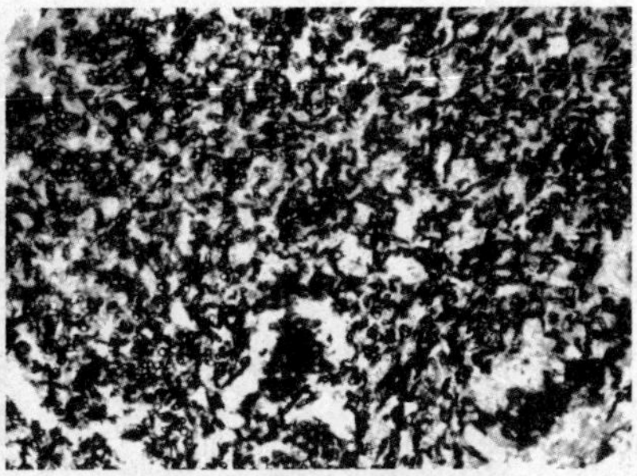

银染色菌丝呈黑色

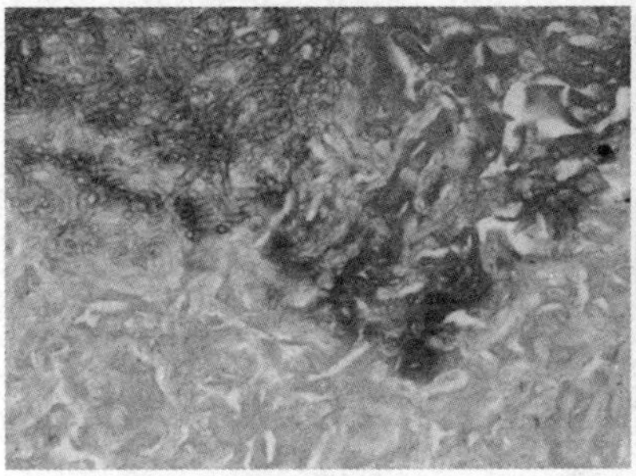

肺切除后病理报告：坏死组织中有大量菌丝

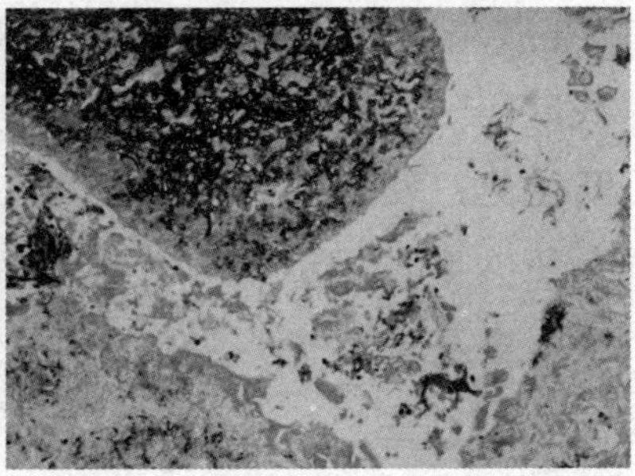

银染色菌丝呈黑色

图 4-8　病例 7 患者影像学及病理资料

点评

患者左下肺团块状病变，在外院一直按细菌性感染治疗，准备手术，因血小板低转来我院。经 CT 引导下行肺穿刺。病理报告有大量菌丝，用米卡芬净 iv 两周，体温下降，一般情况好转，改用两性霉素 B 2 周后行左下肺叶切除术。术后继续用两性霉素 B 4 周，出院前换成伊曲康唑口服液 200mg 2 次/日，可能继续服用至少 3 个月，否则容易复发。患者如能早作肺穿刺，诊断会早些明确，不至于等血红蛋白降至 61g/L、PLT $< 80 \times 10^9$/L 再冒险作手术。本例给临床医师的启发，慢性肺脓肿用抗生素治疗 2 ~4 周，效果不显者，可早期在 CT 引导下行肺穿刺，送微生物培养和病理，能及时发现真菌或非结核分枝杆菌，改变治疗用药，患者可能会恢复得快些。

病例8 李某，男性，45岁。入院日期2007年1月16日，出院日期2007年4月3日。

主诉：咳嗽、咳痰伴喘憋20多年，加重22天。

现病史：有慢性阻塞性肺疾病（COPD）病史20多年，每年冬天患咳嗽咳痰，有时伴喘憋及发热，经常需用抗生素治疗，症状常持续1个月左右。此次发病20多天，在外诊断肺部感染，可能为真菌感染、伴呼吸衰竭，血气 PO_2 29mmHg。在当地作气管切开，置入气管插管，连接呼吸机，吸痰及供氧。在外院曾用氟康唑（大扶康）、亚胺培南（泰能）+万古霉素治疗。因反复感染、处理困难，转来我院。

既往史：发现血糖升高半年，未用降糖药，仅用饮食控制，否认高血压、肝炎、结核病史，无手术及输血史。

个人史及家族史：吸烟20多年，每天20多支。少量饮酒，爱人及子女均健在。

体格检查：T 39℃，P 128次/分，R 18次/分，BP 95/65mmHg。

发育中等，营养差，药物镇静状态，昏迷，血压用多巴胺5μg/min维持在95/65 mmHg。皮肤无黄染、无出血点，双瞳孔等大等圆，对光反射存在，鼻通畅，外耳无分泌物，口唇无发绀，咽不红，扁桃体不大，颈无阻力，表浅淋巴结不肿大。胸部无畸形，两肺散在大量痰鸣音，右侧呼吸音低，心率138次/分，律齐，各瓣膜区未闻杂音，腹软无压痛和包块，肝脾未及。双下肢无水肿，未引出病理征。

实验室检查：血常规：WBC $12.65\times10^9/L$，N 0.89，L 0.052，M 0.056，Hb 107g/L，PLT $235\times10^9/L$。肝肾功能：ALT 36U/L，TP 53g/L，ALB 23g/L，TBil 8.7μmol/L，DBil 5.5μmol/L，K^+ 4.3mmol/L，Na^+ 138mmol/L，Cl^- 112mmol/L；Cr 77μmol/L，BUN 4.7mmol/L。

胸片：两肺大片阴影。2007年2月2日胸部CT：左肺上叶底部实变阴影范围扩大。2007年2月25日治疗后左上病变较前有缩小，部分已吸收。

痰培养1月18日起8次均有烟曲霉，1次为黄曲霉，还有复合真菌+细菌感染，如鲍曼不动杆菌+烟曲霉；前者对多个药耐药，痰培养还出现铜绿假单胞菌等。血培养：鸡葡萄球菌对万古霉素、利奈唑胺、磺胺、利福平敏感

入院诊断：COPD

肺部感染 细菌+真菌

呼吸衰竭

住院后继续用抗生素包括头孢吡肟（马斯平）2g iv q12h（1月16日至2月5日共5天），伏立康唑（威凡）200mg q12h（1月16日至2月3日），卡泊芬净（科赛斯）50mg qd（1月27日至2月25日），后换用两性霉素B（安浮特克）200mg qd（2月3日至2月20日），同时用万古霉素（1月16日至2月5日）。1月19日体温升至39℃，痰培养有鲍曼不动杆菌、铜绿假单胞菌，乃停头孢吡肟加用头孢哌酮钠/舒巴坦钠（舒普深）2g q8h+米诺环素0.1g q12h（1月19日至1月25日），1月26日体温升至40℃，加用TMPco及左旋氧氟沙星；1月27日至2月8日用亚胺培南0.5g q6h，2月16日体温再次升高达39℃，加用头孢哌酮钠2.0g q8h。

住院后其他检查：血常规白细胞波动在（10~20）$\times 10^9$/L，N 0.83~0.93，Eos 0.001~0.008；痰找抗酸杆菌4次（-）；1月24日支气管灌洗液培养：鲍曼不动杆菌、铜绿假单胞菌；1月29日支气管灌洗液培养：烟曲霉；TORCH：弓形虫抗体IgM、IgG（-）；风疹抗体IgM（-），IgG（+）1∶80；CMV IgG（+）1∶256，IgM（-）；ANA IgG（+）1∶40 SN，ANCA（-）；抗中性粒细胞抗体（-），CD3 50.1%，CD4 32.1%，CD8 15.7%，CD4/CD8=2.0。

2月25日，有间断喘息发作，脱机困难。临床诊断：肺部真菌感染，肉芽肿性疾病，COPD。进一步院内会诊：有关诊断和治疗。抗生素联合3个强有力的，泰能+科赛斯+威凡，要适当延长抗真菌的治疗。患者感染逐渐被控制，呼吸机的条件也逐降低，加强吸痰，先后曾多次用支气管镜吸痰和灌洗，保持痰能顺利排出。最后脱开呼吸机。3月12日血气 PaO_2 95mmHg。已不发热，肺部感染基

本控制，于2007年4月3日出院，回当地医院随访。

出院诊断： 肺部感染（烟曲霉菌+鲍曼不动杆菌+铜绿假单胞菌）

COPD

呼吸衰竭

点评

患者为COPD，反复肺部感染，此次出现呼衰伴高热，在外院用大扶康+亚胺培南+万古霉素不见效，来我院痰培养8次为烟曲霉菌，还有同时合并鲍曼不动杆菌和铜绿假单胞菌，因此加强抗真菌药用伏立康唑+科赛斯，对细菌先后用米诺环素、左氧氟沙星、亚胺培南和舒普深，同时加强一般支持治疗。多次用支气管镜吸痰和灌洗，保持痰能顺利排出，最终感染被控制，呼吸机也脱开。本例给我们的经验是危重患者，不能单靠抗生素来控制，要重视一般支持治疗，如吸痰、支气管镜灌洗、翻身拍背和加强营养等，也能起很重要的作用。争取早日离开医院，因为医院内的感染，常常是多耐药的，能早出院回家比留在医院强，要想办法说服患者和家属。

病例9 杨某，女性，17岁，学生。入院日期2007年8月21日，出院日期2007年9月28日。

主诉： 间断多关节疼痛4年多，加重伴发热2个月。

现病史： 患者于2003年初，无明显诱因出现双膝关节、双踝关节、双腕关节及双手小关节对称性疼痛，无关节肿胀和活动受限，无明显晨僵。同时伴双下肢紫红色片状皮疹，不高出皮面，呈散在分布，不伴鳞屑但有发热，体温不详，无肌痛、无水肿及尿色的异常。当地医院检查：ESR 2mm/第一小时末，CRP 9.44mg/L，ASO 56.7U/ml，诊断为结节红斑，给予抗病毒及抗生素治疗后好转出院。2004年2月再次出现发热，T 39℃，同时伴四肢大关节疼痛，关节轻度肿胀及活动受限，脱发明显，无皮疹，无咳嗽、咳痰等，多次查血 WBC 低，就诊当地医院检查：ESR 37mm/第一小时末，补体：C_3 0.46g/L，C_4 0.11g/L，血常规：WBC 2.6×10^9/L，PLT 150×10^9/L，ANA（+），抗 ds-DNA 抗体（+），尿蛋白 24 小时 0.6g，诊断系统性红斑狼疮。开始用甲泼尼龙 40mg iv qd×5d，以后改为甲泼尼龙（美卓乐）40mg qd po，同时 CTX 400mg 和 600mg 交替 iv，症状缓解出院，泼尼松 50mg qd po，继续用 6 周，以后规则减量由 50mg/d 每 2 周减 5mg；30mg/d 每 2 周减 2.5mg；20mg/d 每 2 周减 1.25mg，至 10mg/d 后为维持量。CTX 每月（400mg d1，600mg d2），共用 8 个月，以后改为每 3 个月一次，每次 1g iv，每 6 个月一次，每次 1g iv，总量至今为 CTX 15g。这段治疗期间检查血常规大致正常，ESR 30～38mm/第一小时末，尿蛋白 <0.15g/24h，无关节痛等不适。2006 年 12 月患者受寒后再次出现上述关节痛症状，无发热、皮疹。复查 ESR 52mm/第一小时末，CRP 4.73mg/dl，考虑狼疮活动。于 2007 年 1 月调整甲泼尼龙 40mg iv qd，随后改为美卓乐 32mg qd，1 个月后减量，恢复用泼尼松，同时加来氟米特（爱若华）10mg qd，症状减轻，ESR 32mm/第一小时末。2007 年 3 月受寒后关节痛又犯，于 2007 年 6 月无诱因又出现发热，38.5℃，伴寒战，体温可自行降至正常，逐渐有腰背部疼痛，无咳嗽，无尿少、尿频及水肿，就诊当地医院，查 ESR 102mm/第一小时末，血常规：WBC 21.60×10^9/L，Hb 82g/L，PLT 130×10^9/L，尿常规：大致正常。血生化 Alb 27.5g/L，血补体正常，多次血培养有浅绿气球菌×3 次（+），人葡萄球菌×2 次（+）；表皮葡萄球菌×1 次（+）；心肺 CT：未见异常；UCG：左心室肥厚。2007 年 8 月泼尼松加至 80mg qd po，抗生素用舒普深。仍然高热，不退，T 41℃，双手掌出现红色斑丘疹无压痛，为进一步诊治 2007 年 8 月 21 日收入我院免疫内科病房。

既往史：个人史、家族史月经史无特殊。

体格检查：T 36℃，P 138 次/分，R 19 次/分，BP 130/90mmHg。

一般尚可，发育正常，肥胖型，神清合作，腰骶部皮肤可见数个浅红色皮疹，压之不褪色，不痛亦不痒，全身浅表淋巴结未及，头颅无异常，眼睑无水肿，结膜不充血，双瞳孔等大等圆，巩膜无黄染，口腔黏膜无溃疡及白斑，扁桃体不大，颈无抵抗，心肺未发现异常。腹软，肝脾未及，腹部无压痛或反跳痛，四肢关节无红肿，肌力正常，无病理征。

实验室检查：血常规：WBC 15.87×10^9/L，Hb 87g/L，PLT 157×10^9/L，网织红细胞 4.68%；尿常规：蛋白 0.3g/L，RBC 25/μl，24 小时蛋白定量 0.72g；腰穿 CSF 压力 190cmH_2O，常规生化及细菌学未见异常；补体大致正常；ANA（+）1∶320；抗 ds-DNA-IF（-），ELISA 228U/ml，ACL（-）；痰培养：产酸克雷伯菌、黏质沙雷菌；血培养（-）；胸部 CT：右肺微小结节影，纵隔多发淋巴结影。

诊断：感染可能性大

系统性红斑狼疮（无活动）

住院后继续用抗生素及泼尼松 60mg qd，体温逐渐下降。8 月 27 日再次高热，伴持续腹部绞痛、腹胀，无呕吐，有排气排便，便潜血（+），腹部平片显示肠梗阻。免疫组查房考虑与狼疮活动，累及消化道及心肌。乃于 8 月 29 日开始加甲泼尼龙 1.0g iv 静滴 3 天，并给 IVIG 20g 3 天。冲击期间患者头痛逐渐缓解。8 月 30 日夜患者腹痛加重，排褐色糊状便 4 次，量 3000ml，便潜血（+），8 月 31 日 2∶00pm，突然出现休克，继而心跳骤停，意识丧失，立即复苏后呼吸循环恢复，血气显示明显代谢性酸中毒。血常规 Hb 20g/L，予以气管插管呼吸机辅助呼吸，血管活性药维持血压，但患者血压心跳仍不稳定，遂转入 MICU。进一步扩容、输血、抑酸止血，循环逐渐稳定，Hb 上升至 74g/L，甲泼尼龙减为 40mg qd。9 月 2 日脱机拔管，维持面罩给氧，血气 SPO_2 100%。9 月 4 日血气 SPO_2 降至 69%，左肺呼吸音消失，胸片显示左肺透亮度减低，左肺支气管闭塞，急作支气管镜，见左肺上叶后段舌叶开口处有白色分泌物，吸出后，管腔通畅。复查胸片左上肺复张。9 月 7 日发热 38℃，支气管分泌物培养报告有鲍曼不动杆菌，乃给舒普深抗感染，次日体温正常，转入感染内科。

9 月 8 日 双鼻导管吸氧，生长抑素（思他宁）、呋塞米（速尿）

泵入，尿量120～270ml/h，胸片左肺已复张，右肺正常。停用思他宁。心率80～100次/分，肾功能正常，血气正常。肝功能：ALT 62U/L，ALB 26g/L；血常规 Hb 92g/L，WBC 正常；ANA（+）SN 1∶40，抗 dsDNA（-）。9月13日生命体征平稳，停心电监护，拔除胃管，少量饮水，由静脉高营养过渡至胃肠。抗感染因9月5日痰培养有光滑念珠菌+曲霉菌，在外院用过氟康唑，开始用米卡芬净150mg IV qd×10天。9月19日痰培养有黄曲霉菌+光滑念珠菌。9月24日停米卡芬净，改为口服伏立康唑200mg 2次/日，针对原发病加用羟氯喹200mg 2次/日+MTX 10mg/w口服。9月24日胸片：左肺大片实变影，右肺内多发片状阴影，较前有明显吸收，部分已消失。9月28日出院。

出院诊断：肺部感染——真菌+细菌（黄曲霉菌+光滑念珠菌+鲍曼不动杆菌）
系统性红斑狼疮
消化道受累
不完全性肠梗阻
消化道大出血（激素的因素）
失血性休克
呼吸心跳骤停
心肺复苏成功
狼疮肾炎

出院后继续用以下药物，定期门诊随诊

（1）伏立康唑200mg bid，一周后改为200mg qd。

（2）羟氯喹200mg 2次/日。

（3）甲氨蝶呤10mg qw。

（4）泼尼松40mg qd。

（5）美托洛尔（倍他乐克）37.5mg q12h。

（6）碳酸钙（协达利）0.5mg tid。

（7）骨化三醇（罗盖全）0.25μg qd。

点评

系统性红斑狼疮患者反复发作，加大激素量，发热、关节痛就能减轻，2007 年 8 月 27 日再次高热伴腹痛，考虑与狼疮活动相关，累及消化道及心肌。乃于 8 月 29 日开始加甲泼尼龙 1.0g iv 静滴 3 天，并给 IVIG 20g 3 天。8 月 30 日排褐色糊状便 4 次，量 3000ml，便潜血（+），8 月 31 日下午 2：00，突然出现休克，继而心跳骤停，意识丧失，立即复苏后呼吸循环恢复，血气显示明显代谢性酸中毒。血常规 Hb 20g/L，予以气管插管呼吸机辅助呼吸，血管活性药维持血压。转入 MICU。进一步扩容、输血、抑酸止血，循环逐渐稳定，Hb 上升至 74g/L，甲泼尼龙减为 40mg qd。9 月 2 日脱机拔管，维持面罩给氧，血气 SPO_2 100%。9 月 4 日血气 SPO_2 降至 69%，左肺呼吸音消失，胸片显示左肺透亮度减低，左肺支气管闭塞，急作支气管镜，见左肺上叶后段舌叶开口处有白色分泌物吸出后，管腔通畅。复查胸片左上肺复张。支气管分泌物培养报告有鲍曼不动杆菌，乃给予舒普深抗感染，次日体温正常，转入感染内科。9 月 13 日 生命体征平稳，停心电监护，拔除胃管，少量饮水，由静脉高营养过度至胃肠。抗感染因 9 月 5 日痰培养有光滑念珠菌 + 曲霉菌，在外院用过大扶康，开始用米卡芬净 150mg iv qd × 10d。9 月 19 日痰培养有黄曲霉菌 + 光滑。9 月 24 日停米卡芬净改为口服伏立康唑 200mg 2 次/日。9 月 24 日胸片：左肺大片实变影，右肺内多发片状阴影，较前有明显吸收，部分已消失。9 月 28 日出院。患者住院过程中发生的消化道出血以及肺部曲霉感染，均与用甲泼尼龙冲击治疗相关，能否激素的量相对小一些，达到既能控制系统性红斑狼疮活动，又不会引起消化道大出血和肺曲霉感染。我深信应该能做到的，只是要从临床细致的观察中，逐渐掌握其规律，因为大量激素用后出现感染等并发症是由感染科处理的，往往合并细菌和真菌，稍晚一步或只用一个抗真菌药，患者常不能抢救成功。

（六）皮炎芽生菌

病例10　徐某，男性，64岁，已婚，山西大同机车厂干部。入院日期2005年1月21日，出院日期2005年9月2日。

主诉：发热，伴皮疹3个月。

现病史：患者于2004年10月25日夜间出现发热，最高体温38.8℃，伴盗汗，清晨及白天体温降至正常。伴有轻微咳嗽，无咳痰，无畏寒、寒战。予青霉素、清开灵静点5天无效。11月1日住院治疗，CT扫描显示左下肺后基底段炎症，继续静脉点滴青霉素和头孢曲松钠（菌必治）6天，仍然发热。11月6日颈部出现红色丘疹，顶端有白色脓疱，局部发热，疼痛。此后皮疹逐渐增多，遍布躯干、四肢和颜面。静脉点滴头孢曲松15天，左旋氧氟沙星15天，体温无下降。11月底停用所有抗生素。12月初出现呼吸困难，登4层楼觉气短，体温高峰在37.4~39℃，咳嗽和咳痰无加重。实验室检查：白细胞（WBC）$12.94\times10^9/L$，血红蛋白（Hb）130.0g/L，中性粒细胞（GR）79%，血小板（PLT）$254\times10^9/L$，红细胞沉降率（ESR）54mm/第一小时末，PPD（+），肿瘤相关抗原（CEA、CA199、CA50、CA242）均阴性，ANA、ENA抗体、ANCA均（-）。肺功能：轻度阻塞性通气功能障碍，弥散功能轻度下降。2004年12月9日CT扫描显示左下肺浸润影增大（图4-9）。在CT引导下进行经皮肺活检，病理结果为慢性肉芽肿性炎伴较多浆细胞浸润，不能除外结核；皮损活检为结核样结节改变；痰找抗酸杆菌阳性（1次），诊断"肺结核"，转专科医院诊治。入院后予异烟肼、利福喷汀抗结核治疗，患者觉恶心、乏力和食欲减退明显。2004年12月行支气管镜肺活检，病理见炎性渗出物及真菌，PAS（+），六胺银（+），染色（-），疑为隐球菌。皮肤活检为炎性渗出及坏死物，皮疹脓液涂片找到真菌孢子。确诊"隐球菌肺炎"，于2005年1月3日给予静脉点滴氟康唑200mg每日2次，支气管镜予氟康唑冲洗一次。患者体温稍下降，在38℃左右，皮疹有所消退。为进一步治疗就诊我院。

既往史：有高血压3年，1997年因疝气做过手术。近期发现血

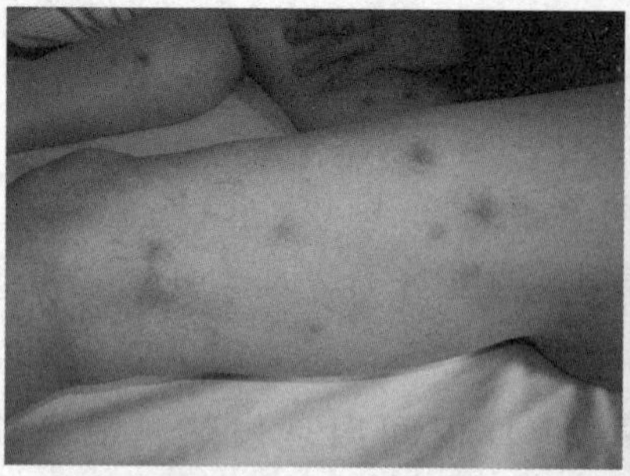

下肢皮肤充血性皮疹和结节

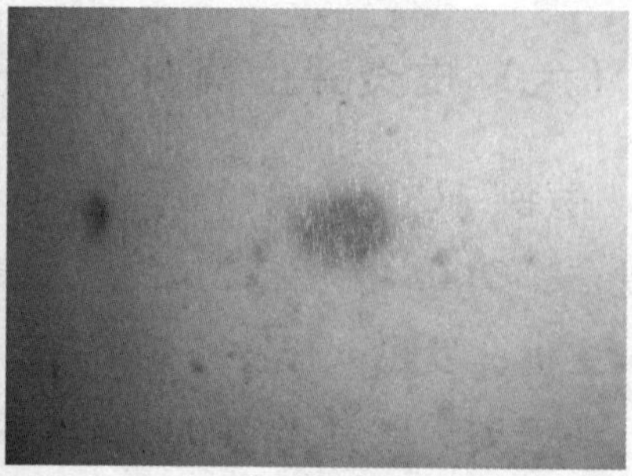

皮疹呈脐形

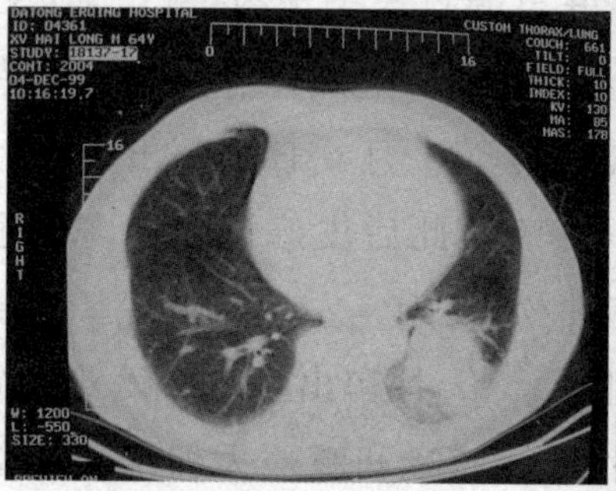

肺部CT

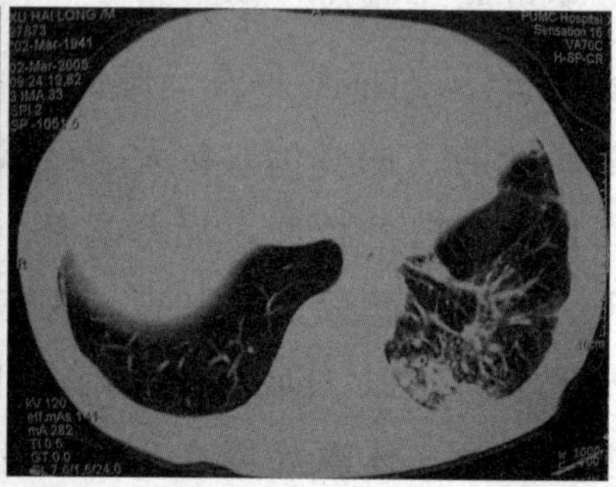

治疗后肺部CT

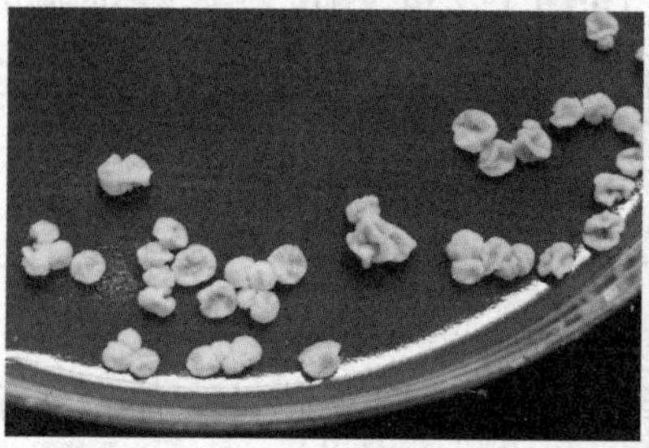

Bh1培基于37℃酵母样菌落

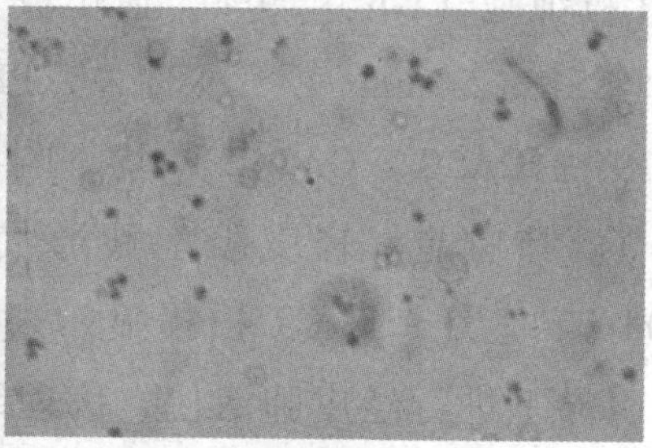

镜下酵母相

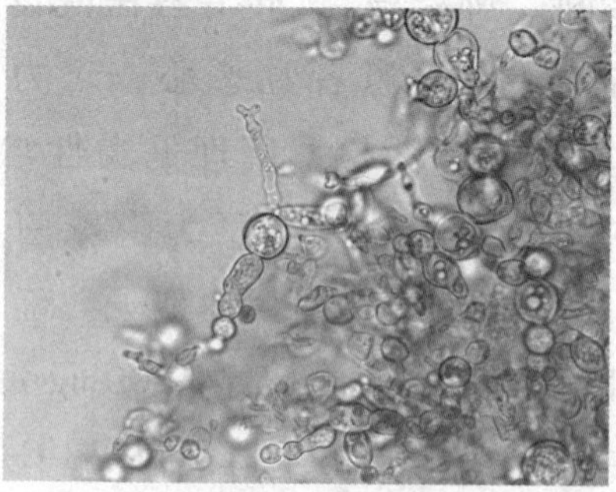

镜下菌丝和分生孢子

图 4-9　病例 10 患者影像学资料

糖升高。

个人史：本人及邻居均不饲养鸽子。长期居住在山西省大同市，未曾出国。

婚姻与家族史：已婚，爱人体健。否认有家族肿瘤史，亦无遗传病史。

体格检查：T 38℃，P 100 次/分，R 18 次/分，BP 170/100mmHg。

发育正常，营养良好，自主体位，神清合作。皮肤巩膜无黄染，头皮、面部、颈部及背部可见多个红色丘疹，直径约 1cm，表面有结痂脱屑。左颈及左锁骨下各有一肿大淋巴结，直径 1cm，可活动无压痛。其余部位未扪及肿大淋巴结，头颅无畸形，眼睑无水肿，双瞳孔等大等圆，对光反应灵敏，鼻通气，鼻窦无压痛，口腔黏膜无溃疡或出血、不红，扁桃体不大。颈软无抵抗，甲状腺不大，气管居中，胸廓对称，双肺呼吸音清晰，无干湿啰音及胸膜摩擦音。心脏（-）。腹软，无压痛，肝脾肋下未及。双下肢无水肿。生理反射存在，病理反射未引出。

实验室检查：血常规：WBC $14.97 \times 10^9/L$，N 0.815，Hb 125g/L，PLT $334 \times 10^9/L$，ESR 90mm/第一小时末。尿常规：WBC（-），蛋白（-），糖（-）。血糖 122 ~ 132mg/dl。肝肾功能：ALT 52U/L，AST 24.6U/L，ALB 30.8g/dl，BUN 5.12mmol/L，Cr 50.4mmol/L，HIV-Ab（-），乙肝五项 HBsAb（+），HBcAb（+）。CSF 生化及常规均正常，抗酸染色荧光法和集菌（-），隐球菌反相乳胶凝集试验（-），墨汁染色找隐球菌（-），多次血乳胶凝集实验找隐球菌（-）。痰培养 4 次均有真菌生长，经再次鉴定为皮炎芽生菌。

患者播散性真菌感染诊断明确，入院后给予两性霉素 B 治疗，两性霉素 B 的剂量逐渐加量至 25mg/d。期间因发热肝肾功能影响间断停过（总的是 2005 年 1 月 29 日至 3 月 10 日；2005 年 3 月 12 日至 2005 年 9 月 1 日）且与氟康唑联合应用（2005 年 1 月 22 日 200mg iv q12h 至 2005 年 2 月 2 日，2005 年 2 月 18 日口服 50mg bid 至 2005 年 3 月 1 日）腰穿：脑脊液压力正常，脑脊液常规和生化正常，血清和脑脊液隐球菌乳胶凝集试验阴性，脑脊液墨汁染色阴性，未能找到隐球菌感染的血清学证据。入院后多次送痰真菌培养，延长培养时间21天，并从皮疹处采样分离真菌。同时借阅外院经支气管镜作肺组织活检标本，切片在肺组织中可见大量酵母样孢子（图4-8），未见菌丝体。痰和皮疹分离出相同的双向型真菌，原鉴定为申克氏孢子丝菌，经我院细菌室再次鉴定为皮炎芽生菌（图4-8）。3月2日两性霉素B联合静脉点滴伊曲康唑200mg/d，2周后序贯为口服伊曲康唑胶囊200mg每日3次（一直用至出院前）。患者体温逐渐下降至正常，皮疹消退。2005年4月5日，突发高热39℃，乃拔除PICC导管，同时送血培养4次，均回报有板崎肠杆菌，经用环丙沙星后体温正常。7月1日复查胸部CT扫描显示左下肺病变明显吸收（图4-8）。至2005年9月1日两性霉素B累积用量达5359mg。体温正常，皮肤无新的皮下结节出现，血常规，肝肾功能正常。于2005年9月2日出院，带两性霉素B和伊曲康唑回家继续服用。

出院诊断： 播散性皮炎芽生菌病

糖尿病2型

高血压病

慢性胃炎（HP+）

慢性胆囊炎

点评

皮炎芽生菌病是罕见的双向型真菌病，是北美的地方性真菌病，主要见于美国东南、中南和中西部州，特别是密西西比河、俄亥俄河两岸的地区，以及五大湖邻近的加拿大地区，亚洲也有散发报道。我国曾有1例皮炎芽生菌报道，但是这例患者曾在美国工作。本例是首次报道的本土的皮炎芽生菌病。

据美国疾病控制中心估计，在美国流行区，皮炎芽生菌病的发病率2/10万人。该病主要的传播途径是吸入有传染性的孢子，被感染皮炎芽生菌的狗咬伤，或实验室感染可以导致原发皮肤感染。潜伏期30~45天。感染后仅不到一半的患者出现临床症状，大部分为无症状的隐性感染。该病可以表现为急性或慢性病程，主要累及肺、皮肤、骨骼、前列腺和中枢神经系统。急性皮炎芽生菌肺炎与流感和细菌性肺炎表现相似，部分患者可以自愈。多数患者表现为慢性皮炎芽生菌肺炎，47%的患者合并肺外并发症，53%患者仅有肺炎。皮炎芽生菌肺炎的临床表现不特异，Baumgardner等总结22年间的154例皮炎芽生菌肺炎的临床表现，主要表现为咳嗽（90%），发热（75%），盗汗（68%），消瘦（66%），胸痛（63%），呼吸困难（54%），咯血（18%），几乎所有的患者均有乏力。少数患者可导致急性呼吸窘迫综合征（ARDS）。皮肤损害表现为皮下的疣状突起，表面有脱屑，可形成溃疡、小脓肿和皮下窦道。骨髓炎占肺外皮炎芽生菌病的1/4，主要累及扁骨，如脊椎、颅骨、骨盆、骶骨、肋骨和长骨，引起肉芽肿性炎症或化脓性炎症，导致死骨形成，有患者以骨髓炎为首发症状。中枢神经系统受累罕见，仅占播散行感染的5%~10%，AIDS患者可以高达40%，表现为脑膜炎、硬膜下脓肿或脑脓肿。腰穿脑脊液分离出病原的几率不高，侧脑室脑脊液分离到病原机会高。治疗首选伊曲康唑和两性霉素B，对于致命性感染（如ARDS）、中枢神经系统感染和孕妇首选两性霉素B，剂量0.7~1mg/(kg·d)，总量1.5~2.5g；对于非致命性的非中枢神经系统感染首选伊曲康唑，剂量200~400mg/d。氟康唑的疗效较伊曲康唑差。由于两性霉素B的不良反应严重，患者难以耐受足量的两性霉素B，伊曲康唑胶囊的生物利用度很低，因此采用两性霉素B 25mg/d联合伊曲康唑胶囊600mg/d治疗，患者病情逐渐好转。目前对于深部真菌感染的认识非常有限，本例之所以能分离到病原体明确诊断，关键在于延长了培养时间。要重视真菌感染的病原学诊断和组织学诊断，对于高度可疑的病例应该选择适当的培养基，延长培养时间，这样才有可能提高真菌感染的确诊率。

（七）耶氏肺孢子菌

病例11 丁某，女性，68岁，出生广东，第一次入院日期2004年2月10日，出院日期2004年4月8日。

主诉：发现胸腺肿物8年，乏力、贫血1个月。

现病史：1995年患者在朝阳医院查体时发现胸腺肥大，未予治疗。1999年患者觉心前区不适，在朝阳医院行CT扫描，显示胸腺瘤，拟行手术治疗，但是因为麻醉药物过敏，没有进行手术。1年前患者因上呼吸道感染在我院就诊，查血常规：WBC 8.9×10^9/L，N 0.714，L 0.209，Hb 141g/L，PLT 189×10^9/L。1个月前患者感全身乏力，面色苍白，受寒后出现咳嗽、咳白黏痰。查血常规：WBC 2.9×10^9/L，N 0.361，L 0.388，Hb 104 g/L，PLT 128×10^9/L，口服抗生素后呼吸道症状好转。为行手术治疗入院。

既往史：高血压病史30年，服用复方利血平。1960年行阑尾切除术。1997年因子宫脱垂行手术治疗。

个人史：生于广东省，1955年来京工作，无烟酒嗜好，生育1儿1女。

家族史：无家族性、遗传性病史。

体格检查：T 36.5℃，P 88次/分，R 22次/分，BP 140/60mmHg。

一般状况良好，贫血貌，神志清晰，查体合作。无皮疹，浅表淋巴结无肿大。头颅和五官查体正常。颈软，无抵抗，甲状腺正常。胸廓对称，双肺叩诊清晰，未闻及啰音，心脏查体正常。腹软，无压痛，未及包块，肝脾肋下未及。四肢肌力和肌张力正常，腱反射对称引出，病理反射未引出。

辅助检查：血常规见表4-1。

患者入院后进行常规手术前准备。骨髓穿刺显示有核细胞少，粒系中幼粒细胞占15%，其余各阶段细胞比例形态大致正常；红系各阶段细胞比例形态大致正常；淋巴细胞以小成熟淋巴细胞为主，占44.5%；单核细胞比例和形态正常；巨核细胞和血小板不少。输洗涤红细胞600ml。

表 4-1 病例 11 患者入院前血常规变化

日期	Hb (g/L)	RBC ($\times 10^{12}$/L)	WBC ($\times 10^{9}$/L)	N	L	PLT ($\times 10^{9}$/L)
2003年1月8日	141	4.78	8.9	0.714	0.209	189
2004年2月2日	52	1.77	5.3	0.459	0.444	199
2004年2月8日	39	1.33	2.9	0.481	0.421	175

2 月 14 日晚间出现发热，体温 39℃，血常规：WBC 1.39×10^9/L，N 0.162，L 0.668，Hb 63g/L，PLT 119×10^9/L。给予头孢他啶 2g iv q8h，皮下注射重组人粒细胞集落刺激因子（格拉诺赛特）250μg/d。4 天后患者体温降至正常，转内科进一步诊治。

转入内科后检查 ANA、抗 ds-DNA 抗体、抗 ENA 和 RF 均阴性。血清铁、铁饱和度、转铁蛋白结合力、铁蛋白、维生素 B_{12} 和叶酸正常。Coomb 试验、Ham 试验和糖水试验均阴性。HIV-Ab、CMV-IgM 和 EBV 抗体均阴性。IgG < 0.333g/L，IgA < 0.0667g/L，IgM < 0.0417g/L，IgE 1.09U/mL。周围血淋巴细胞表型分析：B 淋巴细胞 0.0%，0/μl；NK 细胞 5.8%，132/μl；T 淋巴细胞 93.1%，2113/μl；$CD4^+$ T 淋巴细胞 17.4%，395/μl；$CD8^+$ T 淋巴细胞 20.7%，1605/μl；$CD28^+/CD4^+$ 60.9%，CD4/CD8 0.25。20 日给予静脉点滴丙种球蛋白 20g/d × 3 天。3 月 4 日停用粒细胞集落刺激因子。3 月 7 日血常规：WBC 7.0×10^9/L，N 0.613，L 0.28，Hb 109g/L，PLT 202×10^9/L。

3 月 17 日在全麻下行胸腺瘤切除术，术中见肿物位于胸腺右叶下极，大小约为 5cm × 4cm × 4cm，质地中等偏硬，表面呈结节样，与周围组织界限尚清，胸腺左叶大小正常。切除胸腺肿瘤和胸腺左叶，切除右肺中叶组织送病理检查。病理：胸腺瘤（WHO A 型），胸腺左叶组织未见异常，肺组织支气管周围少量淋巴细胞浸润，未见动脉内膜增厚、小血管炎和陈旧肺出血。

4 月 8 日出院。出院后患者在门诊规律随诊，发现贫血进行性加重，白细胞减低（表 4-2）。考虑血细胞减少与胸腺瘤引起的自身免疫有关，4 月 23 日给予环孢菌素 100mg 每日三次；泼尼松 40mg/

d。贫血迅速改善，5 月 11 日起激素开始减量。患者没有规律注射丙种球蛋白。

表 4-2　患者出院后的血常规变化

日期	Hb (g/L)	RBC ($\times 10^{12}$/L)	WBC ($\times 10^{9}$/L)	N	L	PLT ($\times 10^{9}$/L)
2004年4月6日	73	2.51	2.12	0.359	0.465	252
2004年4月12日	77	2.72	3.17	0.411	0.514	205
2004年4月18日	70	2.38	3.5	0.400	0.575	277
2004年4月23日	56	1.96	3.04	0.398	0.493	234
2004年5月11日	105	3.3	5.6	0.381	0.379	241
2004年6月8日	123	3.84	3.42	0.410	0.486	214

第二次入院日期 2004 年 6 月 23 日，死亡日期 2004 年 6 月 26 日。

2004 年 6 月初患者出现发热，体温 39.6℃，伴活动后气短，咳少量白黏痰，先后给予阿奇霉素、头孢呋辛和头孢他啶治疗，体温无降低，呼吸困难进行性加重。6 月 19 日来我院急诊，血常规：WBC 5.2 $\times 10^9$/L，N 0.672，L 0.224，Hb 125g/L，PLT 294 $\times 10^9$/L；血气分析：pH 7.51，PaO_2 72mmHg，$PaCO_2$ 37mmHg；IgG 1.42g/L，IgA < 0.0667g/L，重复多次 Ig M 未能检出；胸片示双肺感染。给予头孢哌酮/舒巴坦、克林霉素抗感染，病情无改善。20 日患者出现寒战、高热，呼吸困难加重，SaO_2 维持在 60% ~ 80%（吸氧 10L/min），给予亚胺培南/西司他丁、万古霉素和氟康唑抗感染治疗，病情进一步加重。22 日气管插管进行机械通气。于 6 月 23 日收入 MICU 治疗。

患者入院以后使用亚胺培南/西司他丁联合环丙沙星抗感染治疗，静脉注射丙种球蛋白，机械通气等支持治疗措施。痰涂片和培养未发现致病菌。入院当日晚间发生感染性休克，并发急性肾衰竭，立即进行 CVVHF。25 日发生急性肝衰竭，痰液中耶氏肺孢子菌 PCR 阳性，考虑耶氏肺孢子菌肺炎，给予复方新诺明（4 片，每

12 小时一次）和甲基泼尼松龙（40mg）。26 日经抢救无效死亡。

点评

胸腺肿瘤可以合并多种自身免疫性疾病，例如重症肌无力、纯红再障、肾病综合征、红斑狼疮和特发性肉芽肿性心肌炎等。本患者并发的血细胞减低与胸腺肿瘤有关。切除胸腺瘤后，只有部分患者上述并发症可以获得缓解。本例手术后使用糖皮质激素和免疫抑制剂，贫血显著改善。

胸腺肿瘤合并体液免疫功能缺陷，也就是古德综合征（Good syndrome），是罕见的并发症，这是作者诊断的第二例。严重的体液免疫功能缺陷是古德综合征的最主要特征，本例患者的免疫球蛋白水平极度低下，因此极易罹患各种感染，包括机会性感染。定期输注丙种球蛋白是唯一的治疗措施。由于患者手术后没有输注丙种球蛋白，发生耶氏肺孢子菌肺炎，引发 MODS 致死亡。文献报道，部分古德综合征患者可以合并自身免疫现象，需要免疫抑制治疗。

（八）蛙霉属类

病例 12 　野某，女性，36 岁，河北人，家庭主妇，汉族。第一次入院日期 2009 年 5 月 27 日，出院日期 2009 年 7 月 20 日。

主诉： 间断咯血 4 年多，加重 1 个月。

现病史： 患者于 2004 年无诱因出现咳嗽，痰中带少量血丝，无胸痛、呼吸困难、发热、盗汗，无胸闷、心悸，未经诊治。2005 年出现咳鲜血痰，每日约 10ml，2004 年当地医院查胸部 CT：右中肺占位性病变，为类圆形，边缘不规则，内有小空洞。曾建议手术，患者拒绝，给用抗生素后仍有间断咯血，此后每年复查胸部 CT 结果同前。1 月前咳血痰较前频繁，为进一步诊治来我院门诊，因考虑肿瘤于 4 月 27 日收住我院胸外科准备手术。患者除咯血外无其他症状，病后食欲、睡眠正常，无体重减轻。

既往史：否认结核、肝炎病史，无高血压、心脏病及糖尿病史，无输血或手术史及外伤史。

个人史：出生于河北省武安市，无烟、酒嗜好。

月经婚育史：适龄结婚，爱人及子女健在。

家族史：家中无类似疾病患者，无遗传病史。

体格检查：T 36.4℃，P 82 次/分，R 18 次/分，BP 120/70mmHg。

发育正常，营养良好，神清合作，自主体位，全身皮肤无黄染、出血，浅表淋巴结无肿大，头颅无畸形，双眼睑无下垂，巩膜无黄染，双瞳孔等大等圆，对光反应灵敏，外耳道通畅无分泌物，鼻口腔无异常，唇色红润。颈软无抵抗，甲状腺不大，气管居中，双肺呼吸音清，未闻干湿啰音，心界不大，心率 82 次/分，各心瓣膜区未闻病理性杂音，心律齐，腹平软，无压痛及反跳痛，肝脾未及，肠鸣音存在，脊柱四肢无畸形，关节无肿胀，生理反射可引出，无病理征，双下肢不肿。

实验室检查：血常规：2009 年 5 月 30 日 WBC 5.94×10^9/L，N 0.649，L 0.254，Hb 114g/L，PLT 284×10^9/L。尿常规：2009 年 5 月 30 日比重 1.010，pH 7.0，PRO（－），Glu（－），Leu（－），Ery（－）。肝肾功能：ALT 10U/L，ALB 37g/L，TBil 14.2μmol/l，DBil 4.3μmol/L，BUN 2.52mmol/L，Cr 73μmol/L，Glu 5.8mmol/L。乙肝五项 HBsAg（－）HBsAb（－），HBeAg（－），HBeAb（＋），HBcAb（＋）；抗 HCV（－），抗 HIV（－），RPR（－）。血型“B”型，RhD（＋）。

2009 年 5 月外院胸部 CT：右肺中叶占位性病变，边缘不规则，内有小空洞，考虑肿瘤。

住院后经术前讨论决定手术，2009 年 5 月 28 日于全麻下行右上肺切除术，切除肺叶送病理及细菌培养。2009 年 6 月 4 日病理报告：右上肺支气管坏死性肉芽肿性曲霉菌病，病变破坏支气管及周围血管壁，伴肺出血，切下的淋巴结显慢性炎症。特殊染色：六胺银（＋），PAS（＋）。术后胸腔引流液中有絮状物送细菌室，涂片发现大量菌丝，培养发现有真菌见图 4-10，经分离鉴定为蛙粪霉属

（basidiobolus sp.），药敏：对两性霉素 B（0.38μg/ml）和伏立康唑（0.5μg/ml）敏感。2009 年 7 月 1 日测 1-3-β-D 葡聚糖浓度 37.2pg/ml［<10pg/ml（-），>20pg/ml（+）］。

2009 年 6 月 25 日诊断明确，右上肺肿块为真菌病变，很像曲霉，胸腔引流液真菌培养（+），经鉴定为蛙粪霉属，对两性霉素 B 和伏立康唑敏感。在胸外科术后 2009 年 6 月 10 日加用伊曲康唑胶囊 0.1g 2 次/日至 6 月 22 日停用，2009 年 6 月 10 日开始用两性霉素 B 3mg iv qd，逐渐加至 6 月 16 日 25mg iv qd，6 月 26 日改为 25mg iv qod，至出院时两性霉素 B 累积达 620mg。

患者于 2009 年 7 月 20 日出院并继续用药。

出院诊断：右上肺支气管真菌病（蛙霉菌属）

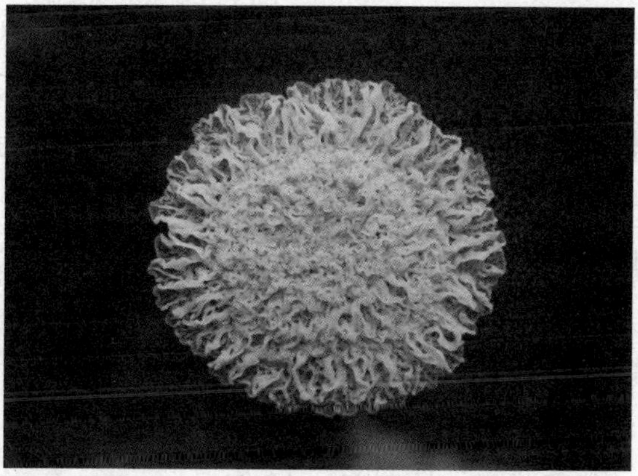

图 4-10　胸腔引流液培养可见蛙霉菌属的菌落相

第二次住院日期 2009 年 8 月 10 日，出院日期 2009 年 10 月 16 日。

主诉：恶心呕吐、乏力近 1 个月。

现病史：患者自出院后开始有恶心、呕吐、乏力，继续隔天用两性霉素 B，当地查血常规、肝肾功能均无明显异常，两性霉素 B 累积达 870mg。睡眠、尿便正常。

既往史：同前

体格检查：T 36.8℃，P 78 次/分，R 20 次/分，BP 115/80mmHg。

基本同前，仅右背有一切口瘢痕，中上腹无压痛，肝脾未及。

实验室检查： 血常规 WBC 5.34×10^9/L，N 0.768，L 0.166，Hb 107g/L，PLT 327×10^9/L。尿常规正常，肝肾功能 ALT 10U/L，TP 75g/L，ALB 42g/L，TBil 11.5μmol/L，DBil 3.1μmol/L，AST 12U/L，BUN 7.11mmol/L，Cr 95μmol/L，血钾 3.2mmol/L。

入院诊断： 肺真菌感染（蛙霉菌属）

恶心呕吐原因待查

住院后因血钾低乃将两性霉素 B 改为 15mg iv qd，恶心呕吐有好转，9 月 1 日晚餐后又有恶心呕吐，吐出物为咖啡样，乃决定作胃镜检查。患者要求全麻下进行，请麻醉科协助，2009 年 9 月 18 日于麻醉下进行，见食管黏膜光滑，胃底、胃体、胃角黏膜肿胀，无明显糜烂和溃疡，取 2 块组织活检。胃窦多发糜烂，小弯侧靠后壁见一浅溃疡约长 1cm，取 2 块组织活检，幽门开放好。十二指肠球腔四壁多发白斑，周边黏膜无明显充血，再取活检 2 块组织。检查诊断：胃体黏膜肿胀，胃窦多发溃疡糜烂，十二指肠球白斑。HP-RUT（+++）。请消化科会诊建议用抗 HP 治疗 7～10 天（阿莫西林 1g po q12h，甲硝唑 0.4g po q12h）后复查 HP，以明确是否根治。

两性霉素 B 的用量是：15mg 静脉点滴 qd 2009 年 8 月 12 日→17 日

25mg　qd 2009 年 8 月 17 日→19 日

20mg　qd 2009 年 8 月 19 日→9 月 3 日

25mg　qod 2009 年 9 月 3 日→9 月 9 日

20mg　qod 2009 年 9 月 9 日→10 月 13 日

2009 年 10 月 14 日停用两性霉素 B，总量是 1755mg，患者于 2009 年 10 月 16 日出院，以后门诊随访。

出院诊断： 肺真菌感染

蛙霉菌属

右上肺切除术后

胃窦多发溃疡糜烂

点评

患者间断咳痰带血4年，2004年胸部CT发现右肺中部占位性病变，边缘不规则，内有空洞，疑肿瘤建议手术切除，患者拒绝。近一个月来咳血加重乃住我院胸外科准备手术，切除右中肺包块。

2009年5月28日行右上肺叶切除，病理报告：右上肺支气管坏死性肉芽肿性曲霉菌病，病变破坏支气管及周围血管壁，伴肺出血，切下的淋巴结显慢性炎症。特殊染色：六胺银（+），PAS（+）。术后胸腔引流液中有絮状物，送细菌室，涂片发现大量菌丝，培养发现有真菌，经分离鉴定为蛙粪霉属（basidiobolus sp.），药敏：对两性霉素B（0.38μg/ml）和伏立康唑（0.5μg/ml）敏感。2009年7月1日测1-3-β-D葡聚糖浓度37.2pg/ml。患者的临床、胸部CT，GM试验与曲霉病很相似，只是培养分离出的真菌不同，术后治疗也相同，用两性霉素B和伊曲康唑胶囊好转。两性霉素B总量为1755mg，第二次住院经胃镜检查确诊为胃溃疡，HP（+++）。这说明不同病原菌临床可以有相同的症状，有些治疗用药也相同；而同一种病原菌却可以产生不同的症状和体征，有时因部位不同，治疗也不同。

（九）新型隐球菌

隐球菌胸骨骨髓炎

病例13 杨某，男性，14岁，学生，河北省新乐市人。入院日期2009年12月16日，出院日期2010年2月4日。

主诉：发热伴胸痛1个月。

现病史：患者于2007年11月中旬无明显诱因出现发热，体温最高38℃，以午后为著，服退热药可降至正常。同时伴胸骨柄处肿胀，阵发性胀痛，局部压痛明显，皮肤无充血。无咽痛、咳嗽、咳痰，无腹痛、腹泻，无尿频、尿急、尿痛。在当地行胸部CT提示胸骨柄处骨质破坏，软组织肿胀；骨扫描提示胸骨柄处放射性浓聚，考虑为胸腺瘤，给予退热镇痛等对症治疗。局部肿痛逐渐加重，体温最高达39.6℃，发热呈不规则，每天有2～3个高峰。2009年12月初来我院门诊，检查血常规WBC 11.27×10^9/L，N 0.839，Hb 132g/L，PLT 400×10^9/L，ESR 29mm/第一小时末。胸部CT显示胸骨上段可见溶骨性骨质破坏，周围软组织肿胀明显，局部形成中心低密度，边缘模糊包膜影；左肺上叶和右肺上叶尖段多发小结节。12月7日行胸骨局部切开引流，引出约15ml血性黏稠液体，送涂片找抗酸杆菌（-），培养有新型隐球菌。药敏试验：对氟康唑16，伊曲康唑0.5，伏立康唑0.5，氟胞嘧啶≤4，两性霉素B≤5。12月12日开始用伊曲康唑0.1g po bid治疗。体温于局部切开引流后2天就降至正常，引流液量逐渐减少，渗出不多。近一周出现干咳，为进一步治疗于12月16日收住院。发病以来精神、食欲、睡眠尚可，尿便正常。体重无变化。

既往史：体健，否认结核、肝炎史，否认外伤、手术、输血史。有青霉素过敏史。

个人史：出生及生长在河北，3年前饲养过2只鸽子，近期无接触史。病前无旅游史。

婚育史：未婚。

家族史：父母10年前煤气中毒病故。否认遗传病史。

体格检查：T 36.8℃，P 80次/分，R 19次/分，BP 110/60mmHg。

发育中等，营养一般，步入病房，神清合作，对答切题。全身皮肤无黄染、皮疹、出血等，浅表淋巴结触及肿大，结膜无充血，巩膜无黄染，双瞳孔等大等圆，对光反应灵敏，各鼻窦区无压痛，唇无发绀，口腔黏膜无溃疡，咽无充血，双扁桃体不大。颈软无抵抗，甲状腺不大，气管居中，胸廓对称，无胸壁静脉曲张，胸骨柄处有引流切口，伤口有纱布覆盖，局部轻压痛，红肿不明显，双肺呼吸音清，未闻干湿啰音。心界不大，无震颤及摩擦音，心率80次/分，各瓣膜区未闻器质性杂音。腹软，无压痛及反跳痛，肝脾未及，无移动性浊音，肠鸣正常，四肢脊柱无畸形，生理反射存在，无病理征。

实验室检查：血常规：WBC 5.90 × 10^9/L，N 0.759，L 0.159，Hb 139g/L，PLT 439 × 10^9/L。尿常规：正常；便常规：正常。肝肾功能：ALT 42U/L，AST 24U/L，TP 76g/L，ALB 46g/L，TBil 5.7μmmol/L，DBil 1.8μmmol/L，GGT 34U/L，BUN 4.35mmol/L，Cr 57μmol/L，Glu 4.9mmol/L，乙肝五项 HBsAb（+），余均（-）。HCVAb（-），HIVAb（-）。2009 年 12 月 24 日查 T 细胞亚群：B 细胞、T 细胞均减少，$CD4^+T/CD8^+T$ 比例正常。

2010 年 1 月 13 日胸部 + 胸骨 CT 平扫：与 2009 年 12 月 1 日 CT 片（图 4-11）比较，双肺上叶多发结节较前略减小，胸骨上段溶骨性骨质破坏，大致同前，周围软组织肿胀较前明显减轻。

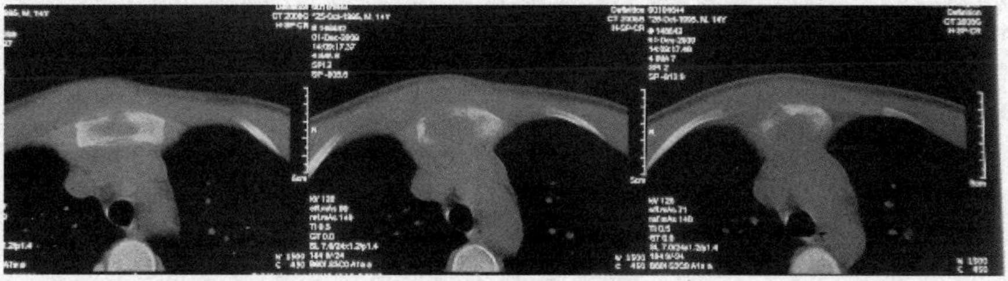

图 4-11　病例 13 患者 CT 图像（2009 年 12 月 1 日）

住院后于 12 月 18 日做腰穿，颅压 210mmH_2O，CSF 为无色透明，细胞计数 0，生化蛋白 0.31/L，葡萄糖 4.0mmol/L，氯化物 122mmol/L，隐球菌抗原（-），墨汁染色（-），需氧细菌培养（-），脑脊液细胞学检查无异常发现。

住院后 12 月 17 日开始停伊曲康唑口服液，用氟胞嘧啶 1g po tid + 两性霉素 B 静脉慢滴，剂量由 1mg/d 开始逐渐增加至每天 3mg-5mg-15mg，至 12 月 21 日两性霉素 B 静脉慢滴每天剂量为 25mg，因 ALT 90U/L 乃加用保肝药葡醛内酯和美能静滴，多次查血隐球菌抗原均为（-），复查肝肾功能均正常仅有低钾，用口服补钾。至 2010 年 2 月 3 日两性霉素 B 总量达 1049mg，乃停两性霉素 B + 氟胞嘧啶，改口服伊曲康唑口服液 15ml 相当于 150mg bid，可能需服

4～5个月，患者于2010年2月4日出院告知需门诊随诊，定期复查血常规和肝肾功能。

出院诊断： 新型隐球菌性胸骨骨髓炎
双肺结节影
隐球菌性？

点评

患者年轻，发热伴胸骨柄肿块，表面无红、热，CT像胸骨柄有骨质破坏，两肺上叶尖端有多发小结节，首先考虑结核性或肿瘤。12月初来我院门诊，经局部切开引流出15ml血性黏稠液体，涂片找抗酸杆菌（－），培养有新型隐球菌，对两性霉素B、伊曲康唑和伏立康唑敏感。患者诊断较及时，治疗开始用伊曲康唑口服液，住院后考虑肺部小结节不能除外隐球菌，乃用两性霉素B＋氟胞嘧啶。至两性霉素B总量达1049mg，停两性霉素B＋氟胞嘧啶，出院前改口服伊曲康唑150mg bid po。这例早期诊断与细菌有关，一般医院不一定会在门诊取引流液做真菌培养，我院细菌室对有疑问的标本，常常会主动做特殊细菌和真菌培养，协助临床早期诊断。

五、艾滋病的合并症

病例1 陈某，男性，39岁，河南开封人，未婚。一直在门诊治疗，未住院。

1993年7月7日因其同性恋伴侣患艾滋病而来检查，发现HIV-Ab（+），之后一直在门诊随访。1995年4月11日因全身充血性皮疹就诊，检查双手心亦有皮疹，考虑梅毒，查梅毒特异性试验（TPHA）、快速梅毒螺旋体反应素试验（RPR）均阳性，诊断梅毒二期，开始用青霉素和长效青霉素共四个疗程，仍在追查中。

1997年6月3日患者出现面神经麻痹，右眼不能闭合，给予泼尼松15mg 1次/日，TMPco 2片1次/日，用药后面神经麻痹有好转，继续用泼尼松10mg 1次/日×6d，5mg 1次/日×6d，TMPco 2片1次/日×4周。1997年11月20日患者出现体力差，上楼感气短，咳嗽。胸片示左上肺结核纤维增生，再次用TMPco 2片1次/日×7d。1998年6月29日复查RPR（-），TPHA（+），全身又不断有皮疹，考虑梅毒复发。1998年10月15日查RPR（+）1∶32，TPHA（+），再次进行抗梅毒治疗。RPR（-），TPHA（+）。2000年4月24日右髋部左小腿出现一乒乓球大小浸润斑块，无痛痒，再用苄星青霉素240万U/周×3周，增补一疗程。2000年8月31日患者左小腿又出现一结节红斑，复查CD4 424/ml，CD8 1033/ml。

2001年3月22日CD4降至301/ml，HIV RNA上升至55946copies/ml开始用抗HIV药，起始用Saquinavir 600mg 3次/日+ZDV 200mg 3次/日+ABC10ml（=200mg）3次/日。

2001年6月7日复查CD4 624/ml因赠送ABC用完，改用

RTV100mg 2 次/日 + AZT 100mg 3 次/日，后改用 IDV 800mg 2 次/日 + RTV 100mg 2 次/日，又改用 RTV 100mg 3 次/日 + AZT 100mg 3 次/日，PI 无药改用双汰芝 1 片 2 次/日。因白细胞低 3×10^9/L，停用双汰芝改用施多宁 + IDV。

2001 年 8 月 23 日至 2002 年 4 月 28 日共 9 个月，一直服用双汰芝 1 片 2 次/日（GSK 赠送）。

2002 年 5 月 9 日至 2002 年 11 月 9 日共 6 个月，改用 Triomune 1 片 2 次/日［瑞士 Daniel 赠送，每片内含 d4t（司他夫定）40mg + 3TC（拉米夫定）150mg + nevirapine（奈韦拉平）200mg］。

2002 年 11 月至 2003 年 5 月共 6 个月，用 d4t 40mg 2 次/日 + 3TC 150mg 2 次/日 + nevirapine 200mg 2 次/日 分开为 3 个药（不是合在一片内的）。之后有那种药就给用，一般 2～3 种，从未间断。

2003 年 5 月 25 日至 2003 年 7 月 28 日用（GPO-VIRs 与 Triomune 成分相同）(40g 和 30g 系重量不同）40g × 3 个月。

2003 年 8 月至 2003 年 9 月用 GPO-VIRs 30g × 2 个月。

2003 年 10 月至 2004 年 2 月共 5 个月，用 IDV 800mg 3 次/日 + nevirapine 200mg 2 次/日。

2004 年 3 月至 2004 年 6 月共 4 个月，用 nevirapine 200mg 2 次/日 + d4t 20mg 2 次/日 + IDV 800mg 3 次/日。

2004 年 7 月至 2004 年 12 月共 6 个月，开始自购 ddI（双脱氧肌苷）250mg 2 次/日 + d4t 20mg 2 次/日 + nevirapine 200mg 2 次/日。

过程中于 2004 年 2 月 8 日因煤气爆炸双手烧伤，左手重，经历 2 周后痊愈。但抗 HIV 治疗未停。

2005 年 1 月至 8 月，用 d4t 39mg 2 次/日 + 3TC 150mg 2 次/日 + nevirapine 200mg 2 次/日。

2005 年 9 月至 2006 年 6 月，用 d4t 20mg 2 次/日 + 3TC 150mg 2 次/日 + ddI 200mg 2 次/日。

2006 年 7 月至 2006 年 12 月，d4t + ddI + NVP（奈韦拉平）。

2007 年 1 月至 2008 年 12 月用 d4t + 3TC + NVP，2008 年下半年开始进入国家免费治疗组。至今用药仍然是 d4t 30mg 2 次/日 + 3TC 150mg 2 次/日 + NVP 200mg 2 次/日。

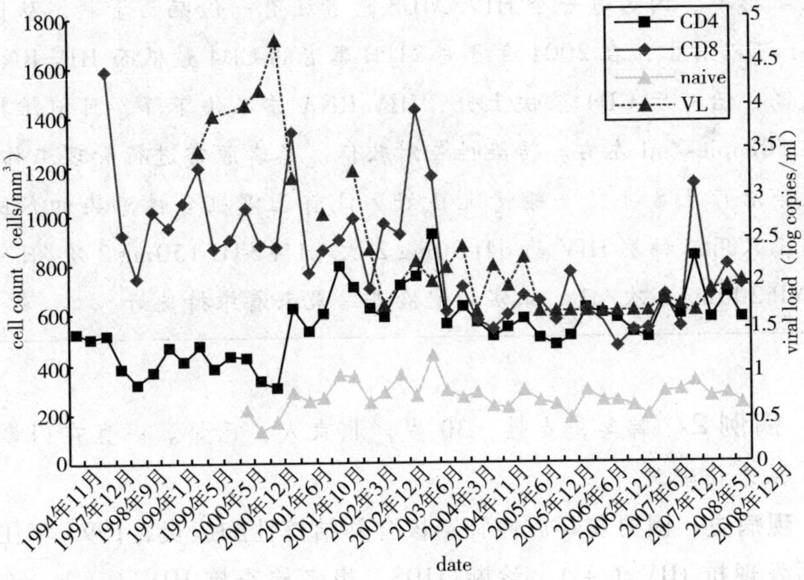

图 5-1 病例 1 治疗前后的 CD4、CD8、HIV RNA 和 naïve cell 的变化

点评

本例患者从 1993 年 7 月发现 HIV-Ab（+）至今已近 16 年，开始是 HIV 感染，因为 CD4 细胞 >500/ml，未用抗 HIV 药，至 2001 年 3 月 21 日复查 CD4 310/ml，HIV RNA 55946 copies/ml，诊断艾滋病（AIDS）。开始用药，当时国内无药，患者治疗用药全部由国外赠送，因此有什么药就用什么，由于药的来源困难，药少只能集中治疗少数早期艾滋病患者。原则是我院发现的，是由 HIV 感染在我们随诊过程中转变为 AIDS 的，我们对患者不仅治疗，还替他保密，固定医师看，教育患者要配合治疗、按时服药，制定每 3 个月必须来门诊复查取血检查。一个患者每年有 4 份血标本，开始留的是血清，很快发现要测 HIV RNA 需要血浆，马上通知医师和护士查抗 HIV 的血要用肝素管，留的是血浆。每份血浆分在几个小管内，复查只用第 1 管，其他保存在低温冰箱内。HIV/AIDS 患者查 CD4、CD8 的血本身就加抗凝，用肝素管即可，这制度沿用至今。为将来研究人员作课题是相当好的一

大批标本，因为每一个 HIV/AIDS 患者还有一份病历资料。从图 5-1 可以看出，在 2001 年 3 月 21 日患者的 CD4 最低而 HIV RNA 最高，治疗后 CD4 很快上升，HIV RNA 亦很快下降，目前维持在 50copies/ml 左右。传染性相对较低。患者照常进行管理工作。至今治疗已 8 年，一般情况良好，目前已停机会性感染的预防药，只用三种抗 HIV 药 d4t 30mg 2 次/日 +3TC 150mg 2 次/日 + NVP 200mg 2 次/日。从实验室检查结果来看维持良好。

病例2 韩某，女性，30 岁，北京人，已婚。一直在门诊治疗，从未住院。

现病史：因男友开放性肺结核合并结核性胸膜炎，1993 年住我院后发现抗 HIV（+），诊断 AIDS，患者检查抗 HIV（+），诊断 HIV 感染。患者与其友同居 2 年，先后作过 2 次人工流产术中止妊娠。

既往史：体健，无肺结核。

体格检查：一般良好，体胖，淋巴结不大，心肺（-），腹软，肝脾未及。

实验室检查：1993 年 12 月 25 日查血抗 HIV（+），血象 WBC $(3.0\sim3.4)\times10^9/L$，肝肾功能正常。1994 年 11 月 1 日 CD4 517/ml 分离到 HIV 病毒。

患者是私人家庭教师，一直照常工作。2001 年开始坚持锻炼和控制饮食，至 2003 年 4 月体重下降 20kg。2004 年 3 月 5 日检查发现异位妊娠（宫外孕），建议手术。2004 年 3 月 6 日住地坛医院，3 月 9 日做右侧输卵管切除，左侧结扎，子宫有肌瘤、不大，未行切除术，术中发现子宫后方与直肠粘连。术后一周出院恢复良好。1994 年体重 82.5kg，1997～2001 年体重在 90～92kg，2002 年 3 月 80kg，2003 年 4 月 74kg。

1998 年 10 月 27 日 CD4 降 149/ml，HIV RNA VL 13902copies/ml 1998 年 11 月 26 日开始抗 HIV 治疗，用 AZT（齐多夫定）100mg 3 次/日 +ddc（扎西他滨）0.75g 3 次/日。

1999 年 3 月以后因我院无药转至地坛医院继续用药，至 2003 年开始再回我院门诊治疗至今，每 3 个月随诊一次（3、6、9、12 月）。患者于 2005 年 6 月在地坛医院开始进入国家免费治疗组，继续用 AZT 300mg 2 次/日 + 3TC 150mg 2 次/日 + NVP 200mg 2 次/日至今。

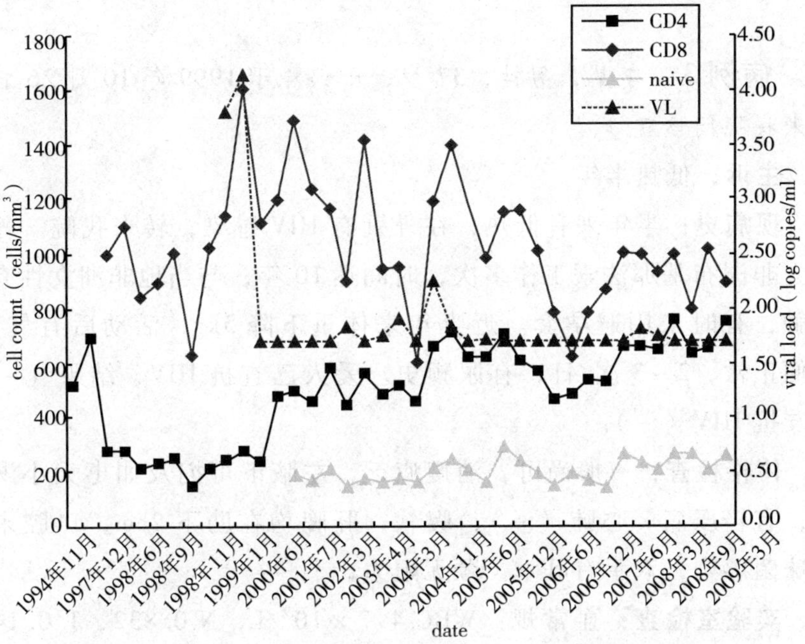

图 5-2　病例 2 治疗前后 CD4、CD8、VL 和 naive cell

点评

患者体质较好，既往无肺结核，无肝炎，因是家庭教师经济条件尚可，她发现 HIV 感染，纯属偶然。她的男友来自非洲，因发热住院，患者来探视，护士长在早会上提到，他们的关系不一般。在男友被诊断为开放性肺结核后，为什么会查抗 HIV？理由是肺结核发展太快，男友一年前在我院查体，胸片还是正常，突然出现空洞，痰菌阳性，可能有 AIDS，抽血检查后确诊为抗 HIV（+）。我们与患者谈话中，只是建议她也作一次抗 HIV，请她回去考虑，结果第二天患者来抽血，确诊为 HIV 感染。当时无任何症状，在门诊随诊 5 年由 HIV 转为 AIDS。立即开始治疗，至今已 16 年，用药近 11 年。可能是用药早且从未间断，患者病情稳定，病毒载量自 1999 年以来一直 < 50copies/ml，从未出现任何机会性感染。

病例 3 李某，男性，37 岁，干部。于 1999 年 10 月 26 日初次来我院门诊就诊。

主诉： 低热半年。

现病史： 半年来有低热，在外疑有 HIV 感染，转来我院。曾先后去非洲布基那法索工作多次，时间达 10 年，与当地非洲女性有性接触，有时未用避孕套。近半年来体重下降 5kg，活动后有气短，大便正常，2~3 次/日，有尿频史。爱人已查抗 HIV，结果（-）。女友抗 HIV（-）。

体格检查： 一般尚可，消瘦疲乏，左腋下可扪及如枣大小淋巴结，有轻压痛。心肺（-），腹软，肝脾均在肋下 2cm，口腔未见念珠菌感染，双手有肝掌。颈无阻力。

实验室检查： 血常规：WBC 4.7×10^9/L，N 0.832，L 0.142；Hb 122g/L；PLT 146 $\times10^9$/L。抗 HCV（-），乙肝病毒检测仅 HBcAb（+）。ALT 46U/L，A/G 3.8/4.9，BUN 12mg/dl，Cr 0.9mg/dl；CD4 77/μl，CD8 406/μl；抗 HIV（+）。ESR 70mm/第一小时末，胸片未见肺结核病变。

治疗： 初诊就给予复方新诺明 2 片 2 次/日。一周后复诊热退，上楼已不感气短，但活动量大时仍有气短。1999 年 11 月 18 日复查时又间断有发热，体温在 38℃，考虑腋下淋巴结核，开始加用抗结核治疗，用异烟肼 0.1g 3 次/日，+乙胺丁醇 0.25g 3 次/日 + 丁胺卡那 0.4g 肌注，隔日一次，同时口服复方新诺明 2 片 2 次/日。1999 年 10 月 26 日 CD_4 77/ml HIV RNA VL 97775copice/ml 诊断 AIDS。1999 年 12 月 9 日开始 HAART 治疗用 DDC（扎西他滨）0.75mg tid +3TC 100mgtid，2000 年 3 月 2 日加用佳息欢（IDV）

400mg tid，患者一般情况好转 CD4 由 77/ml 上升至 166/ml。至 2000 年 12 月 7 日抗结核治疗 14 个月，抗 HIV 治疗 12 个月，抗 PCP14 个月，乃停抗结核及抗 PCP，单用 HAART 治疗用药有 combivir（AZT，ZDV 齐多夫定 300mg + 3TC 150mg）1 片 bid + indinavir（IDV，茚地那韦）800mg tid。患者是自费，经济有一定影响，至 2001 年 6 月 7 日开始自行改为隔天服一次，历 2 个多月，发现 CD4 下降，病毒载量升高后，立即恢复每天服药，此后 CD4 一直在 200 ~340/ml，病毒载量较前升高至 2006 年 CD4 波动在 120 ~ 179/ml，临床出现脂肪重新分布，颈背部脂肪堆积，四肢变细。当时已发现病毒对所用药发生耐药，想换其他蛋白酶抑制剂，但国内尚未引进，且出现白细胞降低，乃停 AZT（ZDV）改用施多宁［依非韦仑，EFZ（efavirenz）］600mg qd。腋下淋巴结又肿大，再次抗结核治疗。HIVRNA（VL）在 1000 ~ 1200copies/ml。体重维持在 75kg 左右，于 2008 年 3 月 20 日在外购到 Kaletra［lopinavir（洛匹那韦）300mg + ritonavir（利托那韦）100mg］400mg bid + 3TC + EFZ（依

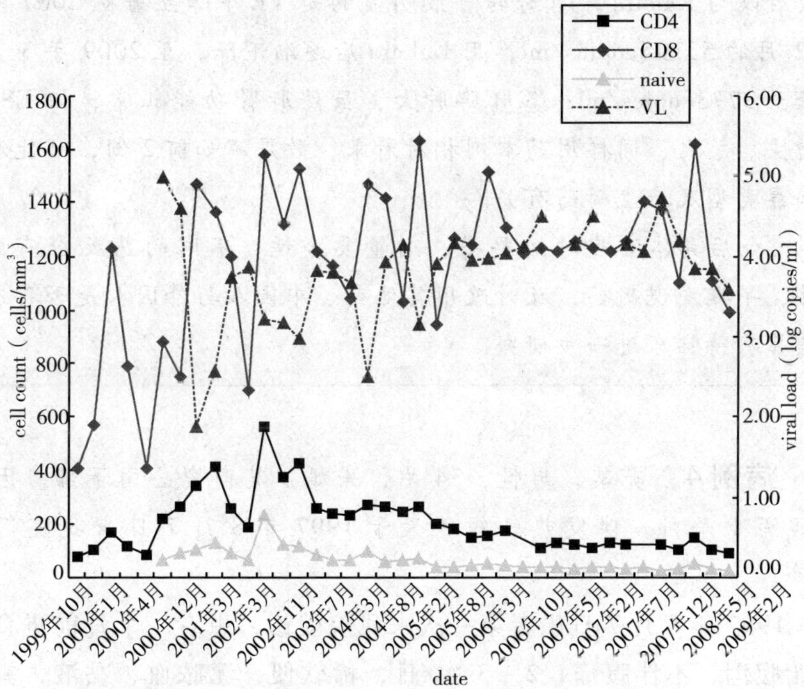

图 5-3　病例 3 治疗前后实验室检查的变化

非韦仑），至今已用药一年，2009 年 2 月 12 日 CD4 91/ml，CD8 989/ml，变化不大。并发症亦未见增加。仍在门诊随诊，改用 Kaletra 后，颈背部脂肪堆积好转，精神情况有进步。

点评

患者用药后的反应不如前 2 例患者，原因：①病例 1 在用 HAART 治疗时 CD4 301/ml，55946copies/ml，2～3 个月后 CD4 上升 VL 下降。病例 2 用药前 CD4 149/ml，VL 13902copies/ml，4 个月后 CD4 才上升，VL 下降。本例用药时 CD4 77/ml，VL 97775copies/ml 来院就较前 2 例晚且已有淋巴结肿大，ESR 70mm/第一小时末，疑有淋巴结核和 PCP 并发症。用药一年后，CD4 上升 HIV RNA VL 下降；②患者在非洲感染的基因型可能不同，病毒是否存在变异而耐药；③患者在治疗好转过程中，减量变成隔天服一次，长达 2 个月，病毒发生变异导致耐药；④个体差异，病例 1 病例 2 用 IDV 均无脂肪重新分布，但患者很明显，最后改为 Kaletra 才有好转。最明显的是 VL 下降显著从 2007 年 12 月的 53195copies/ml，用 Kaletra 后逐渐下降，至 2009 年 3 月降至 3773copies/ml；⑤肝脾肿大，虽然肝肾功能正常，但 ESR 增快。总之，同样用药本例相对看来，效果不如前 2 例，可能和病毒类型及产生耐药有关。

今后具体治疗时间要早，剂量要合适，不同的药反应有差异，早期发现耐药，及时改用其他药。中国人与外国人是否存在差异有待临床进一步研究。

病例 4　苑某，男性，34 岁，未婚，某商贸公司干部。因慢性腹泻 1 个月，伴发热气短 3 天于 1997 年 8 月 7 日来我院门诊就诊。

1997 年 8 月 7 日患者第一次来我院就诊，患者一个月前进食后开始腹泻，不伴腹痛，2～3 次/日，稀软便，无脓血、黏液，粪便常规（-），近 3 天自觉发热伴气短，自测体温 38.5～37.5℃，无盗汗，但感乏力、消瘦。

既往体健，曾于1996年去泰国和缅甸旅游，和同性恋（人妖）有密切接触史。

体格检查：一般情况尚可，颜面痤疮明显，咽不红，扁桃体不大，心肺（-），腹软，肝脾未及，双下肢不肿。

实验室检查：血常规：WBC 3.1×10^9/L，N 0.732，L 0.212，Hb 112g/L；尿、便常规（-），肝功能：ALT 26U/L，TP 8.1g/dl，ALB 3.9g/dl，TBil 0.5mg/dl，DBil 0.2mg/dl，AST 24U/L，ALP 97U/L，A/G 0.9；肾功能：BUN 8mg/dl，Cr 0.7mg/dl，GLU 75mg/dl；脂全：CHO 750mg/dl，TG 105mg/dl，HDL-C 33mg/dl，$APOA_1$ 114mg/dl，ApoB 84mg/dl。胸片：左肺斑片影，诊断为肺结核。1997年8月21日，HBsAg（+）、HBeAg（+），ESR 66mm/第一小时末，HIV-Ab（+），确诊试验（WB）阳性。

1997年9月11日予开始用抗结核治疗，用异烟肼、乙胺丁醇和氧氟沙星，体温有下降，一般情况见好。

1997年10月5日再次发热，体温38℃，伴气短，体重1个月内下降5kg，血气分析 PO_2 77.3mmHg，考虑有卡氏肺孢子菌肺炎（PCP），乃用TMPco2片3次/日，同时加用AZT 100mg 2次/日、3TC 150mg 2次/日。三天后热退，但感双下肢酸痛，气短，食欲亦有明显好转，抗结核药和抗PCP药及抗HIV药同时应用。

1997年10月18日突然出现口向右歪斜，左眼不能闭合，诊断面神经麻痹。在上述用药基础上加用泼尼松20mg 1次/日×3天，15mg 1次/日×3天；3TC无药而改用DDC 0.75mg 2次/日，一周后面神经麻痹基本恢复，但体重继续降至44kg（来诊时50kg）。

1997年11月12日左胸壁疼痛出现水疱，逐渐长大并融合成大疱，水疱沿神经走向分布，范围较广，诊断为带状疱疹。予用阿昔洛韦（无环鸟苷）0.2g 5次/日和肌注维生素 B_{12} 500μg 1次/日共10天，一周后发热达38℃，加用泼尼松15mg 1次/日×7天，水疱于两周后消退脱皮。

1997年12月11日开始感头痛，但不发热，体重增至46kg，1997年12月19日患者头痛加剧不能忍受，嘱家属立即带患者前往地坛医院住院，考虑有隐球菌脑膜炎，住院后腰穿，颅内压很高，脑脊液中找到隐球菌，用氟康唑静滴，确诊为隐球菌脑膜炎。并口服5-氟胞嘧啶，同时用甘露醇脱水降颅压，因白细胞低改AZT为saquinavir 600mg 2次/日、TMPco和抗结核药继续口服，病情渐稳定，于1998年1月7日出院并在我院门诊随诊，CD4细胞计数最低是21/μl。

患者自1997年8月7日共6个多月先后出现肺结核、肺孢子菌肺炎、面神经麻痹、带状疱疹和隐球菌脑膜炎5种机会感染。1998年1月25日，患者由地坛医院出院后来门诊复查，食欲较好，尿多，咽发干，前一天曾出现恶心，1998年2月5日，患者情绪较好，春节前后做腰穿，CSF未找到隐球菌，继续使用氟康唑静滴。

1998年3月26日复诊，因三天来有头痛，昨起加重，恶心呕吐，无发热，怀疑隐球菌脑膜炎复发，但患者不愿作腰穿。至1998年4月23日才做腰穿，压力高，CSF中找到隐球菌，头痛无发热用两性霉素B 25mg静滴，左耳听力下降，之后每天用氟康唑0.2g iv 2次/日，停两性霉素B，体格检查颈无抵抗，一般情况好，神清合作。1998年6月4日，患者自3月26日至4月15日按隐球菌脑膜炎治疗，左耳听力下降，精神较好。

1998年9月30日，患者家属来我院告之，患者于1998年8月26日于地坛医院病故，因拒绝用一切治疗，头痛加重，估计死于隐球菌脑膜炎。

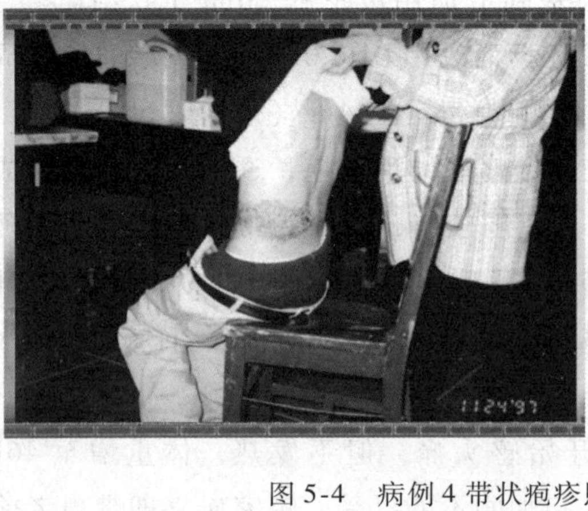

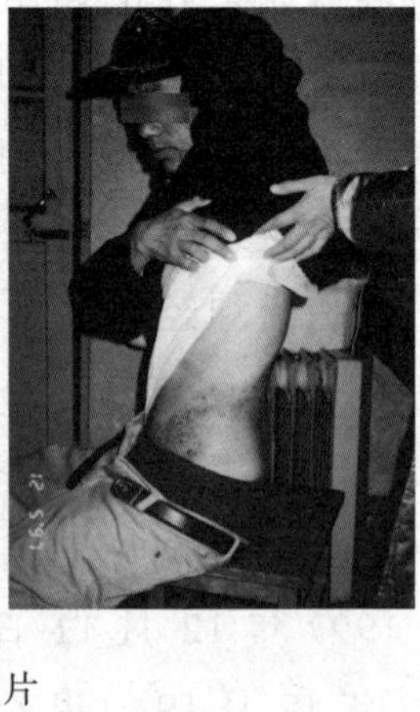

图5-4　病例4带状疱疹照片

点评

患者是同性恋，在国内因为 AIDS 当时还较少见，一年前去泰国旅游与人妖密切接触后感染了 HIV。发展很快，从诊断 AIDS 至死亡才一年多，出现了 5 个并发症，肺结核、PCP、面神经麻痹、带状疱疹和隐球菌脑膜炎，CD4 细胞计数最低是 21/μl。所有的机会性感染均及时诊断和治疗，同时用了抗 HIV 药，如果有心理医师能从另一方面开导和帮助患者，或许患者能存活得长些，生活质量也会改善些。

病例 5　王某，男性，37 岁，北京某公司职员。入院日期 1998 年 6 月 19 日，出院日期 1998 年 12 月 12 日。

主诉：发热、头痛 4 个月。

现病史：1998 年 1 月，患者突感发热，体温在 39.7℃，伴有寒战、乏力，体温均在傍晚升高，无咳嗽和咽痛，无腰、腹部疼痛及小便不适感。患者主诉其发热症状与以前症状相同，5 天以后体温降至正常。1998 年 2 月 8 日，无任何诱因再次出现发热，3 天后出现严重的头痛，体温高时感到恶心并且呕吐，但意识清楚，无抽搐。1998 年 2 月 14 日，患者在某医院的急诊室就诊，出现颈强直，克氏征（+），行腰穿，CSF 压力 230mmH_2O，蛋白 86.9mg/dl，糖 56mg/dl，氯化物 99mmol/L，脑脊液涂片找到隐球菌，确诊为隐球菌脑膜炎。给予氟康唑 200mg iv 滴注 2 次/日，地塞米松 5mg iv 1 次/日，甘露醇 250ml ？/d（次数不清楚），头痛及发热都均有好转。1998 年 3 月 10 日复查腰穿，CSF 中白细胞 260/μl，中性 72%，蛋白含量升高，氟康唑改为 0.8g 1 次/日口服，停甘露醇并给予泼尼松 20mg 1 次/日口服。患者再次发热，减少泼尼松的剂量，体温恢复正常。1998 年 4 月 12 日，患者出院，继续以上药物治疗，但仍有间歇性头痛。1998 年 5 月 2 日，患者再次出现发热，并伴有严重头痛、恶心及呕吐，氟康唑改为 200mg 2 次/日 iv 滴注，1998 年 5 月 21 日，复查腰穿，CSF 涂片中发现大量隐球菌。1998 年 6

月5日，为进一步诊治，转入北京协和医院，在北京协和医院的急诊室复查腰穿，压力为260mmH_2O，白细胞62/μl，单核28/μl，蛋白质81mg/dl，糖38mg/dl，CSF涂片找到隐球菌，立即用两性霉素B iv滴注和氟康唑。1998年6月19日，入住北京协和医院感染内科病房。

既往史：患者曾于1994年患血小板减少症，予泼尼松和地塞米松治疗，并进行输血，用过丙种球蛋白。无吸烟喝酒史，否认肝炎及性病史。

个人史：出生在北京，已婚，妻子和孩子身体健康，其父因尿毒症过世。

体格检查：T 38℃，P 102次/分，R 20次/分，血压110/65mmHg。

发育正常，轻度营养不良。神志清楚，查体合作，皮肤、黏膜无黄染。瞳孔等大等圆，对光敏感。咽部正常，扁桃体无肿大。颈项强直。心、肺均正常。腹软，肝脾未及。腱反射亢进，克氏征（+），布氏征（-），巴氏征（-）。

实验室检查：WBC 4.3×10^9/L，N 0.667，Hb 117g/L，PLT 135×10^9/L，ALT 13U/L，AST 21U/L，TBil 0.3mg/dl，DBil 0.2mg/dl，ALP 133U/L，GGT 65U/L。

入院后，患者予两性霉素B、口服氟康唑及甘露醇脱水治疗，其症状与体征较前有进步，晨起有轻微的头痛，体温基本正常，CSF也有改善。1998年8月3日，患者左侧枕骨的皮肤上出现带状疱疹，疱疹逐渐增多，疼痛明显，患者十分痛苦，后予阿昔洛韦0.5g iv q8h×6天，疼痛及疱疹有好转。1998年9月15日，患者出现视力下降以致不能清楚地看清东西。自住院以来隐球菌脑膜炎有好转，视网膜炎的原因须考虑为巨细胞病毒引起。患者没有进行抗-HIV检验，1998年9月15日进行抗HIV的检测，结果为阳性，经蛋白印迹法确诊患者为AIDS，而隐球菌脑膜炎、带状疱疹及视网膜炎均为AIDS病并发的机会性感染。抗HIV：IgG 1∶32（+），IgM（-）。1998年12月2日，CD4 5/μl，CD8 1200/μl。

患者于1998年12月12日出院，在我院共住院5.5个月。共用两性霉素 B3.8g，且两性霉素 B 与氟康唑在出院后继续应用。1998 年 12 月 7 日，复查腰穿，CSF WBC 4/μl，M 4/μl，蛋白（-），蛋白 47mg/dl，糖 32mg/dl，氯化物 141mg/dl，涂片仍能找到隐球菌，CSF 培养（-）。

点评

从本例患者我们可以获得经验教训为，所有隐球菌脑膜炎的患者都要进行 HIV-Ab 的检查，不论这个患者是中国人还是外国人。过去几年的隐球菌脑膜炎患者（2～3 人/年）的 HIV-Ab 均为阴性，但目前情况改变了，我们必须面对 HIV/AIDS 出现在中国的具体情况。患者病史中未发现有特殊，无性病史，有可能是输血感染的，因为他在 1994 年因血小板减少输过血。临床上在隐球菌脑膜炎好转过程中出现带状疱疹说明患者免疫功能低下，但仍未重视，直至视力下降出现视网膜炎，再考虑 AIDS，查 HIV-Ab（+），经确诊试验证实为 AIDS。如能在住院后立即检查 HIV-Ab，治疗隐球菌脑膜炎会更积极些，待隐球菌脑膜炎好转后开始 HAART 治疗，总的预后可能会好一些，但患者 CD4 细胞太低，预后不太乐观。

病例 6 阿某，34 岁，男性，美籍阿根廷人，离异。入院日期 1985 年 6 月 3 日，死亡日期 1985 年 6 月 6 日。

主诉： 发热、咳嗽气短 4 天。

现病史： 患者由美国来京旅游，自西安乘飞机来北京，入院前 4 天开始有咳嗽，咳少量白痰，伴发热未测体温，逐渐出现气短、呼吸困难，由急救站送来我院。

既往史： 出生于阿根廷，15 年前到美国，4 年前离婚，有同性恋史，在美国 1984 年有过肺炎，住院诊断不清楚，治疗不详。

体格检查： T 38℃，P 128 次/分，R 42 次/分，BP 100/70mmHg。

发育营养正常，神清合作，呼吸困难，急性热病容，皮肤未见出血点，浅表淋巴结不大，颈无阻力，心率128次/分，律齐，两肺底有水泡音，腹软、肝脾未及，无病理征。

实验室检查：Hb 155g/L，WBC 16.9×10^9/L，HBsAg（-）。血气分析：pH 7.43 ~ 7.50，PO_2 24mmHg，PCO_2 27.2 ~ 23.4mmHg，ESR 110mm/第一小时末，BUN 23mg/dl，Cr 1.8mg/dl，骨髓涂片增生活跃，抗HIV（+）是患者死后做的。

1985年6月3日患者住院后半夜（美国正值中午），病房医师与患者的家庭医生通电话，证实其为AIDS合并PCP，一直在用pentamidine，1985年6月5日患者的同事来电告知患者系同性恋。

住院后虽经积极抢救治疗无效，于1985年6月6日因呼吸衰竭死亡。尸解见图5-5：肺切片镜下可见PCP和组织胞浆菌，脾切片亦见有组织胞浆菌，肾上腺切片可见CMV包涵体，血培养有革兰阳性杆菌。

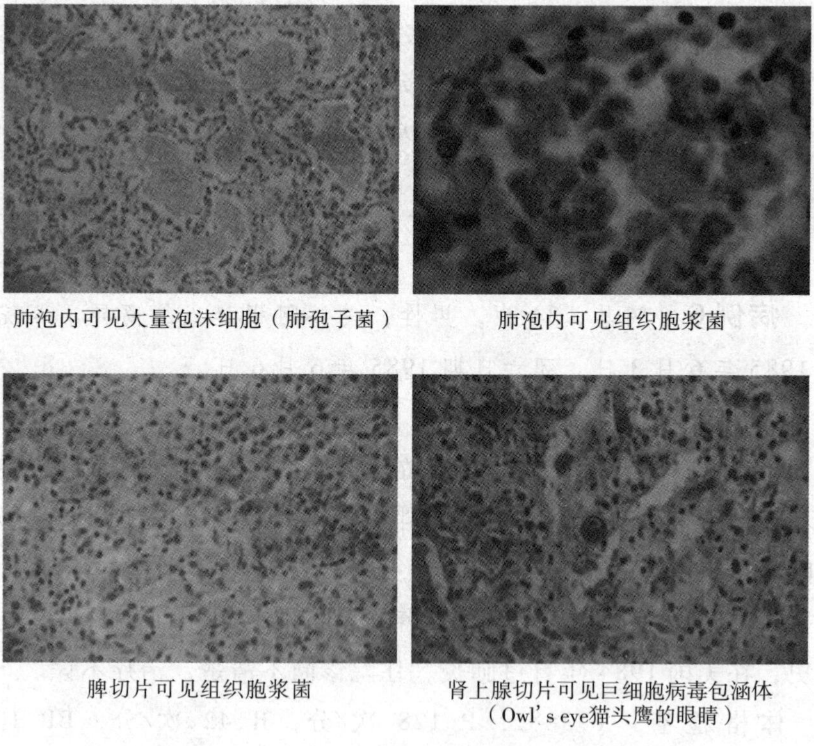

肺泡内可见大量泡沫细胞（肺孢子菌）　肺泡内可见组织胞浆菌

脾切片可见组织胞浆菌　肾上腺切片可见巨细胞病毒包涵体（Owl's eye猫头鹰的眼睛）

图5-5　病例6患者尸体解剖病理切片

点评

这是我国发现的第一例艾滋病，患者死亡前诊断已经明确，但缺乏依据，关键是血 HIV-Ab 未在我院检测。患者因呼吸衰竭住 ICU，因为从未见过这病，ICU 的医师护士都很害怕，实验室更是做完试验就将血标本处理了，只有感染病实验室的血标本留下来了，患者死亡后去检定所测的 HIV-Ab 强阳性。幸运的是患者由我院病理科医师作了尸体解剖，以上的照片提供了很多信息，患者有 PCP、组织胞浆菌和 CMV 感染，加上血培养有革兰阴性杆菌，细菌、真菌、病毒感染患者全有了。该病例推动我国艾滋病临床和科研进展，也使我们实际了解免疫缺陷病毒给患者带来的灾难。

其实患者已知自己患有艾滋病，为什么还要来中国？据患者的朋友说患者一直向往中国的长城，冒生命的危险，希望在死前能亲眼看一下万里长城，以满足他的愿望。

病例 7　谢某，女性，50 岁，经商。入院日期 2003 年 7 月 7 日，出院日期 2003 年 8 月 15 日。

主诉：间断气短 3 个月，加重伴发热和咳嗽 10 天。

现病史：患者自 2003 年 4 月初开始有气短，活动后加重，无胸痛、无咳嗽和发热。胸片未见异常，B 超正常，ECG 正常。在外院诊断肺炎，用阿奇霉素气短有好转。但 6 月中旬又出现气短并伴有低热，体温在 38.4℃，用退热药能见好。患者有轻咳，无夜间盗汗。血常规 WBC 7.9×10^9/L，N 0.83，L 0.13。患者住入北京某医院诊断肺炎，传染性非典型肺炎（SARS）待除外。7 月 7 日胸片双肺呈毛玻璃样，血气 PO_2 60mmHg。

既往史：曾在柬埔寨为预防疾病于 1996～2000 年多次注射当地产的丙种球蛋白。

体格检查：T 36.7℃，R 35 次/分，P 106 次/分，BP 120/70mmHg。

一般情况尚可，轻度气短，无淋巴结肿大，心脏正常，双肺未闻啰音，腹软，肝脾未及，右臀部有一簇疱疹。

实验室检查： CD4 47/μl，CD8 507/μl，军团菌抗体（-），支原体和衣原体抗体（-），外院 HIV-Ab（-）一次，经会诊认为不像 SARS，可能为 PCP 建议，再次查 HIV-Ab，第二次 HIV-Ab（+），来院后重复 HIV-Ab（+），并经确诊试验证实，诊断明确为 AIDS 合并 PCP 和带状疱疹。

开始用琥珀酸氢化可的松 300mg iv qd×3d，200mg iv qd×5d，50mg iv qd×3d 和 TMPco 2 片 q6h po，2 周后气短好转，复查胸片明显吸收。同时加用 HAART 治疗 AZT+3TC 1 片 bid，+ ddI 200mg bid+D4T（Stavudine，司坦夫定）20mg bid+施多宁 600mg qd，呼

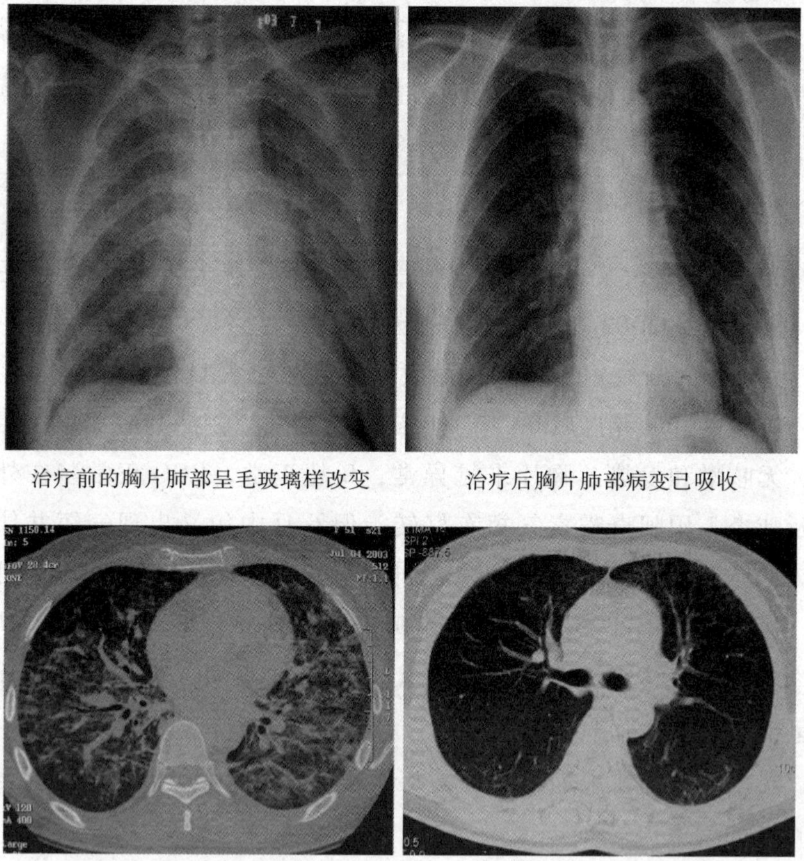

治疗前的胸片肺部呈毛玻璃样改变　　治疗后胸片肺部病变已吸收

治疗前肺部CT的病变　　治疗后肺部CT明显吸收

图 5-6　病例 7 患者治疗前后肺部影响学变化

吸困难明显好转，热退，ESR 由 105mm/第一小时末降至 64mm/第一小时末，2003 年 8 月 7 日胸片未见明显异常，于 2003 年 8 月 15 日出院在门诊随诊。

点评

患者的诊断过程是曲折的，发病时间正好是我国 SARS 流行期间，有发热、咳嗽、气短，胸片呈毛玻璃样，血象白细胞低，HIV-Ab（-）。在 SARS 指挥中心组织的 15～16 名医务人员会诊，都认为是 SARS 或至少是可疑。只有一位医师认为不能除外 AIDS，因为临床表现像 PCP。希望复查 HIV-Ab，最后复查抗 HIV（+）CD4 47/μl，确诊为 AIDS + PCP，转院治疗后好转。怀疑不是 SARS 是 AIDS 的理由是，患者有气短呼吸困难已 3 个月，有用丙种球蛋白史，这次发热、咳嗽 10 天，如系 SARS 病情将很重，而患者一般情况尚可，不像急性发病，虽然氧分压已降至 60mmHg。此外我国于 2003 年 6 月 24 日刚宣布中国 SARS 流行已结束，国内外的媒体都在观望，再次发布一例 SARS 必须非常慎重。首先将除外 AIDS + PCP，然后才能考虑，再次检测 HIV-Ab 是英明的决策。

病例 8 王某，男性，29 岁，北京人，饭店服务员。第一次入院日期 1992 年 3 月 11 日，出院日期 1992 年 4 月 4 日。

主诉：间断发热一年多，活动后呼吸困难加重半个月。

现病史：患者于 1990 年年底，无明显诱因开始发热，最高 37.8～38.0℃，晨低午后升高，伴发冷、盗汗，无咳嗽、咳痰等不适。外院胸片：右上肺斑点状阴影，考虑肺结核于 1991 年 1 月开始用 INH、RF、EB 三联抗结核治疗，历时一年。在用药过程中 1991 年 2 月体温上升达 40℃。因间断发热曾住院，取淋巴结组织活检，病理报告为淋巴结核。后又去另一医院，再次淋巴结活检，病理报告为肉芽增生性炎变。改用其他抗生素后热退 1991 年 4 月出院。

1991 年 11 月又发热伴全身肌肉酸痛，无尿频、尿急和尿痛，亦无腹泻。1991 年 12 月停用抗结核治疗。1992 年 2 月体温又高达

40℃，用青霉素及林可霉素无效。近一个月来出现咳嗽、咳痰，且体重下降3～4kg，近半月来有呼吸困难，活动后加重，夜间憋喘，因诊断不明转来我院。

既往史：3岁时患过黄疸性肝炎，1985年患右上浸润性肺结核治疗6个月，复查胸片好转后停药。有同性恋史已十多年，经常与外国男性有性关系。在北京各大饭店服务，去过深圳一年，去年因病回京治疗未再找工作。

体格检查：发育正常，营养中等，神清合作，活动后有呼吸困难，唇轻度发绀，浅表淋巴结不大，口腔黏膜未见异常，心肺（－），腹软、肝脾未及下肢不肿，无病理征。

实验室检查：血WBC 7.1×10^9/L，Hb 143g/L，PLT 197×10^9/L；尿常规未见异常，ESR 80mm/第一小时末，HBsAg（－）。血气分析（1991年3月16日）：pH 7.42，PaO_2 71.7mmHg。$PaCO_2$ 37.1mmHg，胸片示双下肺感染。1992年4月2日血标本送预防医学科学院检查报告：CD4/CD8 = 23.5%/21%，CD4/CD8 = 1.12。CD4/CD8比值异常降低，辅助性T细胞数量减少。当时只有少数单位能检测CD4/CD8，因此未能随查。

住院后于3月17日专业组查房，考虑患者发热已一年，双肺下野有阴影，同性恋者现活动后有气短，要除外AIDS并发症PCP，需查HIV-Ab。1992年3月19日HIV-Ab（＋），但蛋白印迹法确证试验，缺抗P24抗体，转请中国预防医学科学院艾滋病研究中心邵一鸣教授查P24抗原为阳性，诊断明确患者是AIDS合并PCP。乃与3月21日开始用复方新诺明2片2次/日，一周后发热，气短呼吸困难明显缓解，于1992年4月4日出院。当时只告诉患者的家属，为恐其发生意外未告诉患者本人。直至出院后4个月病情稳定，体重恢复至60kg，情绪良好的前提下，才告诉患者患了AIDS。他似乎已经有思想准备，因此情绪没太大的波动。

患者于（第二次住院）1993年3月22日至1993年4月2日，（第三次住院）1993年11月20日至1993年12月28日，（第四次住院）1994年2月23日至1994年3月4日先后共住院四次，均因口腔念珠菌感染和口腔疱疹病毒合并真菌感染，第四次出现食管烧

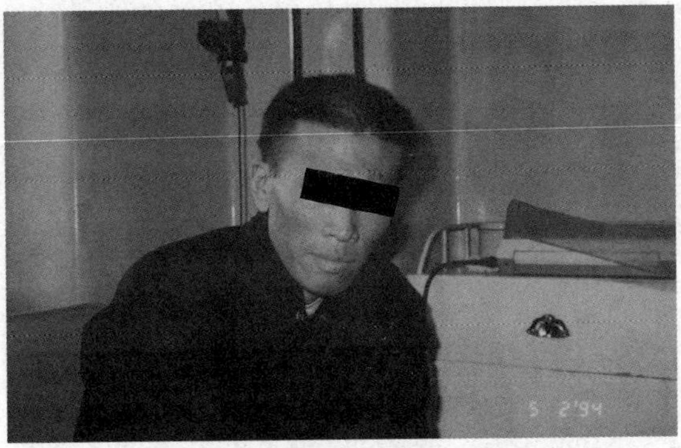

图5-7　病例8患者照片

患者1994年2月5日第三次出院后来门诊复查

灼痛，进食困难消瘦明显。

1993年4月26日开始用DDC（扎西他滨）0.75mg 2次/日，1993年6月8日DDC 0.75mg 2次/日+AZT 100mg 3次/日直至死亡前1个月。因反复发热患者自己放弃治疗而停用所有药，最后一次发热伴腹泻，因我院无床转至地坛医院（1994年4月12日至1994年4月18日）后因费用太贵，负担不起而出院放弃治疗。于1994年4月24日来我院途中，心跳呼吸停止。在我院急诊室用1小时与家属谈尸解，未成功。

点评

患者住院后先按结核治疗，因其是同性恋要除外AIDS，开始病房医护人员疑患者娇气，上厕所要吸氧气，也未查血气。一次专业组查房，平卧床时无气短，令起坐起就发现鼻翼扇动，立即查血气，发现PO_2 72mmHg，才决定查HIV-Ab，结果阳性但不能确诊，最后请预防医学科学院帮助检测P24抗原（+），CD4很低才肯定为AIDS合并PCP，用复方新诺明2片2次/日，一周后发热、气短、呼吸困难好转。由于患者了解一些AIDS的情况，与护士谈话中流露一旦证实是AIDS，就不想活了。因此在出院时未告诉患者，以防其自杀，只告其家属和性伴侣，直至出院4个月后才告诉他。当时病情已稳定，患者似乎已经有思想准备。先后四次住院均因并发症住院，虽然用了一些抗 HIV 的药，最后患者及其家属均放弃治疗而告终。生前患者对医院治疗表示感激，表示死后愿贡献作尸解，由于不忍心令患者当时就签字，死亡后家属一再强调母亲不同意，只好作罢。

病例 9 齐某，男性，31 岁，北京人，离婚，同性恋患者。1988 年 1 月 6 日来我院皮肤科门诊就诊。

主诉：阴茎皮疹 3 个月，全身皮疹半个月。

现病史：4 个月前有冶游史，约一个月后阴茎头部出现一小丘疹，当时伴发热，不痛亦无痒感，有糜烂，无明显渗液及出血。2 个月后在当地医院查华康反应（梅毒血清试验）1∶2，USR（+）1∶8，给予青霉素肌注 10 天，总量为 1045 万 U，用药后 3 天皮疹消退，停药 3 天后感不适、头晕，全身又起红疹，轻痒，当地医师认为系药物疹，住院经静脉输药皮疹好转出院。梅毒血清反应仍 1∶2，USR 1∶4。要求进一步治疗来我院皮肤科。追问病史有同性恋与国内、国外的同性恋者有密切交往。

体格检查：发育正常，营养中等，神清合作，心肺（-）。腹平软，肝脾未及，阴茎龟头有一绿豆大小萎缩皮损，全身皮肤有大量浅褐色色素沉着斑。

实验室检查：1988 年 1 月 6 日梅毒血清反应：乳胶法（+）1∶4，RRCT（+），FTA-ABS 1∶8（+++）。

诊断：二期梅毒

1988 年 1 月 14 日给予红霉素 0.25g 4 次/日 ×10 天。1 月 28 日复诊要求再次治疗，门诊做青霉素皮试（-）后，给用苄星青霉素（长效西林）240 万 U 分 2 部位肌注。2 月 4 日及 2 月 11 日分别重复苄星青霉素 240 万 U 肌注。1988 年 4 月 30 日复查梅毒血清试验：乳胶（±），RPR（+），VDRL（+）。

1989 年研究生秦某做 AIDS 课题，从血库随意取血标本数千份查 HIV 抗体均（-），最后从血清室取得 67 份梅毒阳性患者的血清，检测 HIV-Ab，发现患者的一份血标本为阳性，并经 WB 印迹法确诊为抗 HIV 感染，追踪患者已随其性伴侣去澳大利亚悉尼。1992 年北京市卫生局去澳大利亚，知悉患者已由 1989 年诊断 HIV 感染进展为 AIDS，下面是确诊试验的结果（图 5-8）：四份血清标本，其中患者为第 4 条带属阳性，1、2、3 条带为其他患者的血清，均阴性，条带 25 为 HIV-Ab 阳性对照，26 为阴性对照，27 为 HIV-Ab 弱阳性对照。

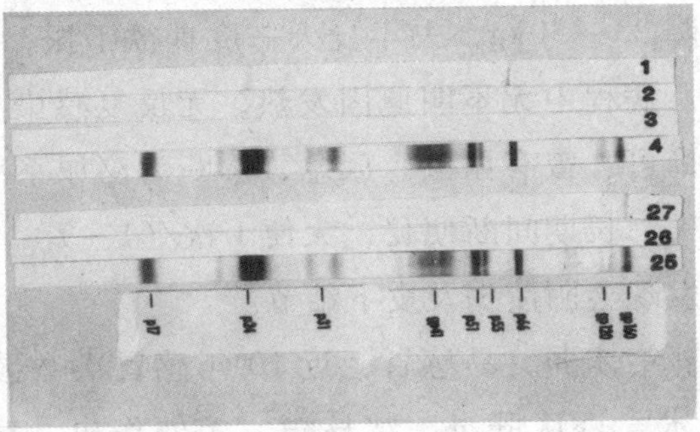

图 5-8 病例 9 患者蛋白 HIV 蛋白印迹法结果图

点评

这例患者是国内首例由性传播的 HIV 感染，患者先发现梅毒，我们在检验科临诊实验室保留的 67 份梅毒患者血清中，发现一份 HIV-Ab（+）血。确诊（WB）是在其他实验是做的，蛋白印迹法上的条带非常清楚。

病例 10 郑某，男性，36 岁，未婚，河南人。入院日期 1997 年 3 月 13 日，出院日期 1997 年 3 月 28 日。

主诉： 进行性皮肤瘙痒、色素沉着 2 年，间断淋巴结肿大 1 年多。

现病史： 自 1995 年开始皮肤逐渐出现瘙痒，起初为面部及会阴，后在关节周围，渐延及全身。瘙痒逐渐加重，难忍，夜间尤重，严重影响睡眠。曾多处求医，给予外用药无效，多次搔抓后，局部皮肤肤色变深，有多处抓破但愈合很快（1 天左右）。1996 年 3 月 7 日曾服“去湿毒”中药，自觉服中药后，皮肤明显干燥，有少量脱屑。1年多前先后发现双腋下、腹股沟淋巴结肿大，无触痛，与劳累有关，休息后可以缩小并消失，一般持续1周左右。1996年10月外院查血HIV-Ab（-）。皮肤活检结果：嗜酸性细胞增多。1997年1月在我院重复血HIV-Ab（-），3月初再查为弱阳性，此次为进一步检查住北京协和医院。

患者发病前长期劳累，每天只睡2~3小时。2年来因瘙痒影响睡眠，体重下降25~30kg，去年夏天一度食欲不振，10月后恢复，每顿可吃半斤。病程中无不明原因发热，无反复感染史，无明显皮疹。体力精神尚可，曾有尿频、尿急，诊断为泌尿系感染，用过环丙沙星症状消失。长期间断便秘，大便1次/(1~7）日，便干。无呼吸困难，未发现会阴溃疡及皮下结节。

既往史：早年体弱，易感冒，近10年感冒次数减少，1982年做过阑尾切除术，否认肝炎、结核史，无外伤史，对阿莫西林过敏，否认糖尿病史，无心脑肺肝肾等疾病，1995年初患脚趾甲真菌感染至今未愈。

个人史：河南郑州人，从事进出口贸易，高中毕业，1989年到泰国曼谷停留10个月，之后转至荷兰阿姆斯特丹生活5年，1995年回国。未婚，否认同性恋，在国外期间有性生活史，曾口服大麻21天，否认静脉吸毒史，否认输血史，有与静脉吸毒者接触史，吸烟20多年，最多每天吸2~3包，一般20~30支/日。

家族史：父母，兄弟姐妹均健在，无类似疾病。

体格检查：T 37.7℃，P 82 次/分，R 22 次/分，BP 110/60mmHg。

发育良好，清瘦，神清合作，自动体位，全身皮肤广泛色素沉着，多处抓痕，破溃结痂，皮损周围皮肤粗糙干燥，未见黄疸，或出血点。双侧颈部多个淋巴结肿大，最大的直径1.5cm×1.0cm，双腋下各扪及一淋巴结为2cm×1.5cm。双腹股沟有数个肿大的淋巴结，最大的有2.5cm×2.0cm，质中偏硬，活动好，无压痛。锁骨上、滑车、腘窝未扪及肿大淋巴结。头颅正常，毛发略稀，双瞳孔等大等圆，对光反应灵敏，乳突和鼻窦无压痛，右鼻翼内侧有破溃已结痂，口唇无发绀，咽不红，扁桃体不大，口腔黏膜无白色膜，颈无抵抗，甲状腺不大，胸廓无畸形，心界不大，心率 82 次/分，心律齐，未闻杂音，双肺清未闻干湿啰音。腹平软，无压痛，肝脾肋下未及，无包块，无移动性浊音，肠鸣音正常。双下肢不肿，生理反射存在，未引出病理征。

实验室检查： 血常规 WBC 4.2 × 10^9/L，N 0.67，L 0.33，Hb 104g/L，ESR 35mm/第一小时末。肝肾功能：ALT 18U/L，TP 6.8g/dl，ALB 3.5g/dl，TBil 0.3mg/dl，DBil 0.2mg/dl，BUN 16mg/dl，Cr 0.5mg/dl，糖 103mg/dl。乙肝五项仅 HBsAb（+），RPR（-），TPHA（-）。胸片：未见明显异常。ECG 正常。

患者住院后立即抽血查 HIV-Ab 及确诊试验，此次 HIV-Ab（+），确诊试验阳性，CD4 0.5%（相当于 7 个），CD8 25%（350 个）。明确为 AIDS 后于 1997 年 3 月 18 日开始用 AZT 100mg tid + 3TC 100mg tid，由于口腔出现白斑，疑白念珠菌感染给服氟康唑（三维康）100mg 1 次/日。3 月 18 日起患者有 2 次晕倒在地上，10 ~ 20 分钟才清醒，醒来请神经科会诊，神志清楚，肢体活动无明显障碍，瞳孔对光反应存在，建议必要是做脑 CT。患者情绪很不稳定，常自行离开医院外出，并要求出院。嘱其兄及其母陪在病房，家中经济有困难。患者自诉服用 AZT + 3TC 4 ~ 5 天后皮肤瘙痒较前有好转。最后因经济问题其母签字要求自动出院，带 AZT 和 3TC 回家继续服用。以后未再取得联系。

出院诊断： AIDS

口腔念珠菌感染

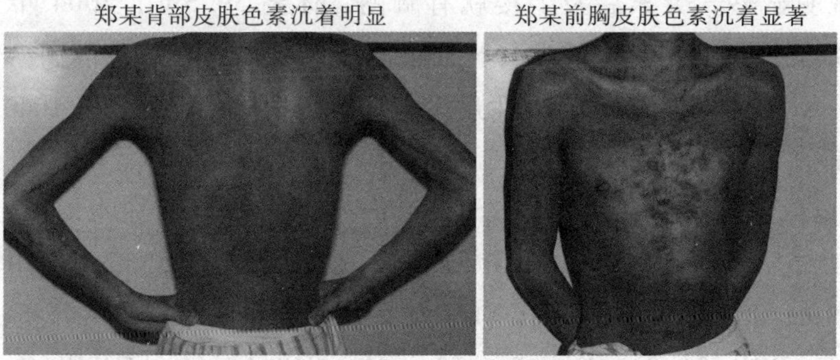

图 5-9　病例 10 患者皮肤色素沉着明显

点评

患者的临床表现很特殊，主要是皮肤极痒和色素沉着，如果没有在荷兰阿姆斯特丹待过5年的病史，很难会想到AIDS。因为皮肤痒影响睡眠，导致消瘦。病程2年，为何抗体出现很晚，1997年1月HIV-Ab（-），3月（+），即查CD4 7/μl。患者去过很多医院，都怀疑有HIV感染，但都不能确诊。我们看到很多HIV/AIDS，确诊后CD4要经很多年才下降。

本例不同，确诊后CD4就很低，原因不明，值得今后在临床仔细观察随访。

病例11 张某，女性，50岁，山东农民，已婚。入院日期2004年2月25日，出院日期2004年3月1日。

主诉： 反复憋气及发热5个月。

现病史： 入院前5个月，患者无明显诱因出现憋气，为吸气性呼吸困难，活动后加重；伴间断发热，体温最高38.8℃，发热时无寒战，伴咳嗽，有少量白色泡沫痰，有口干，不伴胸痛、咳血、潮热、盗汗、头痛、腹泻腹痛、尿频尿急、皮疹等。就诊于当地医院，诊断为肺支原体感染，给予静脉输液治疗，用药不详，一个月后症状有所缓解。之后患者反复出现胸闷、憋气、发热等症状，发热无明显规律，体温最高39℃，用退热药后可恢复正常。自服“感冒药”可缓解，尚能从事轻体力劳动。半月前患者上述症状加重，出现明显憋气劳累后及上楼就有胸闷，体温39.5℃，2004年2月17日就诊于北京某医院，行胸片正位相：双肺纹理紊乱模糊。作肺CT：双肺弥漫性肺泡渗出性病变，来北京协和医院。2004年2月20日在我院查血常规：WBC 9.68×10^9/L，N 0.893，L 0.05，Hb 124g/L，PLT 240 $\times10^9$/L，ESR 74mm/第一小时末；尿常规：正常；肝功能：ALT 30U/L，AST 31U/L；肾功能：BUN 21mg/dl，Cr 0.93mg/dl。心肌酶：LDH 345U/L，HBD 254U/L；血气分析：pH 7.46，PCO_2 36.2mmHg，PO_2 72mmHg，HBsAg（-），PPD（-）。ECG：窦性心动过速；HIV-Ab（+）确诊试验证实。门诊诊断：

PCP，AIDS，为进一步诊治收入院。

患者发病以来无脱发、口腔溃疡、眼干、雷诺现象等，精神差，食欲减退，睡眠尚可，体重减轻10kg，尿便正常。

既往史：1999年做腹腔囊肿手术，术中出血，输了大量血，以往体健，无肝炎、结核病史，无外伤史。对花粉过敏，青霉素过敏。

个人史：生于原籍，无烟酒嗜好。

月经婚育史：$12\frac{4\sim5}{28}$，48岁停经，已婚，生育4个子女，爱人及子女健康。

家族史：父已病故，母健在，兄姐健在，无家族遗传病史。

体格检查：T 36.8℃，P 72次/分，R 18次/分，BP 110/70mmHg。

发育正常，营养中等，神清合作，气短喘息状，全身皮肤无黄染，无肝掌及蜘蛛痣，浅表淋巴结无肿大，头颅无畸形，下唇角有2个水疱，已结痂，巩膜无黄染，双瞳孔等大等圆，对光反应灵敏，鼻腔通畅，鼻窦无压痛，外耳无异常，听力正常。口唇发绀，口腔黏膜有多发白斑，咽红，扁桃体不大，颈软无抵抗，甲状腺不大，气管居中，双肺呼吸音粗，双下肺有少许湿啰音。心界不大，心率96次/分，各瓣区未闻器质性杂音。腹平软，无压痛及反跳痛右下腹有一约10cm长的切口瘢痕，肝脾未及，未扪及包块，肠鸣音存在，四肢无畸形，双下肢不肿，生理反射存在，无引出病理反射。

实验室检查：血常规：WBC 7.71×10^9/L，N 0.875，L 0.061，Hb 129g/L，PLT 330×10^9/L，ESR 74mm/第一小时末。尿常规：比重1.030，pH 6.5，镜检（－）。肝功能：ALT 16U/L，TP 6.8g/dl，Alb 3.5g/dl，TBil 0.48mg/dl，DBil 0.13mg/dl，Glu 138mg/dl，BUN 19mg/dl，Cr 0.96mg/dl。RPR（－），肺炎衣原体IgG（＋）1∶64，肺炎衣原体IgM（－），肺炎支原体（－），痰涂片及培养未见真菌。

入院诊断：艾滋病

肺孢子菌病

口腔真菌感染

分析感染 HIV 的途径最可能是与 1999 年大量输血有关，遗憾的是患者爱人未作抗 HIV 的检测。患者在我院只住院 4 天半，因家属坚决要求出院，有些检查还未做，体温仍在 38.8℃，气短、呼吸困难未见改善，患者于 2004 年 3 月 1 日出院带药回当地治疗。

点评

患者反复发生气短、发热、呼吸困难 5 个月在外院诊断不明，一直按肺部感染治疗。来我院急诊，查血气 PO_2 72mmHg，再测 HIV-Ab（+）确证试验证实，1999 年大量输血，2004 年来我院后，诊断很快明确 AIDS + PCP + 口腔念珠菌感染，治疗用复方新诺明 3 片一日三次，同时用琥珀酸氢化可的松 300mg 静滴一日一次和头孢呋辛 500mg iv 2 次/日，三维康 200mg 一日一次，及制霉菌素口腔局部涂等，支持治疗用输液及氧气吸入等。因家属要求出院，有些检查还没来得及做，如 CD4、CD8、HIV RNA VL 等。也可能我院急诊遇到这类患者较多，查血气氧分压低，结合病史，马上查 HIV-Ab（+），诊断就明确了。另外病史手术中大量输血是感染的来源。

病例 12　刘某，女性，31 岁，山西农民，已婚。入院日期 2004 年 2 月 27 日，出院日期 2004 年 3 月 16 日。

主诉：反复发热咳嗽 5 个月，加重伴喘憋 20 天。

现病史：自 2003 年 10 月开始反复感冒发热，偶有畏寒、寒战，体温最高 39℃，服退热药能降至正常。伴咳嗽少痰，无咽痛，无腹痛腹泻，无尿频尿急，无皮疹及关节肿痛，用青霉素、阿齐霉素及头孢曲松（菌必治）等抗生素症状可缓解。每月发热咳嗽反复 2 ~ 3 次，2003 年 12 月 10 日在山西医科大学检查血常规：WBC $3.1 \times 10^9/L$，N 0.729，Hb 168g/L，PLT $137 \times 10^9/L$，ESR 60mm/第一小时末，骨穿结果正常。近 20 天来患者发热、体温 38 ~ 39℃，咳嗽加重，为阵发性剧烈咳嗽，痰量增多，为白色黏稠状，并伴有憋气、乏力，咳嗽时出汗多。2 月 17 日于朔州市医院查血常规：WBC

$2.9\times10^9/L$，N 0.606，Hb 113g/L，PLT $254\times10^9/L$，ESR 97mm/第一小时末，因诊断不明来北京协和医院门诊检查 HIV-Ab（+），胸片：两肺间质纹理呈斑片状，左肺门斑片影，为进一步诊治收住院。

既往史：1996 年因流产输血 500ml，2001 年发现丙肝抗体（+），否认结核病史。无糖尿病、高血压、冠心病史。

个人史：出生于山西省，无长期居住外地史，无烟酒嗜好。

月经婚育史：$18\ \frac{3\sim4}{30}$，G_5P_2，1996 年输血之后生下 2 女，子女及爱人健在未查 HIV-Ab。

家族史：父母及兄妹体健，否认家属及遗传史

体格检查：T 36.6℃，P 96 次/分，R 21 次/分，BP 90/55mmHg。

发育正常，营养中等，神清合作，自动体位，步行入室，对答切题，皮肤无黄染，无皮疹，无出血点，无肝掌及蜘蛛痣，浅表淋巴结无肿大，头颅正常，巩膜不黄，双瞳孔等大等圆，对光反应灵敏，耳鼻喉未见异常，口腔颊黏膜有散在白斑，气管居中，甲状腺不大，颈无抵抗，胸廓无畸形，两肺清未闻干湿啰音，心界不大，心率 96 次/分，各瓣膜区未闻杂音，腹平软，肝在肋下 3cm，质中，无压痛，脾未及，无移动性浊音，四肢无畸形，生理反射可引出，无病理反射。双下肢无水肿。

实验室检查：血常规：WBC $3.5\times10^9/L$，N 0.723，L 0.157，Hb 106g/L，PLT $231\times10^9/L$。尿常规：蛋白 0.25g/L，WBC 500/HP，RBC 25/HP；肝肾功能：ALT 13U/L，TP 8.2g/dl，Alb 3.7mg/dl，TBil 0.35mg/dl，DBil 0.08mg/dl，TG 381mg/dl，BUN 11.9mg/dl，Cr 0.7mg/dl，蛋白电泳；γ 26.1%，HCV-Ab（+）。HCV RNA（-），RPR（-），CMVPP65（-），CRP 0.877mg/dl，TORCH：弓形虫抗体 IgG（-），风疹抗体 IgG（+）1∶20，巨细胞病毒抗体 IgG（+）1∶64，单纯疱疹病毒抗体 IgG（+）1∶64，以上 4 个 IgM 抗体均（-）。CD4/CD8 = 18/327（倒置），抗 HIV（+）。腹部 B 超：脾大胆囊息肉。

入院诊断：AIDS

PCP

口腔真菌感染

慢性丙型肝炎

患者住院后开始用复方新诺明 3 片 q8h 口服，同时用头孢拉定 500mg q8h 和氟康唑 200mg qd po，及琥珀酸氢化可的松 300mg 静滴 1 次/日 ×3 天，3 天后改为 200mg qd ×5 天，以后改成泼尼松 40mg/日 ×7 天，出院前用泼尼松 20mg qd。嘱患者多饮水，以免磺胺结晶在肾小管沉积，同时吸氧，口腔局部涂制霉菌素 + 甘油。治疗 3 天后憋喘明显好转，已不发热，激素亦逐渐减量。肺孢子菌感染临床有好转。因患者 CD4 很低（<200/μl），需要用一段时间维持量。应该早期用 HAART 治疗。2004 年 3 月 11 日在激素减量的同时开始用 DDI（双脱氧肌苷）20mg bid + D4T（Stavrdine 司坦夫定）20mg bid + NVP 200mg qd。患者于 2004 年 3 月 16 日出院。告之出院后继续服药，按医嘱逐渐减激素量，抗 HIV 药亦应根据情况调整。

出院后至 2004 年 6 月患者无明显诱因出现咳嗽，咳少量白痰，胸片显示左上肺斑片阴影考虑结核可能性大，2004 年 6 月 16 日至 2005 年 1 月 13 日给予抗结核治疗用 INH 0. 1g tid + RFP 0. 45g qd + EMB 0. 25g tid + 左旋氧氟沙星 0. 1g bid。2005 年 1 月 5 日调整抗 HIV 治疗用 DDI 20mg bid + D4T（Stavrdine 司坦夫定）30mg bid + NVP 200mg bid；2005 年 7 月 20 日再次调整抗 HIV 治疗方案 3TC + D4T + NVP 至 2008 年 1 月 15 日。

关于丙型肝炎 2007 年 12 月 5 日复查 CD4 384/μl 虽然 HCV-Ab（+），但 ALT 正常，目前丙型肝炎不活动，可暂不用要治疗，可门诊随访。

点评

本例与上面一例相同也是输血后感染的，1996 年输血后，2001 年发现丙型肝炎，直至 2004 年才诊断 AIDS。从输血至诊断相隔 8 年，是晚了一些，也说明我国艾滋病知识宣传的力度，还不够广和深，要使群众普遍都了解，这样就能早发现早治疗。

病例13～20　艾滋病合并巨细胞病毒视网膜炎见表5-1，图5-10。

表5-1　艾滋病合并巨细胞病毒视网膜炎

病例	病例13	病例14	病例15	病例16	病例17	病例18	病例19	病例20
姓名	路某	罗某	谢某	王某	汪某	刘某	吕某	陈某
性别/年龄	女性/24岁	女性/27岁	男性/29岁	男性/51岁	男性/33岁	男性/47岁	女性/31岁	女性/42岁
职业/籍贯	学生/河南新乡	农民/河南	工人/河南	无业/北京	农民/河南	无业/河南	无业/山西	家妇/吉林
HIV－Ab/确诊	＋/2001年	＋/2002年	＋/2001年8月	＋/2004年4月	＋/2003年11月5日	＋/2002年3月外院	＋/2004年10月14日	＋2003年6月11日
CD4/CD8	12/741	3/322	8/105	26/1367	12/741	55/455	14/375	未查
感染途径	烧伤输血及血浆	手术输血	外伤输血	同性恋	采浆史	不详	输血因贫血	不详
感染时间	1995年	2000年	1994年	1996年	1993年	不详	1997年	不详
左眼	视网膜部分剥离＋白内障	眼前数指	光感	0.1失明	0.5	0.8眼底有病变	0.2	光感，视盘苍白血管细，网膜水肿渗出期间少量出血
右眼	视网膜广泛剥离	视野缺损	0.2～0.3	1.5	1.5	0.7眼底有病变	0.04 2004年6月视力下降	0.1，鼻侧血管白鞘，颞侧可见黄白色渗出＋出血
诊断依据	眼底病变	眼底病变	眼底血管造影典型的血管呈节段性广泛出血		眼底病变	眼底病变、HIV-Ab(＋)	眼底病变、HIV-Ab(＋)	眼底病变、HIV-Ab(＋)

续 表

病例	病例 13	病例 14	病例 15	病例 16	病例 17	病例 18	病例 19	病例 20
CMV 抗体	(－)	IgG(＋)	IgM(＋)	IgM(＋)	未查	IgG(＋)1:64 IgM(－)	IgG(＋)1:16 IgM(－)	IgG(＋)1:512, IgM(－)
CMVpp65	(－)	(－)	(＋)	(＋)	未查	(＋)	(＋)	
							2001 年因脑脓肿在天坛医院手术	
带状疱疹病毒				2001 年 7 月				
真菌感染					口腔念珠菌感染	食管念珠菌感染?	口腔、食管念珠菌感染	
结核	2002 年疑有肺结核抗结核治疗		肺结核			肺结核 INH＋EB＋RF＋AK	结核性脑膜炎?	
乙肝	(－)	(－)	大三阳	抗 HBs(＋)		(－)	(－)	(－)
丙肝	HCV－Ab(＋),脾大有 ALT↑	(－)	(＋)	(－)		(－)	抗 HCV 弱阳性	未查
梅毒				(－)				未查
ESR						84mm/第一小时末	62mm/第一小时末	91mm/第一小时末

续 表

病例	病例13	病例14	病例15	病例16	病例17	病例18	病例19	病例20
CMV 的治疗(全身)	不详	更昔洛韦 250mg iv qd ×14d	更昔洛韦 250mg iv qd ×14d	更昔洛韦 250mg iv qd ×14d	丽科维 250mg iv bid ×10d	更昔洛韦 250mg iv qd ×14d	更昔洛韦 250mg iv qd ×21d	
CMV 的治疗(局部)	白内障手术植入晶体		玻璃体内注射更昔洛韦 400μg		左眼玻璃体腔注入赛美维 400μg	无	无	
HAART 开始日期	2001 年 5 月开始	奇力生			19 个月前	?	2004 年 11 月 14 日	
HAART 用药	DDI(双脱氧肌苷)+依法韦仑+d4t; 2004 年 12 月 22 日改用双肽芝+依法韦仑				2003 年 11 月 5 日 d4t+ddI+NVP 2004 年 9 月改 AZT+DDI+IDV+EFV 2009 年 1 月 21 日出现耐药改 3TC+AZT+kaletra	奇力生	DDI+d4t+NVP 出现脑膜结核后停,先抗结核	
爱人或伴侣	不详	爱人亦(+)			爱人亦(+)但其 CD4>500		?	未查

续 表

病例	病例 13	病例 14	病例 15	病例 16	病例 17	病例 18	病例 19	病例 20
预防用药				INH + EB + TMPco	TMPco + 三维康 + 丽科维	氟康唑 + TMPco	氟康唑 + TMPco INH + EB + AK	
随访	出现外周神经炎改用药				2009 年 1 月 21 日 CD4 246; VL 1018copies/ml			
备注	左眼手术后视力明显进步				患者 CMV 视膜炎一直在活动至 2004 年下半年		CSF 隐球菌凝集试验(+),2 个女儿 HIV – Ab (–)	以贝赫切特综合征住院

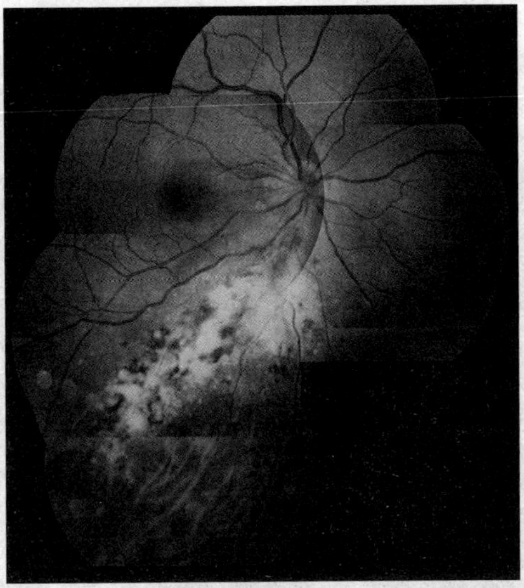

图 5-10　CMV 视网膜炎可见出血和黄白色渗出

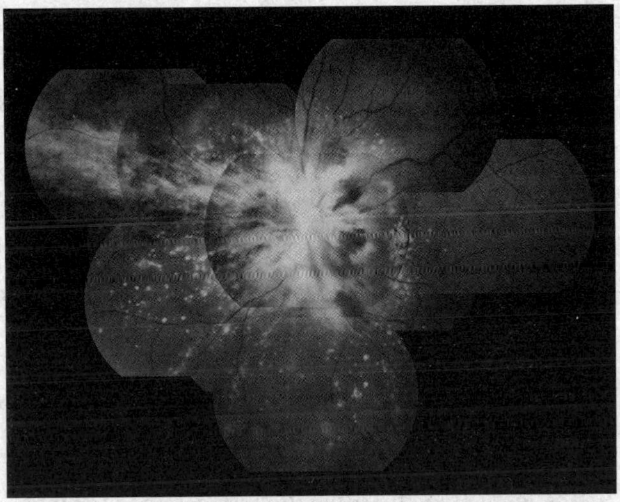

图 5-11　CMV 视网膜炎，视乳头周围有出血及渗出

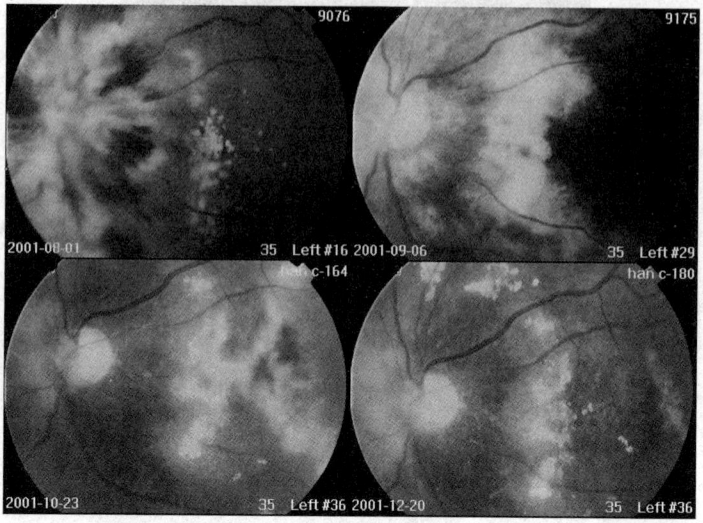

图 5-12 CMV 视网膜炎治疗前

点评

这 8 例 AIDS 合并 CMV 视网膜脉络膜炎，均因视力下降，就诊眼科。一开始诊断眼底病变或贝赫切特综合征等，用激素治疗。近年来由于住院患者常规均做 HIV-Ab 检测，待抗 HIV 报告阳性后，有些家属就放弃治疗，带患者回家，有些经追问病史发现是输血或被采血浆或有性接触史，才明确是 AIDS。如果所有临床医师均能了解 HIV/AIDS，遇到原因不明反复发生各种感染，可请内科医师会诊，协助诊治可能会早期发现患者，早期检测抗 CMVIgG、IgM、CMVpp65 使他们及时获得诊断和治疗。而我们报道这些患者均系晚期 AIDS 患者，CD4 均很低（50/ml），抗 CMVIgG、IgM（+），有些双目失明有些仅一个眼有光感，治疗存在一定的难度，但经过全身与眼球后用更昔洛韦能保持一些视力，再积极用 HAART 控制病毒，用预防药控制 AIDS 的并发症，是能够维持生活自理的。

分析这 8 例患者，年龄青壮年多（24 岁至 33 岁占 5 例，40 多岁占 2 例。51 岁 1 例），男女各 4 例，其中 5 例（62.5%）是血源性传播，1 例是同性恋，2 例原因不明。最早感染时间是 1993 年，但至 2000 年仍有因输血感染的。我国在 1985 年就报道了第一例艾滋病患者，1993 年开始提出所有献血员均需查抗 HIV，以后还要求查抗 HCV、梅毒血清反应等，2000 年如果献血员均经过上述检查，不应该再有因输血传播的 HIV 感染，如出现说明献血员仍未经严格筛选，给患者带来特大的伤害。艾滋病在我国发病数并不高，已经开展 HAART 的免费治疗，通过大力宣传，严格掌握血源，杜绝吸毒、卖淫、嫖娼，是能够控制和降低 HIV 发病率的。

六、免疫系统疾病

病例1 毛某，女性，71岁，家庭主妇。1999年6月3日，来我院门诊诊治，未住院。

主诉：发现巩膜皮肤发黄6~7个月。

现病史：1998年9月3日发现黄疸来我院消化科门诊，当时实验室检查ALT 43U/L，TBil 1.7μmol，DBil 0.9μmol/L，γ谷氨酰转肽酶（GGT）791U/L。同年2月右臀部出现带状疱疹，用过阿昔洛韦，疱疹逐渐吸收。近几个月来巩膜皮肤发黄，伴ALT升高，实验室检查SSA 1∶4，ANA 1∶20，ESR 25mm/第一小时末。对黄疸原因一直未明确，病后伴食欲退，乙肝病毒学检测（-），丙肝抗体（-）。

既往史：有口干、眼干已3~4年。

体格检查：一般尚可，轮椅推入诊室，发育营养中等，浅表淋巴结不大，心肺（-），腹软，肝在肋下2.5cm，剑下6cm，移动性浊音不明显。

实验室检查：血蛋白电泳γ 30.7%，ESR 20mm/第一小时末，自身抗体ANA 1∶320，AMA 1∶640，抗线粒体抗体M2亚型（+++），SSA 1∶64；唇活检，皮肤及涎腺组织、腺泡及小导管周围有少量淋巴细胞及浆细胞浸润。

诊断：干燥综合征+慢活肝。但眼科Schirmen's test右眼9mm，左眼7mm，口腔科及眼科认为不支持干燥综合征。

治疗：1999年6月3日开始用泼尼松15mg 1次/日。自用泼尼松后腹胀减轻，腹腔积液减少，下肢水肿消退。γ球蛋白21.2%，逐渐能自己走入门诊，泼尼松开始减量（表6-1，表6-2）。

表 6-1　病例 1 患者泼尼松用量变化

日期	泼尼松用量（mg）	
1999 年 6 月 3 日	15	qd
1999 年 7 月 27 日	10	qd
1999 年 11 月 16 日	7.5	qd
2000 年 6 月 26 日	5	qd
2003 年 3 月 11 日	5 和 2.5 交替	qd
2004 年 6 月 29 日	5	qd
2005 年至 2008 年	5	qd

表 6-2　病例 1 患者泼尼松使用期间的实验室检查变化

日　期	ESR（mm/第一小时末）	ANA/AMA	ALT（U/L）	TBil（mg/dl）	DBil（mg/dl）	BUN（mg/dl）
1999 年 6 月 3 日						
2003 年 12 月 24 日	13	–	101	1.66	0.79	
2004 年 2 月 24 日	–	–	53	1.65	0.86	19
2004 年 6 月 14 日	–	–	52	1.61	0.89	23
2005 年 1 月 6 日	–	1∶320	61	1.80	1.04	26
2005 年 4 月 12 日	8	1∶320	59	1.56	0.89	28
2005 年 7 月 21 日	8	1∶640/1∶640	40	2.02	0.77	24
2005 年 12 月 1 日	–	1∶640/1∶640	–	–	–	–

门诊复诊

2004 年 10 月 26 日发现肝在剑突下 6cm，脾在肋下 2cm。

2005 年 4 月 26 日肝在剑突下 6cm，脾在肋下 3cm。

2006 年 2 日因腹胀、腹腔积液加重，住东直门医院，发现 BUN 增高，诊断急性胰腺炎，2006 年 3 月 9 日查血脂肪酶 1512U/L，淀粉酶 261.6U/L，按胰腺炎治疗好转。

2006 年 4 月 25 日来我院复查淀粉酶 96.9U/L，脂肪酶 454U/L，ANA 1∶320，AMA 1∶640。

2006 年 7 月 11 日肝在剑突下 6cm，脾在肋下 8cm。

2006 年 12 月 19 日肝在剑突下平脐，腹腔积液多时不能触及。

2007 年 6 月 26 日复查 ANA 1∶1280，AMA 1∶640，腹胀，腹壁静脉曲张明显，双下肢轻度水肿。

2008 年 4 月 9 日复查血 ANA 1∶320，AMA1∶320，ESR 7mm/第一小时末，ALT 65U/L，TBil 48.7U/L，DBil 32.1U/L，泼尼松 5mg 与 7.5mg/d 交替口服。

2009 年尚未来复诊。

点评

本例的诊断有慢性肝炎和肝硬化，但不是慢性乙型或丙型病毒性肝炎，患者有口干、眼干等症状，ANA、AMA 均不正常，唇活检腺泡周围有少许淋巴细胞浸润，用泼尼松治疗后症状有改善，应考虑免疫性肝炎，结合临床可考虑干燥综合征。肝功能由于已进入肝硬化变化不会太大。胆红素升高以直接胆红素为主，用泼尼松后 ALT 尚稳定，但总胆红素和直接胆红素逐渐增高亦符合毛细胆管性肝炎。此类肝炎除药物性外以免疫性肝炎多见。

病例 2　孙某，女性，48 岁，职员。入院日期 2004 年 9 月 26 日，出院日期 2004 年 12 月 6 日。

主诉：眼干 6 年，发热、皮肤黄染 3 个月。

现病史：患者 6 年前无诱因出现眼干涩，磨砂感，自觉哭时眼泪减少，龋齿较前加重，伴有牙齿成片脱落及腮腺反复肿大，未就诊。3 个月前在外就餐后出现持续低热，午后为著。体温最高 38℃，伴乏力明显，无畏寒、盗汗。数日后出现全身皮肤及巩膜黄染，尿色变黄，面部眼睑水肿，食欲减退，频繁呕吐，伴头痛、腰痛、眼眶痛，无厌油食、反酸或大便颜色变浅。在当地检查血常规 WBC 5.4×10^9/L，L 0.49，Hb 90g/L，PLT 271×10^9/L。蛋白电泳：ALB 43.3g/dl，γ 40.8g/dl，ESR 82mm/第一小时末，HCV-Ab（+），HEV-IgM（弱阳性），HEV-IgG（+），AFP 正常，Ⅳ型胶原 90ng/L（N：35~65）。腹部 B 超：肝实质回声增高，增粗。肝内有钙化灶。胆囊继发炎性改变。RF（-），ANA（-），AMA

（－）；肝功能（1998年6月18日）ALT 927 U/L，AST 1446 U/L，GGT 253 U/L，ALP 270U/L，TBil 10.1mg/dl，DBil 5.9mg/dl，TBA 165μmol/L。诊断为丙型肝炎，戊型肝炎。给予美能、硫普罗宁（凯西莱）、谷胱甘肽保肝治疗。2个月后患者发热、黄疸消退，复查肝功能 ALT 39U/L，GGT 164U/L，TBil 0.88mg/dl。1个月前患者感眼干加重，并出现口干症状，夜间需饮水多次，进食尚不需水送。近半个月出现左膝关节疼痛，与活动无关，无关节红肿及活动受限。发病以来无紫癜、夜尿增多，无脱发、光过敏、口腔或外阴溃疡，无雷诺现象，无肌痛无力。

既往史：22岁时因发热、四肢关节红肿疼痛，去医院检查 ESR 100mm/第一小时末，诊断风湿热，经药物治疗2个多月好转。半年后因持续高热、肌痛肌无力、关节周围皮肤变红和色素沉着，行肌肉活检后，诊断为皮肌炎，予激素治疗后症状缓解。之后出现双手遇冷水有刺痛，无颜色变化，半年后自愈。23岁时因心悸、面色苍白，尿呈酱油色，查 Hb 18g/L，骨髓穿刺“正常”。当时诊断：自身免疫性溶血性贫血，予激素及输血后好转。28岁时因皮肤、牙龈出血、鼻出血，查血小板 3×10^9/L，诊断血小板减少性紫癜，给予激素及输血小板治疗，效不显著。曾用 CTX 出现肝损伤，乃行脾切除术，术后血小板恢复正常，逐渐停用激素。37岁时因突眼、心悸、手抖，查甲状腺功能异常，诊断甲状腺功能亢进症，服用甲巯咪唑（他巴唑）近一年，出现甲状腺肿痛、有结节，行结节活检，病理显示桥本甲状腺炎，予甲状腺素片替代治疗至今。

婚姻史：有一子亦有内肝，32岁闭经，曾予以人工周期，有月经，停药后再次闭经至今，诊断为“卵巢早衰”。

家族史：无特殊。

体格检查：T 36.7℃。左颌下、双颈前、左腹股沟可扪及数个质硬、可活动、无痛的浅表淋巴结。巩膜无黄染，有多个龋齿，双甲状腺可及直径2～3cm，质硬，无痛结节。颈静脉充盈，肝颈回流征（＋），胸部可见静脉曲张，腹部可见手术瘢痕。双肺及心（－），腹软，肝在肋下1.5cm，质中，脾已切除，腹部未扪及包块，移动性浊音（－），肝区有叩痛，脊柱四肢关节肌力与肌张力正常。

实验室检查：血常规 Hb 103～122g/L，网织红细胞 1.4%，WBC（4.22～5.14）×10^9/L，分类 N 0.56，L 0.32，M 0.10，嗜酸性粒细胞 0.02；PLT（240～365）×10^9/L，肝功能 ALT 44～63U/L，GGT 89～142U/L，TBil 1.41～2.39mg/dl，DBil 0.66～1.45mg/dl，ALB 2～3.8g/dl，PT、APTT 轻度延长；尿常规：pH 6.5～7.0，比重 1.010，Leu 500～70/HP；尿沉渣：RBC 4～7/HP，异常 60%，WBC 满视野；24 小时尿蛋白 0.34g；粪便常规：潜血（－）。ESR 39～41mm/第一小时末；CRP 0.174mg/dl；蛋白电泳 ALB 46.4%，α 27.1%，γ 35.1%；血免疫电泳（－）；IgG 30.8～33.4g/L，IgA 5.46～5.53g/L，IgM 2.34～2.47g/L；总补体 4.4U/ml，C_3 76.1mg/dl，C_4 11.6mg/dl；心电图（－）；超声心动图正常；自身免疫试验：ANA（+）1∶160，抗 dsDNA（－），抗 SM 抗体 28/29kD，抗 RNP 抗体 73/32kD，自身抗体：ANA（+）1∶160，（HS），SMA（+）1∶160，AMA 1∶80，AMA-M2（+）126RU/ml，肌酶（－），RF（－），Acl（－），抗 Jo-1（－），ANCA（－），溶血性贫血全套（－）；甲状腺功能 FT4 0.58mg/dl（0.81～1.89），TSH 45～36（正常 0.38～4.34），TGAb 稀释 5 倍大于 1000；抗 TPO 1996.3U/ml；T_4 14.81μg/dl（正常 4.3～12.5）；TSH 7.596μU/ml。

眼科检查：BUT 8″/7″，Schirmer test 非刺激性：R：0，L：4；刺激性：R：0，L：8。口腔科检查：唾液流率 0.03ml/min；腮腺造影正常，排空正常。唇活检病理报告：部分腺泡轻度萎缩，导管扩张，间质有灶性淋巴细胞、浆细胞浸润。肝脏：抗 HCV（+），HCV RNA（地坛医院报告）1.84×10^6 copies/ml；乙肝病毒学检测（－），戊肝抗体（－），甲肝抗体（－），抗 HIV（－），CMVpp65（－），EBV：IgM 1∶（40～20），IgG 1∶40；IgA 1∶（40～80）；AFP 4.92～5.19（正常＜25）。Ⅳ型胶原：279ng/ml（正常＜140ng/ml）。

影像学检查：胸片：双肺纹理增厚；双膝关节像：骨质未见异常；上消化道造影：未见明显异常。腹部 B 超：右肾缺如，左肾增大；肝回声欠均。盆腔B超有双子宫。乳腺B超双乳腺轻度增生，右乳多发结节。

入院诊断： 结缔组织病

干燥综合征

自身免疫性肝病

桥本甲状腺炎

甲状腺功能减退

慢性丙型肝炎

肝硬化

脾切除术后

急性戊型肝炎（恢复期）

卵巢早衰

左侧先天性孤立肾

入院后先予以保肝治疗，给予肝泰乐、美能、易善复及熊去氧胆酸（优思弗）和左旋甲状腺素钠（优甲乐）替代治疗。2004年11月3日内科大查房，认为慢性丙型肝炎、甲状腺功能低下（甲低）比较明确，需积极治疗；是否存在原发性干燥综合征和自身免疫性肝炎，最好能作肝穿刺。2004年11月11日在征得家属同意后，于局麻下行肝穿刺，病理回报：少许肝组织，肝索略拥挤，肝细胞肿胀，可见碎片状坏死，汇管区和小叶间纤维组织增生，可见大量淋巴细胞浸润，有小胆管增生。最后病房医师意见考虑同时存在干燥综合征。于2004年11月19日开始加用泼尼松40mg/d。一周后肝功能明显好转，ALT 43U/L，ALB 3.2g/dl，TBil 1.28mg/dl，DBil 0.88mg/dl，2004年11月23日HCV RNA $<5\times10^2$ copies/ml，2004年11月30日HCV RNA 4.97×10^3 copies/ml。2004年12月6日出院，以后门诊随诊。

病例3 路某，女性，55岁，干部，北京籍。于1992年10月来我院门诊检查，随诊至2009年6月。

主诉： 肝功能不正常一年多。

现病史： 1991年6月在外院查体发现肝功能不正常，无自觉不适，来院检查。

体格检查：一般好，巩膜不黄，心肺（-），腹软、肝脾未及。

实验室检查：ALT 77U/L，A/G 4.4/5.6，ESR 45mm/第一小时末，蛋白电泳 α 40.2%，γ 42.3%；B 超：肝、胆、脾未见异常。乙肝病毒学检测（-），丙肝抗体（-）。RF 1:32，总补体 62U/ml，C_3 160mg/dl；ANA（-）~（+）1:10，抗 dsDNATE-IF（-），Farr 法 19.2%。

在肝炎门诊保肝治疗，ALT 下降，但球蛋白一直较高。曾去免疫门诊检查，口腔会诊，查唾液流量 0.28ml/min，IgA 3.5U/ml。唇活检小黏液腺组织：部分腺泡萎缩，导管扩张，间质充血，少数散在淋巴细胞浸润。眼科会诊：Schumer's test 右眼 0，左眼 1。符合干燥综合征。

1994 年 3 月 8 日复诊皮肤、巩膜黄染逐渐加深 3 个月，查 ALT 102U/L，TBil 14.4mg/dl，DBil 8.8mg/dl，TP 10.4g/dl，A 3.8g/dl，G 6.6g/dl，抗 SSA（+）。

体格检查：皮肤、巩膜黄染明显，肝在肋下 3cm，脾未及。

诊断：干燥综合征合并淤胆性肝炎。

1994 年 3 月 29 日开始用泼尼松 20mg po qd×7 天，15mg qd×4 周，ALT 178U/L，TBil 4.3mg/dl，DBil 2.1mg/dl。继续服用泼尼松 10mg qd×3 周，5mg qd×4 周后，激素减量后 ALT、TBil、DBil 均升高。1994 年 7 月 4 日 ALT 350 U/L，TBil 5.0mg/dl，DBil 1.7mg/dl，乃于 1994 年 7 月 7 日泼尼松剂量恢复至 10mg po qd×4 月，1994 年 11 月 21 日复查 ALT 58U/L，TBil 1.9mg/dl，DBil 0.4mg/dl。1994 年 12 月 29 日泼尼松改为 5mg po qd，1995 年 4 月 20 日 ALT、TBil 又升高改泼尼松 5mg、7.5mg qd 交替服用。之后自 1995 年 11 月 2 日泼尼松在 15mg po qd 肝功能维持正常，减 1 片（5mg）肝功能就不正常，患者于 1995 年 11 月起皮肤黄染，巩膜微黄，尿色基本正常。1995 年 12 月 21 日泼尼松 12.5mg qd。至 1996 年 3 月 14 日又减半片（2.5mg），泼尼松为 10mg qd，患者一般情况见好，体重增加自黄疸最重时的 57kg 增至 66kg。出现了肝掌和餐后血糖升高达 243~247mg/dl。开始控制饮食，1996 年 12 月出现发热，最高达

39.6~40℃，无尿频尿急，但查尿见满视野白细胞，用头孢曲松等热退，1997年1月多次发热，检查ESR 55mm/第一小时末。胸片：未见明确活动肺结核病灶。因间断发热2个月，ESR加快，泼尼松已用近3年，改为5mg po 2次/日，1997年2月13日开始抗结核治疗，用阿米卡星0.4g im（肌内注射）qd×7d，后该为qod+乙胺丁醇0.25g 3次/日，抗结核治疗2个月后未再发热。1997年4月10日阿米卡星再减量为每周2次，+乙胺丁醇0.25g 3次/日，1997年5月22日停阿米卡星开始用异烟肼0.1g po 3次/日+乙胺丁醇0.25g 3次/日，泼尼松依旧5mg po 2次/日，糖尿病治疗于1997年10月10日至1997年11月20日用二甲双胍（美迪康）250mg po 2次/日。抗结核治疗坚持用了一年于1998年2月停用。

自1994年3月29日开始用泼尼松，肝功能逐渐好转至2000年12月28日第一次完全正常。过去有高血压但未正规服药，1999年12月30日开始服用寿比山，2000年11月23日查血钾高停药，停药一个月血钾仍高加服氢氯噻嗪（双氢克尿塞）25mg po qd+硝苯地平（心痛定）10mg 3次/日后，血钾、血钠均有好转。15年来患者一直在门诊随诊。

诊断： 干燥综合征

糖尿病

高血压

结核病（已治疗一年）

慢性活动性肝炎（诱因可能是药物）

主要用药：泼尼松、二甲双胍、硝苯地平、氢氯噻嗪（有时加用降压0号）。一般维持较好，其间肝功能在2004~2006年ALT和胆红素偶有升高，ESR逐渐下降至正常，血糖有波动总的控制较前有进步，肾功能一直正常，自身抗体：ANA 1∶320~1∶640，SMA 1∶320，AMA 1∶（160~320）。2005年4月11日抗中性粒细胞胞质抗体（+）1∶2560，2006年1月26日其他抗体同前，仅抗中性粒细胞胞浆抗体（+）1∶5120，ESR 26mm/第一小时末，γ球蛋白25.8%。

2009年3月2日自身抗体：ANA（+），SMA（-），AMA

(－)，ACA（－），ENA 全部（－），血常规：WBC 5.32×10^9/L，N 0.599，Hb 129g/L，PLT 103×10^9/L；ESR 8mm/第一小时末。肝功能：ALT 20U/L，TP 72g/L，ALB 45g/L，A/G 1.7，TBil 32.5μmol/L，DBil 9.6μmol/L，BUN 5.41mmol/L，Cr 76μmol/L，GLU 4.4mmol/L，GLU（餐后 2h）8.4mmol/L，目前仍在门诊随诊，但间隔时间延长至每 3～4 个月复诊一次。

病例 4　方某，女性，59 岁，已婚，工人。1978 年 3 月初来门诊。

主诉：低热，ESR 增快，肝脾肿大。

现病史：球蛋白增高来我院门诊检查，胸片：双上肺有斑片状阴影，左上明显，考虑肺结核。当时血常规 WBC 9.45×10^9/L，ESR 90mm/第一小时末，蛋白电泳 γ 球蛋白 40.1%，心电图（ECG）未见异常，痰涂片找抗酸杆菌 3 次均（－）。1974 年门诊会诊最后诊断：慢性活动性肝炎。理由是 1974 年 4 月 30 日 ALT 220U/L，二絮试验 10，++；胸片：两上陈旧性肺结核，RF（+）1∶80；ANA 弱阳性 1∶80；HBsAg（+）1∶64；肝穿病理报告：不能诊断慢性活动性肝炎，建议再次肝穿。病人有顾虑未作，先按肝炎保肝治疗。

1981 年 9 月 12 日在继续抗结核治疗过程中，加用硫唑嘌呤（依米兰）100mg 1 次/日 ×1 个月，原因是 LE 细胞（+），γ 球蛋白 36%，ANA（+），抗 DNA 11.9%～24.49%；抗 ENA（+），ESR 40～60mm/第一小时末。1981 年 10 月 9 日改依米兰为 50mg 1 次/日 + 抗结核药（INH + EB），后患者因病情稳定，自动停药。

1982 年 3 月 12 日，抗 ENA（+），抗 SM（+），抗 RNP（+），ANA 1∶80，RF 1∶32，ESR 44mm/第一小时末，肝功能正常，HBsAg（+）1∶8。1983 年 4 月 21 日硫唑嘌呤改为 50mg qod，γ 球蛋白 29.2%～37.8%，HBsAg（－），ESR 32/第一小时末。

1984 年 ANA 1∶160，胸片示双上陈旧肺结核，肝功基本正常，γ 球蛋白 34.7%，血常规正常。

1985 年 4 月 8 日抗 SSB（+），ANA 1∶（160～320），γ 球蛋

白 27.5%。患者出现口干眼干，Schirmer test 左眼 3 mm，右眼 5mm，口腔科及眼科会诊支持干燥综合征的诊断。HBsAg 1∶8 ~ 1∶32。

1989 硫唑嘌呤已用 8 年。

1990 年 11 月 5 日硫唑嘌呤改为 50mg biw po。抗 SSA（+），抗 SSB（+），抗 RNP（+），抗 SM（-）。

1993 年 6 月 15 日患者突发高热，咳黄色痰诊断肺部感染。加用阿莫西林和泼尼松 10mg qd × 3d，硫唑嘌呤改为 50mg qod。

1996 年 7 月 11 日硫唑嘌呤改为 50mg biw po，已用 14 年。肝脾仍大，但一般情况尚可，痰中带血，可能与支气管扩张有关。加用罗红霉素、头孢克洛（希刻劳）后好转，ANA 1∶160，抗 SSA（+），γ 球蛋白 34.7%。

2001 年 7 月 25 日绝经一年，阴道出血 2 次。

2002 年 6 月 19 日诊断性刮宫，病理报告子宫内膜高分化腺癌，妇科认为与长期服用依米兰可能相关，停用硫唑嘌呤。术前肝功正常，HBsAg（-），抗 HIV（-），CA125 11.4μU/ml。

2002 年 7 月 10 日手术切除子宫及双卵巢，病理报告子宫内膜腺癌，侵及肌层 < 1/3，局灶累及下段内膜，子宫原发肌瘤。腹腔积液未见肿瘤细胞。

2007 年 10 月 19 日 ESR 38mm/第一小时末，CA125 38 ~ 49μU/ml，ANA 1∶2560，SSA（+），γ 球蛋白 30%，肝功能正常。患者 2008 年来复诊时情况良好，2009 年还未见患者来诊。

点评

这一组 4 例患者有其共同的特点：首先均为中老年女性，主诉都是肝功能不正常，其中 3 例有明显黄疸，总胆红素升高，以直接胆红素为主，只有 2 例有肝炎史，病例 2 为丙肝和戊肝，病例 4 为乙肝。临床均有明显口干眼干，但眼科和口腔科开始只有病例 2、3 诊断符合干燥综合征，但唇活检病理切片均有病变。病例 4 作了肝穿刺还不能诊断慢性活动性肝炎，并建议重复肝穿，患者有顾虑未作。这 4 例患者全部都有肝大，3 例已有肝硬化，2 例有腹腔积液，病例 2 因血小板减少性紫癜，用激素和输血小板效不显，乃切脾纠正。4 例均有 ESR 增快，γ 球蛋白增多显著，干燥综合征的免疫指标一开始均不明显，但在随访过程中逐渐升高。这组患者免疫组化检查一开始认为不是干燥综合征，是病毒性肝炎，但在肝炎门诊随访过程中，各项指标逐渐明显。病例 4 用了依米兰 100mg qd—50mg qd—50mg qod—50mg biw po 20 年绝经后一年，阴道出血，2002 年 6 月诊断性刮宫，病理报告子宫内膜高分化腺癌，2006 年 7 月 作双子宫及双卵巢切除术。已停硫唑嘌呤。妇科认为癌症与长期服用硫唑嘌呤可能有关。病例 3 1994 年 3 月开始用小量激素，至 1996 年 3 月出现糖尿病。

目前能否早期诊断干燥综合征，有临床表现口干、眼干，夜间要多次喝水，ESR 增快，γ 球蛋白增高，唇活检有病变，肝脾大反复肝功能异常，特别是总胆红素和直接胆红素增高，用少量激素效果明显（肝功能正常），个别已有早期肝硬化，从我们观察的应该可以诊断了，是否还一定要看抗 ENA 中的抗 SSA，SSB（+），如果前者（-）就不能诊断了，值得深思。

七、发热待查——非感染性疾病

病例1 王某，女性，24岁，已婚，山西阳泉工人。入院日期1996年7月16日，出院日期1996年12月17日。

主诉： 咳嗽、发热、伴全身皮下结节9个多月。

现病史： 患者于1995年10月无诱因出现刺激性干咳，有低热，同时发现双大腿内侧、腹部及足底散在花生米大小结节，有轻触痛，可移动。发热在38℃左右，午后高有畏寒，自服感冒药和诺氟沙星（氟哌酸），体温时高时低，但咳嗽无变化，皮下结节未见缩小，因精神食欲尚可，照常工作，未去医院。1996年1月体温逐渐升高，达38～39℃，且伴寒战，咳嗽亦有加重，出现胸闷气短，在当地医院就诊。做腹股沟结节活检，病理为纤维脂肪瘤合并感染，诊断淋巴结炎，给予头孢唑林治疗20天，体温降至37～38℃，同时皮下结节消退，咳嗽依旧。4月21日去天津医院就诊，胸片显示右上肺片状模糊影，肺CT右上肺感染灶，右侧胸腔积液。胸腔抽出黄色液400ml，实验室检查细胞总数2720/μl，WBC 800/μl，多核57%，单核43%，蛋白37.6g%，糖2.91mmol/L，氯化物78mmol/L。诊断：肺结核，结核性胸膜炎开始用泼尼松10mg 3次/日，利福平0.45g次/日 1次/日，异烟肼0.2g 3次/日，吡嗪酰胺0.5g 3次/日。一周后胸腔积液完全吸收。

5月23日吃冷饮后再次出现发热，四肢多发结节，斑丘疹，次日表面破溃，流黄色液体，周围红肿用头孢哌酮等无效。行纤维支气管镜检查见气管黏膜有大小不等的白色结节，血气 PO_2 66.9mmHg，PCO_2 36.7mmHg；皮肤活检显示：不除外组织细胞增生症。1996年7月咯血100ml，经用垂体后叶素止血。因诊断不明转来北京协和医院。

既往史： 体健，无肝炎及结核病史，无外伤手术史，无药物过敏史。1995年10月在当地心电图（ECG）发现有预激综合征。

个人史： 出生于山西，无烟酒嗜好。

月经及婚姻史： $13\frac{3}{30}$量中，1996年停经，G_1P_1，爱人体健。

家族史： 父母健在，家中无类似的患者。

实验室检查： 血常规：WBC 12.9×10^9/L，N 0.88，L 0.091，Hb 9.93g/dl，PLT 382×10^9/L，ESR 105mm/第一小时末；尿常规：蛋白 30mg/dl，WBC 500/μl；肝功能：ALT 16U/L，TP 6.3g/dl，ALB 3g/dl，TBil 0.7mg/dl，DBil 0.4mg/dl，BUN 10mg/dl，Cr 0.2mg/dl，Glu 80mg/dl，ALP 100U/L，ANA（-），dsDNA（-），RF（-），CRP 12.2mg/dl；蛋白电泳：γ25.9%。腹部B超：宫内中孕，肝大，右肾盂稍大。血气分析：pH 7.45，PaO_2 69.9mmHg，$PaCO_2$ 29.1mmHg。

体格检查： T 37.2℃，P 100次/分，R 20次/分，BP 110/70mmHg。

发育正常，营养中等，神清合作，浅表淋巴结无肿大，心肺（-），腹平软，肝脾未及，双下肢有很多圆形斑疹，部分融合，有些其表面有溃疡及脓性渗出，斑疹周围充血明显。疹间皮肤正常。

住院后于先后用过头孢克洛（希刻劳）、红霉素、头孢哌酮钠/舒巴坦钠（舒普深）、去甲万古霉素效果不明显。1996年7月25日行胸部CT：右下肺有斑片状模糊阴影，胸膜局限性增生，伴包裹性积液，考虑结核可能性大。1996年8月3日用四联抗结核治疗，有利福平0.45g qd + 异烟肼0.3g qd + 乙胺丁醇0.75g qd + 吡嗪酰胺0.5g tid共3周。入院后虽经广谱抗生素及抗结核治疗病情无明显改善。1996年7月29日皮肤科会诊确诊为坏疽性脓皮病（图7-1），行皮肤结节活检病理证实。切片镜下见：大量中性粒细胞位于表皮上方，形成脓肿，两侧表皮角化不全，棘层不规则增厚，淋巴细胞及中性粒细胞游走入表皮，真皮浅层毛细血管扩张，个别血管壁纤维素样变性，真皮有大量中性粒细胞，真皮、皮下组织淋巴细胞、

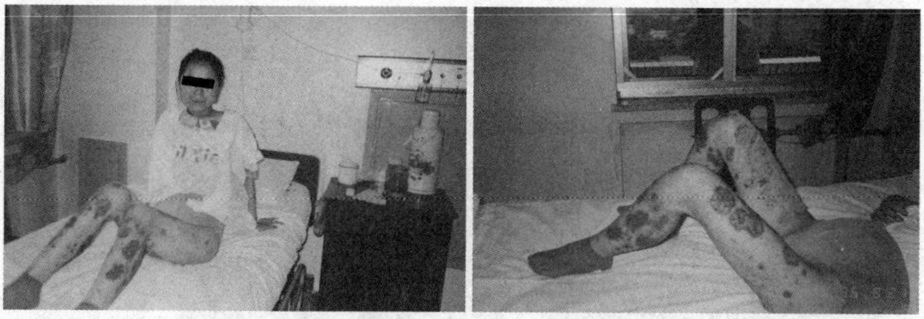

图 7-1　病例 1 患者第一次住院皮疹

组织细胞及少量嗜酸性粒细胞浸润。符合坏疽性脓皮病。1996 年 7 月 30 日行纤维支气管镜检查（图 7-2）：声门下正气管、左右主支气管、左上下叶支气管及右下叶各基底段支气管的黏膜表面均可见黄白色结节散在或密集分布，直径 0.1～0.4mm 不等，全呼吸道黏膜水肿，疑结核病变，取结节送活检。1996 年 8 月 3 日开始用氢化可的松 iv 300mg/d + CTX 200mg iv 3 次/周。1996 年 8 月 9 日将氢化可的松改为口服泼尼松 60mg qd，病情有所改善。但 8 月 26 日又有反复，且肝功能异常，乃停用 CTX，改用雷公藤多苷 20mg tid 后加至 60mg qd，泼尼松龙 80mg qd，一周后病情稳定。1996 年 8 月 20 日复查纤维支气管镜支气管黏膜结节较 7 月 30 日有明显好转。1996 年 9 月 25 日再次复查纤维支气管镜（图 7-3），见支气管黏膜充血已基本消失，主支气管内可见散在 2 小结节直径 0.1～1mm，体温基本正常，肝功能：ALT 22～47U/L，TP 5.5～5.8g/dl，ALB 2.4～3.1g/dl，TBil 1.7～2.6mg/dl，DBil 1.3～2.1mg/dl。血常规：WBC（12～15.29）×10^9/L，N 0.79～0.81，ESR 6mm/第一小时末。8 月 22 日 停抗结核四联药治疗。1996 年 9 月 9 日泼尼松龙开始减量为 75mg/d，9 月 19 日后每周减 5mg。1996 年 10 月 17 日行小型剖宫术，术前因阴道分泌物培养有白念珠菌，用妇炎灵 1 次/日置阴道 ×5 天，同时阴道冲洗。剖宫术进行顺利，取出死婴。1996 年 10 月 18 日至 10 月 22 日改用琥珀酸氢化可的松 100mg iv 3 次/日，雷公藤多苷 20mg tid 不变，1996 年 10 月 22 日恢复用口服泼尼松龙 20mg tid，以后每周减 5mg，至 1996 年 11 月 20 日泼尼松龙为 20mg

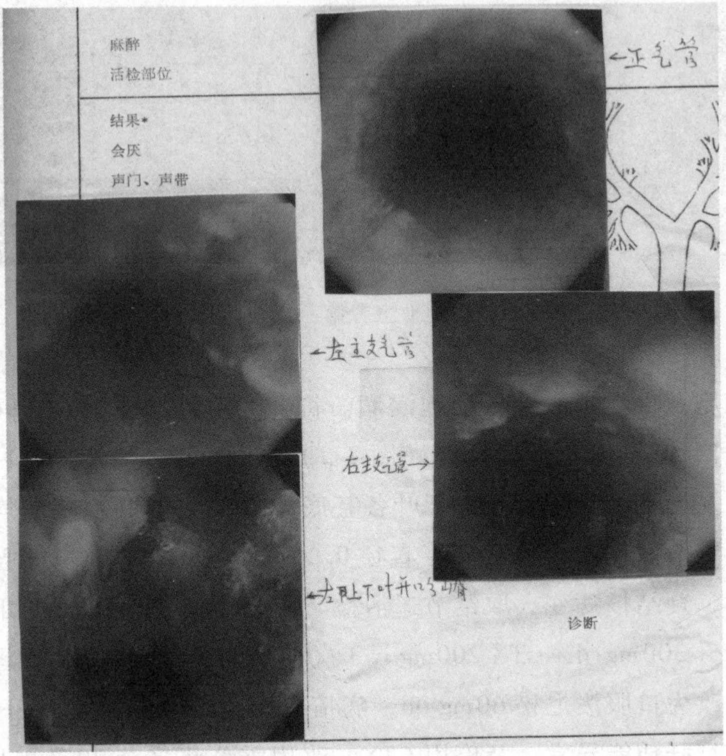

图 7-2　病例 1 患者 1996 年 7 月 30 日纤维支气管镜检查

bid。11 月 26 日 患者双下肢红斑浸润加重且又有小脓疱，考虑病变复发皮肤科专家建议再用 CTX 200mg iv qod，一周后病情得到控制，患者于 1996 年 12 月 17 日出院。

出院诊断：坏疽性脓皮病

出院用药：CTX 50mg 2 次/日口服

泼尼松龙 20mg 2 次/日

雷公藤多苷 20mg 3 次/日

定期门诊随诊

出院后约半年停用激素，1998 年 6 月底左下肢再度出现红疹，表面有破溃，在皮科门诊应用曲安西龙（阿塞松）8mg/d，皮损好转。2000 年 2 月 完全停用激素。2000 年 4 月以来无明显诱因，出现头晕、眼花、乏力，偶有心悸。2000 年 5 月 26 日 因进食不洁出现腹泻，为水样便，无脓血。腹泻过程中晕厥，意识丧失 5 ~ 6 分

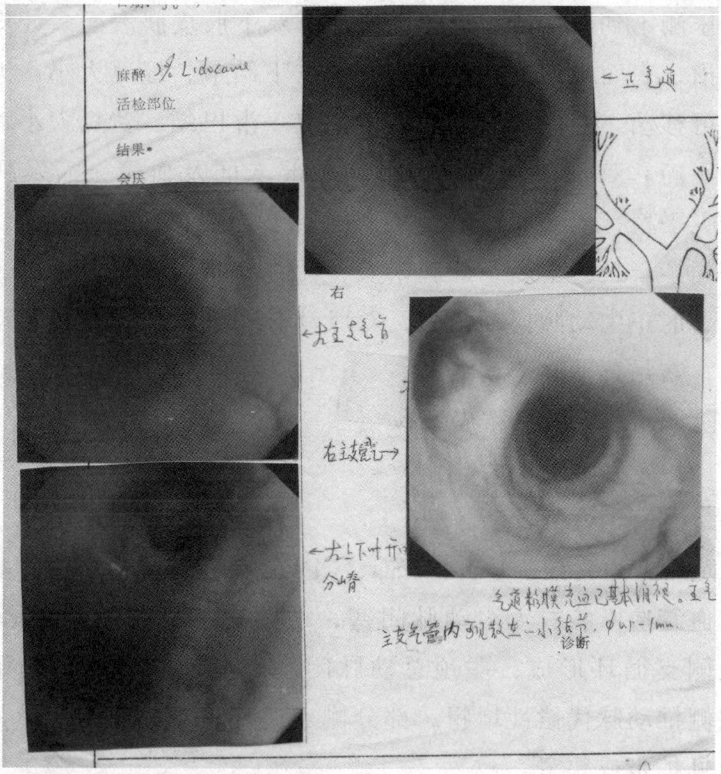

图 7-3　病例 1 患者 1996 年 9 月 2 日纤维支气管镜检查

钟，待医务人员到达患者已清醒，但血压双上肢均测不到，为 0。住院 20 天，期间血压为 85/45mmHg 左右，出院诊断“低血压原因待查”。2000 年 7 月来协和医院复查，发现双侧桡、肘动脉搏动消失，血压测不到。诊断“多发大动脉炎”为进一步诊治收住院。

第二次住院日期 2000 年 8 月 11 日，出院日期 2000 年 9 月 11 日。

主诉：双上肢脉搏测不到 4 个月。

现病史：2000 年 4 月 出现头晕、眼花、乏力、心悸在当地住院未能测得血压，诊断不明转来北京协和医院。起病以来，精神尚可，食欲佳，二便正常。体重无明显变化。

既往史：1995 年有预激综合征，1996 年住院时曾出现 3 次室上性心动过速，用维拉帕米（异搏定）好转。

体格检查：右下肢BP 160/70mmHg，左下肢168/80mmHg，双上肢血压测不到，桡、肘动脉无搏动。双下肢皮肤表面多处皮肤瘢痕样皮损，表面皱缩，右肘关节处一皮下结节，绿豆大小，无红肿热痛，可移动。左侧锁骨上窝亦可扪及一淋巴结，黄豆大小，可活动，无压痛。双颈动脉搏动可及，颈部未闻及血管杂音，胸廓对称，呼吸平稳，双肺叩诊清音，未闻及干湿啰音，心界不大，心律齐，未闻杂音，腹平软，肝脾未及，无杵状指，双下肢不肿。双侧桡动脉、肘正中动脉搏动消失，双股动脉搏动对称，左足背动脉搏动有力，右足背动脉搏动消失。

入院诊断：坏疽性脓皮病

多发性大动脉炎

头臂动脉型

住院后查血常规、ESR、ASO、CRP、免疫球蛋白、肝肾功能均正常。血管造影：右无名动脉闭塞，右锁骨下、右颈总动脉闭塞，有广泛侧支循环形成；左颈总动脉闭塞，左锁骨下动脉起始段狭窄。左侧椎动脉代偿性增粗，部分侧支循环建立，腹主动脉、双肾动脉未见扩张或狭窄。

经会诊外科及介入科认为手术介入治疗风险大、费用高、效果不肯定。乃行内科保守治疗，8月23日至9月2日用肝素钠18750U/d分次皮下注射，9月2日加阿司匹林50mg/d。皮科认为坏疽性脓皮病病情稳定，为延缓血管闭塞发生，可用激素，剂量不宜过大。免疫内科意见：大血管炎目前无活动迹象，不建议使用激素及免疫抑制剂。

患者住院1个月，病情平稳，一般情况尚可，偶有头晕眼花，二便正常。查体：心肺无异常，腹部肝脾未及，双手桡动脉有时可扪及弱搏动。患者治疗方案已定，可出院定期门诊随访，于2000年9月11出院。

出院诊断：坏疽性脓皮病

多发性大动脉炎

头臂动脉型

出院带药：噻氯匹定（抵克立特）250mg qd po

阿司匹林 25mg qd po

定期查血常规和 PTA（凝血酶原活动度）

点评

于 1930 年由 Brunsting 等最早描述，是一种复发性坏死性溃疡性皮肤病，属于嗜中性皮肤病谱，常与炎症性肠病、关节病、血液病等并发。病因至今不完全清楚，一般认为与免疫异常有关，主要为细胞免疫和体液免疫失调伴中性粒细胞功能异常，本病常伴有溃疡性结肠炎、类风湿关节炎等自身免疫病皮肤外伤常为本病的诱因。

临床表现：好发于 40～50 岁，女性较男性多，皮损多见于小腿、臀或躯干，也可发生于面、颈和上肢等部位，皮损为多形性，初起为红色丘疹、丘脓疱、血疱或结节，迅速坏死，形成溃疡不断向周边扩大，基底有坏死组织，覆以脓液，溃疡较深，可达脂肪层或筋膜疼痛显著，溃疡周围有卫星状丘疹或脓丘疹，以后坏死破溃与中心溃疡融合，大小不等。有时溃疡中心可自行愈合，遗留萎缩性瘢痕病程迁延，不断有新的皮损出现，病情活动时常伴发热等全身症状。50% 坏疽性脓皮病有内在疾病，最常见的是溃疡性结肠炎，其他有克罗恩（Crohn 病）和胃溃疡，其他可伴有类风湿关节炎、系统性红斑狼疮（SLE）、多发性骨髓瘤、急慢性髓性细胞白血病，慢性活动性肝炎等。

实验室检查：白细胞计数正常或轻度升高，脓液培养（－），ESR 增快，γ 球蛋白增多，细胞免疫功能减低。病理：早期皮损以中性粒细胞浸润为主或以淋巴细胞为主，随病情进展可出现坏死和溃疡形成，有混合炎性细胞浸润，炎症可深达真皮。

诊断：根据皮疹以丘脓疱或结节为主，迅速形成溃疡脓液培养（－）剧烈疼痛，伴发热等全身症状应考虑本病，需与其他疾病相鉴别，如三期梅毒、深部真菌感染、结核和非典型分枝杆菌感染等引起的慢性溃疡。

治疗：首先是肾上腺皮质激素，常用有泼尼松 60～80mg/d，必要时可采用甲基泼尼松龙冲击治疗，亦可用其他免疫抑制药如环磷酰胺（CTX），高热合并继发感染应加用抗生素和丙种球蛋白，有溃疡要换药清洁疮面。

本例具备上述的症状和体征，从照片看患者主要溃疡在双下肢，不仅皮肤、肺支气管内膜亦有病变，经激素治疗后，支气管黏膜病变也明显好转。第二次住院发现多发性大动脉炎经血管造影证实，采取手术治疗还是放支架，会诊认为两者风险较大，以保守治疗为妥，目前坏疽性脓皮病尚稳定，泼尼松是2000年2月停用至今，皮科认为暂不用。多发性大动脉炎免疫内科认为目前无活动，不用激素，可先用内科保守治疗，用抗凝剂阿司匹林25mg qd po和噻氯匹定250mg qd po门诊随诊。

坏疽性脓皮病是皮科的疾病，因发热、皮疹在外院诊断结核病收入感染内科，经皮科会诊诊断明确，给内科一次学习的机会，在这里提出供大家学习参考。

系统性红斑狼疮合并非霍奇金淋巴瘤

病例2　张某，男性，39岁，河南安阳工人。入院日期2004年5月13日，出院日期2005年6月3日。

主诉：全身淋巴结肿大3个月，发热1个月。

现病史：2004年1月患者无意间在左颈部发现一枚肿大的淋巴结，直径2~3cm，活动度好，无疼痛，不伴发热、咽痛和流涕，数天后淋巴结缩小。4月4日感觉左腹股沟疼痛，触及多枚淋巴结，质地软，不伴尿频、尿急、尿痛和腹泻，下肢也无皮肤破损。4月8日出现双手近端指间关节游走性疼痛和右膝关节疼痛，关节无红肿和发热。4月12日起出现畏寒和发热，体温最高达38.5℃，服用复方阿司匹林。几天后症状加重，出现明显乏力、肌肉疼痛和关节痛，双手握拳略受限，可以梳头、开门和系纽扣。胸片显示两肺纹理增多紊乱，右下肺纹理增粗、模糊，ANA、抗dsDNA抗体和ENA阴性，诊断“类风湿关节炎、肺炎”。先后给予青霉素、头孢曲松、阿奇霉素和左氧氟沙星等治疗，病情无改善，体温在37.6~

38.5℃。4月20日行CT扫描，显示腹膜后、纵隔及双腋下淋巴结肿大。行淋巴结活检，经郑州大学第一附属医院病理会诊，诊断T淋巴细胞非霍奇金淋巴瘤。近2周患者体温降至36.3～37.3℃。为进一步治疗入院。

既往史：2000年因左下肢深静脉血栓，在北京安贞医院行下腔静脉滤网植入术和溶栓治疗，术后长期口服肠溶阿司匹林（100mg/d），未再出现深静脉血栓。无肝炎、结核、糖尿病和原发性高血压史，无输血史，无过敏史。

个人史：生于河南安阳，炼钢工人，无有害物接触史。吸烟10支/日×10年，已戒烟4年。近4～5年每日饮啤酒3～4瓶。

家族史：无遗传性和家族性病史。

体格检查：T 37℃，P 78次/分，R 18次/分，BP 135/80 mmHg。

一般状况好，神志清晰，查体合作。无皮疹，无黄疸。双侧颈部、腋下和腹股沟可及多枚肿大的淋巴结，直径在1cm左右，质地中等，边界清楚，活动度好，彼此无粘连，无压痛，局部皮肤无异常。头颅和五官查体正常。颈软，无抵抗，甲状腺（－）。心、肺和腹部查体正常。四肢关节（－）。四肢近端肌肉压痛，上肢肌力Ⅳ级，下肢肌力Ⅲ级，肌张力正常。腱反射对称引出，病理反射阴性。

辅助检查：血常规：WBC 7.2×10^9/L，N 0.50，Hb 98g/L，PLT 376×10^9/L；尿常规：尿蛋白（++）～（+++），RBC 0～2/HP，WBC 0～1/HP；24小时尿蛋白定量为2.34g。

入院后首先考虑的诊断是系统性红斑狼疮，因为患者的临床表现以多系统损害为特征，淋巴瘤难以解释患者的关节症状和肾脏损害，因此，首先全面检查抗核抗体谱，借阅安贞医院的病历，重新会诊淋巴结病理切片。

入院后患者体温在37～38℃，仍有关节痛，以双膝关节为主。根据安贞医院病历记载，在2000年发生深静脉血栓的时候，尿常规显示蛋白尿（1g/L）。抗核抗体谱：ANA 1∶1280（H），抗ds-DNA抗体34.9%（Farr法），1∶40（IF法），抗SSA 1∶64

(52kD)，抗 SSB 1∶4（双扩散法），抗 Sm 阳性（28/29/13.5kD），抗 RNP 阳性（32kD），抗 rRNP 阳性（38/16.5/15kD），ACL（++++），ANCA（-），C_3 32.7mg/dl（参考值：60～150），C_4 9.55mg/dl（参考值：12～35），CH_{50} 4.1 U/ml（参考值：26～55）。24 小时尿蛋白定量为5.1g，血清白蛋白 28 g/L，血脂正常。淋巴结切片在我院和北大医院的会诊意见均为淋巴结反应性增生。系统性红斑狼疮、狼疮肾炎、肾病综合征的诊断明确。5 月 20 日给予泼尼松龙 60mg/d，环磷酰胺 200mg，隔日静脉注射。患者体温降至正常，关节痛、肌肉疼痛消失，肌力恢复，1 周后尿蛋白定量减少至 2.7g/24h。但是左颈部淋巴结没有缩小。5 月 25 日再次行淋巴结活检。

5 月 31 日淋巴结病理报告为 T 细胞性淋巴瘤。6 月 8 日开始第一程 CHOP 方案化疗，至 2005 年 2 月完成 CHOP 方案 9 程，MINE 方案 2 程。CT 显示两肺未见病变，纵隔、腹膜后和盆腔未见肿大淋巴结，病情完全缓解。2005 年 4 月全面评估系统性红斑狼疮不活动，但是治疗期间尿蛋白在 1～3g/24h，5 月行肾活检，病理证实为狼疮肾炎Ⅴ型（图 7-4），给予泼尼松、环磷酰胺和福辛普利治疗。

诊断： T 细胞淋巴瘤（ⅢB）
系统性红斑狼疮
狼疮肾炎Ⅴ型
继发性磷脂抗体综合征

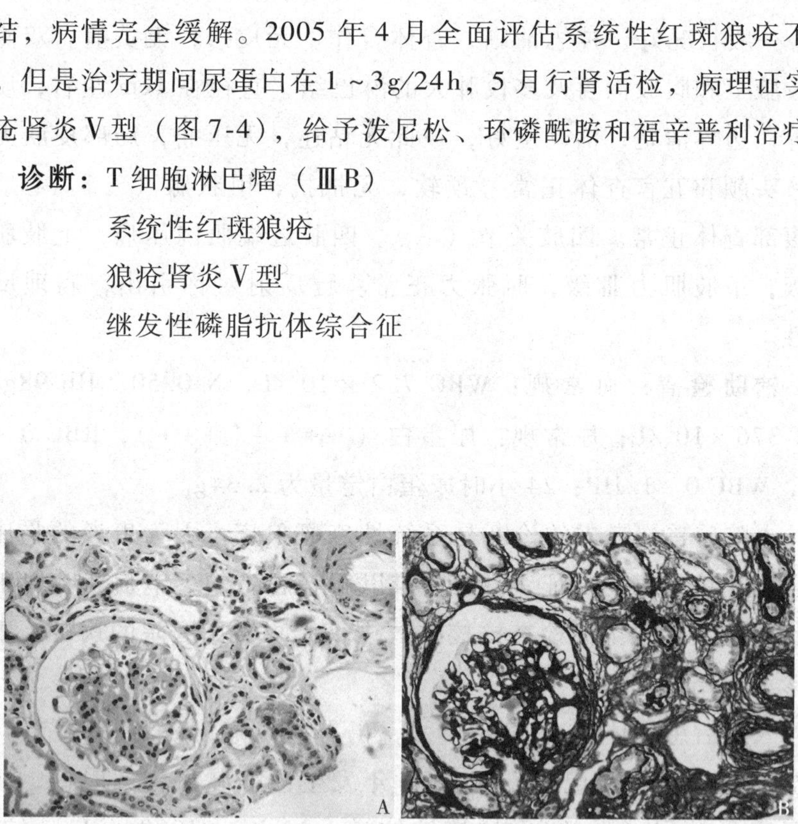

图 7-4　肾活检：狼疮肾炎Ⅴ型（A：HE 染色，B：六胺银染色）

点评

该病例看似简单，诊断明确，但是有很多经验可以吸取。首先，尽管病理是诊断淋巴瘤的金标准，但是没有轻信淋巴瘤的诊断，因为，淋巴瘤难以解释患者的关节痛、肾脏损害和肌肉症状。综合分析病史，患者的临床表现以多系统损害为特征，首先要鉴别诊断系统性红斑狼疮。结合患者既往曾经有深静脉血栓的病史，深度挖掘病史对诊断有很大的帮助，该患者的狼疮病史很可能始于2000年。其次，在治疗有效的时候，为最终明确诊断提供了重要线索。充分挖掘病史，反复进行全面的体格检查依然是确诊的基石。

自身免疫性疾病合并淋巴瘤并不少见，以原发性干燥综合征多见，其次是系统性红斑狼疮和类风湿关节炎。红斑狼疮合并淋巴瘤主要见于15～35岁和50岁以上2个年龄段，男性比女性多见，以B细胞淋巴瘤为主，合并T细胞淋巴瘤很少见。也有文献报道，约30%的淋巴瘤患者在诊断的时候表现多系统的症状或ANA阳性，类似自身免疫性疾病。

本例患者为系统性红斑狼疮合并淋巴瘤，自体干细胞移植是最佳的治疗方案，但是由于经济原因只能选择标准的化疗方案。

淋巴瘤

病例3 王某，女性，18岁，学生河北人，满族。入院日期2009年12月25日，出院日期2010年1月12日。

主诉： 间断发热伴腰痛7个月，右侧腰部红色结节、斑块2个月。

现病史： 患者于2009年5月无诱因出现发热，体温最高达38.6℃，以午后及夜间发热为主：伴下腰痛、盗汗明显，无咽痛、咳嗽、咳痰、胸痛，无腹痛、腹泻，无尿频、尿急、尿痛。当地行多种检查未明确诊断，1个月左右体温自行降至正常，体重下降约

5kg。此后自觉食欲不振明显，间断有盗汗、乏力，活动后腰痛，2009年10月右侧腰部出现一3cm×4cm大小皮下结节，突出皮面，局部无明显颜色改变，5~6天后转为红色，无痒痛。10余日内渐增大至15cm×16cm大小，并逐渐出现萎缩。2009年11月下旬再次出现发热，体温波动在38~39℃，午后发热为主，伴盗汗、食欲不振，偶有干咳，当地予头孢呋辛等静脉点滴无效。12月初出现右侧大腿外侧肌痛，活动时明显，渐加重，屈髋时缓解，伸髋时明显。12月中旬腰痛加重，12月21日因皮疹于我院皮科就诊，查血常规：WBC 18.17×10^9/L，N 0.917，Hb 91g/L，PLT 509×10^9/L，ESR 116mm/第一小时末，ANA核点型1∶80；ENA及抗dsDNA抗体（-），肌酶谱正常。CXR示双侧肋膈角变钝，脊柱侧弯。骨髓涂片：增生极度活跃，M 66%，E 16%，M∶E＝4.13∶1，建议查感染。考虑"脂膜炎不除外"，予泼尼松10mg tid×3天，体温一度正常，复又升高。患者自发病来体重下降10kg。为进一步诊治，收入我院皮肤科。

既往史：否认结核病及其他传染病接触史，对青霉素过敏。

个人史：出生原籍，无传染病接触史，无烟酒嗜好。否认毒物或放射等接触。

月经婚育史：13 $\frac{6}{30}$，未婚未育。

家族史：满族，父母健在，有一弟健康，家中无类似疾病患者。

体格检查：T 37.6℃，P 108次/分，R 19次/分，BP 120/80 mmHg。

慢性病容，体形消瘦，神志清楚，搀扶入病房。双侧颌下、颈部、腋下、腹股沟可触及多个绿豆至黄豆大小肿大淋巴结，质韧，活动度好，无触痛。右侧腰部可见一15cm×16cm大小浸润性不规则暗红色斑块，境界欠清，表面轻度萎缩，覆少许片状鳞屑，无触痛。左侧腰部可见数个大小不一浸润性斑丘疹，境界欠清，可融合成片，表面未见鳞屑。头颅无畸形，眼睑无水肿，双瞳孔等大等圆，对光反应存在，鼻中隔无穿孔，各鼻窦区无压痛，听力正常，外耳道无流脓，颈无抵抗，甲状腺不大，气管居中，胸廓无畸形，双肺呼吸音正常，未闻干湿啰音，心界不大，心率109次/分，律齐，各瓣膜区未闻器质性杂音，腹软，肝脾未及，腹部无压痛或反跳痛，肠鸣音存在，脊柱侧弯，四肢肌力关节未见异常，未引出病理征。

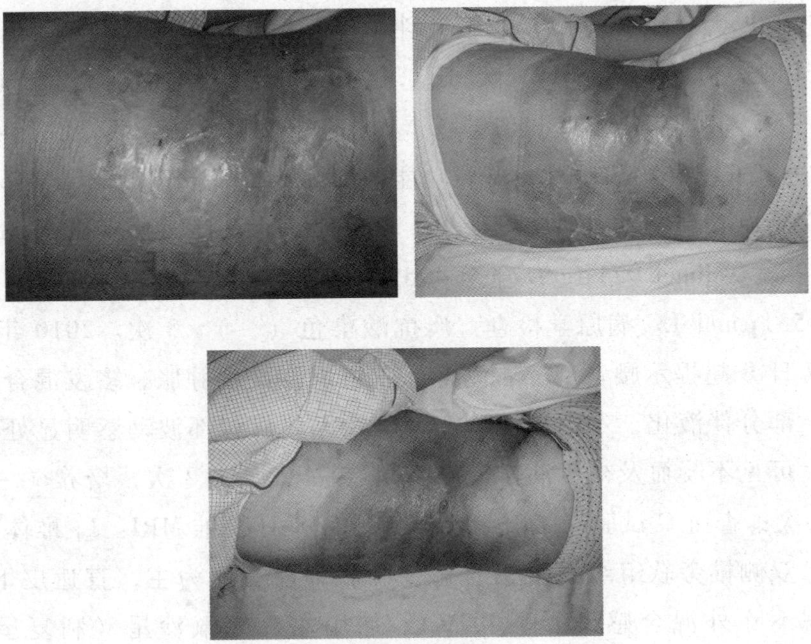

图7-5　腰背部皮肤红肿

实验室检查：血常规 WBC 26.35×10^9/L，N 0.902，Hb 102g/L，PLT 555×10^9/L。肝肾功能：ALT 40U/L，ALB 34g/L，GLU 43g/L，GGT 264U/L，ALP 232 U/L，BUN 6.32mmol/L，Cr 48μmol/L，UA 265μmol/L；ESR 108mm/第一小时末，CRP 158mg/L；血白细胞分类：中性粒细胞占82%，中幼粒细胞占1%；血 β_2 微球蛋白2.46mg/L（↑），尿 β_2 微球蛋白0.254 mg/L（↑）。血 IgE 481kU/L（↑）。胰功能及肌酸激酶同工酶 CKMB 正常。心电图示窦性心动过速。腹部B超：右侧腰大肌增厚，内部回声不均。2009年12月29日胸腹部CT平扫示右下肺后基底段实变影，纵隔多发小淋巴结，$T_{9\sim10}$椎体形态不规则，骨质密度高；肝脾增大，$T_{12}\sim L_5$椎旁软组织密度影，沿腰大肌走行，右侧延伸到腹壁肌肉及皮下，L_2椎体及

附件破坏伴楔形变，椎间隙变窄，椎旁韧带钙化，双肾饱满，肾周筋膜增厚，腹膜后多发肿大淋巴结。入院后泼尼松龙加量至40mg/d口服。后感染科会诊，考虑脊柱结核，椎旁软组织感染，2009年12月30日加用抗结核治疗：异烟肼0.3g qd；利福平0.45g qd；乙胺丁醇0.25g tid；吡嗪酰胺0.5g tid。

2009年12月31日转入感染科。转入后患者有持续发热，最高达39℃，心率130～180次/分，R 30～40次/分。监测血常规：WBC 35×10^9/L升至58×10^9/L，Hb 108g/L降至66g/L，PLT 461 $\times10^9$/L降至54×10^9/L；肝肾功能：ALB 34g/L降至19g/L，LD正常；凝血功能：PT 13.6～14.2s，Fbg 3.36～4.92g/L，APTT 32.3～40.9s，D-dimer 971μg/L升至4955μg/L，FDP 134.9μg/ml（↑），UA 531μmol/L。病原学检查：痰抗酸染色（-）×3次。2010年1月7日B超提示腰背部、右侧臀部软组织弥漫性肿胀，多发混合回声，部分伴液化，考虑炎性病变可能性大。后背部波动感明显处穿刺，可见不凝血及褐色液体，穿刺物涂片（-）×2次，培养（-）×1次；查血G试验（-）。2010年1月8日腰椎MRI：L_1椎体破坏、双侧椎旁软组织混合信号影，肿胀，以右侧为主，直达皮下。考虑不除外混合感染，停用PZA，加用左旋氧氟沙星（利复星）0.2g bid iv、阿米卡星0.4g qd iv，又加用利奈唑胺600mg q12h iv治疗，并加用琥珀酸氢化可的松100mg早、50mg晚静点。症状缓解不明显。1月11日复查胸腹部CT平扫提示双侧胸腔包裹性积液，双下肺斑片影，腹腔积液、肝大、脾大。并在CT引导下行椎旁软组织穿刺活检，共取组织四条，送检涂片、细菌培养、结核培养及病理。骨科会诊：开始考虑胸腰椎结核可能性大，建议完善影像学检查及病原学检查。后又觉不典型，需警惕其他病原如细菌、NTM或混合感染，不除外恶性病变。因保守治疗无效，病情进行性加重，有适应证行急诊清创引流手术。2010年1月12日晚行急诊手术，术中见脂肪样增生坏死组织，清除右侧病灶及L1椎体，冰冻病理报告为恶性肿瘤。术后患者出现DIC并失血性休克，家属拒绝进一步治疗，自动出院。

后椎旁组织穿刺培养回报为铜绿假单胞菌，ESBL（+），穿刺组织病理：间变大细胞淋巴瘤。

最终诊断：间变大细胞淋巴瘤

L_1 椎体破坏

右下肺转移可能性大

合并感染

点评

患者为年轻女性，在发病之初表现为午后发热、盗汗、乏力和体重减轻，容易使人首先考虑“结核病”，这些症状并非结核感染所特有，但是病程仅1个月，体温正常，使患者未再继续重视持续存在的腰痛。随后患者再次出现发热、腰痛时，伴随而来是腰背部的结节，值得注意的是迅速增大达15cm×16cm大小而不伴局部炎症的表现。而脂膜炎的确诊往往要参考新鲜的结节病理结果。通常脂膜炎的临床表现有：①好发于青壮年女性；②以反复发作与成批出现的皮下结节为特征，结节消退后局部皮肤出现程度不等的凹陷和色素沉着；③常伴发热、关节痛与肌痛等全身症状；④当病变侵犯内脏脂肪组织，视受累部位不同，出现不同症状。内脏广泛受累者，可出现多脏器功能衰竭、大出血或并发感染。皮肤结节活检，其组织病理学改变是诊断的主要依据，它可分为三期：①急性炎症期：脂肪细胞变性或出现灶性坏死，有中性粒细胞、淋巴细胞和组织细胞浸润，部分伴有血管炎改变，不伴有脓肿；②肉芽肿期：在变性坏死的脂肪组织中有大量巨噬细胞浸润，吞噬变性的脂肪细胞，形成具有特征性的“泡沫细胞”；③纤维化期：病变主要是成纤维细胞和淋巴细胞；炎症反应被纤维组织取代，最后形成纤维化。但一定要和“结节性红斑”、“结节性动脉炎”、“ 皮肤性淋巴瘤”等相鉴别。在治疗上对激素效果良好。但本例患者激素初始治疗反应良好，但3天后再次出现发热，而且一直伴有血白细胞增高、各项炎症指标明显增高，似乎不支持脂膜炎的诊断。进一步行CT发现“T_{12} ~ L_5 椎旁软组织密度影，沿腰大肌走行，右侧延伸到腹壁肌肉及皮下，L_2 椎体及附件破坏伴楔形变，椎间隙变窄，椎旁韧带钙化，双肾饱满，肾周筋膜增厚，腹膜后多发肿大淋巴结”，对于“脊柱结核，椎旁软组织感染”诊断仅仅是基于临床而不是病理则可使诊断差之千里。在正规抗结核治疗 10 天的情况下患者又出现多发浆膜腔积液（双侧胸腔、腹腔、心包），右侧臀部软组织弥漫性肿胀，部分伴液化，穿刺液却是不凝的血液及褐色液体，微生物学检查阴性，且有椎体的破坏，因此应进一步想到是否肿瘤的可能。年轻人皮肤的恶性肿瘤往往是淋巴瘤，因此尽快拿到组织病理结果非常重要。此患者正是在这种条件下完成局部组织穿刺病理得出“淋巴瘤”的诊断。

古德综合征（Good syndrome）合并中枢神经系统血管炎（Cogan 综合征）

病例 4 张某，男性，30 岁，干部，黑龙江双鸭山市人。入院日期 2001 年 4 月 12 日，出院日期 2001 年 8 月 11 日。

主诉： 间断发热 8 个月，胸腺瘤切除术后 7 个月。

现病史： 2000 年 8 月 10 日患者出现发热，体温在 38.5 ~ 39.0℃，伴有头痛、鼻塞、轻度咳嗽和畏寒，偶有寒战。服用解热镇痛药退热。8 月 13 日当地医院就诊，辅助检查发现，血常规：WBC 15×10^9/L，N 0.75，ESR 60mm/第一小时末；血清 IgM、IgA 和 IgG 明显减低；血培养阴性；MRI 显示前上纵隔占位。给予青霉素、头孢菌素治疗无效。就诊于哈尔滨医科大学附属二院，CT 扫描显示前上纵隔肿物，胸腺瘤可能性大。给予静脉点滴头孢哌酮抗感染，静脉输注丙种球蛋白（IVIG），但是体温没有降低。9 月 6 日行胸腺瘤切除术，病理为良性上皮细胞性肿瘤。手术后第二日体温降至正常，患者恢复良好，可以正常地工作。2001 年 1 月初劳累后出现发热，体温在 38℃左右，发热一般在下午开始，以下午和夜间为著，伴有畏寒，无盗汗、咳嗽、胸痛和肌肉酸痛等症状。2001 年 2 月再次就诊于哈医大二院，血常规、尿常规和肝肾功能正常，血清 IgM、IgA 和 IgG 明显减低，ANA、抗 ds-DNA 抗体和抗 HIV 阴性，胸片示左上肺钙化点，多次痰找抗酸杆菌和血培养均阴性，超声心动图和头颅 CT 正常。给予 IVIG、环丙沙星和中药治疗无效。2 月 22 日开始给予异烟肼（300mg/d）、利福平（450mg/d）和吡嗪酰胺（500mg/d）抗结核治疗，3 月 14 日调整为五联抗结核治疗，方案为异烟肼（300mg/d）、利福平（600mg/d）、吡嗪酰胺（500mg，tid）、阿米卡星（600mg/d）和左氧氟沙星（100 mg，tid），治疗 18 天，病情无改善。考虑不能除外“成人 Still 病”，给予甲基泼尼松龙 40mg/d，体温仍无下降趋势。为进一步诊治收入院。

既往史：8 岁时患肺结核。19 岁时患急性黄疸性肝炎。对红霉素过敏。

个人史：生于黑龙江省双鸭山市，足月顺产。22 岁至佳木斯市长期工作和居住。从事办公室工作，无有害物质接触史。

家族史：父母体健，无家族性和遗传性病史。

体格检查：T 38.5℃，P 120 次/分，R 16 次/分，BP 120/70 mmHg。

一般状况良好，神志清晰，查体合作。无皮疹，胸前见手术瘢痕。浅表淋巴结未及。头颅和五官无异常发现。颈软，无抵抗，甲状腺正常。心、肺和腹部查体无异常发现。四肢的肌力和肌张力正常，双侧膝反射对称，病理征（－），双手平伸时有粗震颤。

辅助检查：血常规：WBC 10.28×10^9/L，N 0.725，Hb 141 g/L，PLT 206×10^9/L。

入院后检查，血常规：WBC $8.31\sim11\times10^9$/L，N 0.80～0.85，Hb 142～153 g/L，PLT（209～249）$\times10^9$/L；尿常规阴性；ESR 6 mm/第一小时末，肥达反应、布氏杆菌凝集试验、军团菌抗体、CMV-IgM 和 EBV 抗体均阴性；ANA、抗 ds-DNA、ENA、抗 Jo-1 和 ANCA 均阴性；多次血培养阴性。CT 扫描显示右肺尖陈旧性结核灶，腹部扫描无异常发现。超声心动图无异常发现。引起患者发热的原因不明，予以对症治疗，体温在 38℃左右。

入院后最突出的异常发现是低球蛋白血症、B 细胞缺如和 T 细胞免疫功能缺陷。免疫球蛋白定量：IgG 6.12g/L，IgA 0.51g/L，IgM 0.1g/L，IgD < 37U/ml，IgE < 17.5U/ml。淋巴细胞表型分析：

B 淋巴细胞 0.1%，2/μl；NK 细胞 27%，412/μl；T 淋巴细胞 57.5%，877/μl；$CD4^+$T 淋巴细胞 32.2%，491/μl；$CD8^+$T 淋巴细胞 30.4%，464/μl；$CD4^+CD28^+/CD4^+ = 75.8\%$。

4 月 20 日左右出现双耳听力下降，伴耳鸣，电测听示双耳神经性耳聋，给予大剂量维生素、泼尼松（40mg/d）和高压氧治疗，听力无恢复。头颅 MRI 显示右侧大脑脚点状长 T1、长 T2 信号（图 7-6）。腰椎穿刺：压力 200 mmH_2O，脑脊液无色透明，白细胞 4/μl，蛋白 92mg/dl，葡萄糖 53mg/dl，氯化物 127.6mg/dl，脑脊液细菌培养、抗酸染色、墨汁染色和隐球菌抗原检测均阴性，BMP 1.41mmol/L（参考值：≤0.55mmol/L），寡克隆区带阳性。使用泼尼松治疗神经性耳聋期间，体温仍在38℃左右。

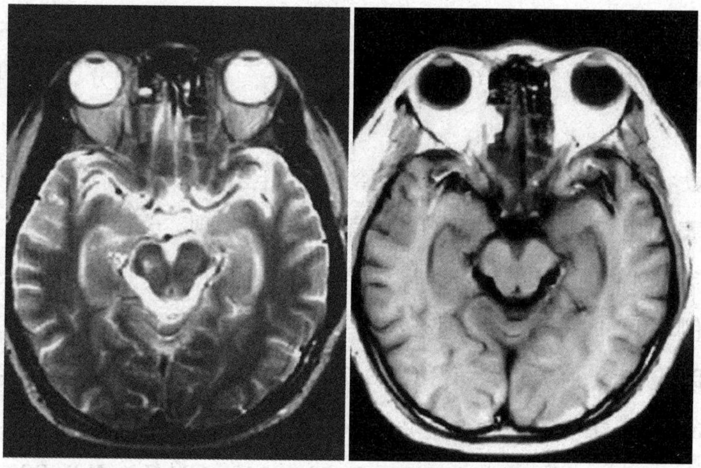

图 7-6　病例 5 患者头颅 MRI

显示右侧大脑脚点状长 T1、长 T2 信号

自 5 月份起患者的听力下降加重，反应迟钝，表情呆滞，言语含糊，神经系统查体发现四肢肌张力增高，肌力正常，双侧腱反射亢进，踝阵挛阳性，感觉和音叉振动觉正常，双侧 Hoffman 征阳性，双下肢病理征阳性。脑电图示中度不正常，24 小时脑电监测未见痫样放电。5 月 28 日复查头颅 MRI，示右大脑脚点状长 T1、长 T2 信号，同 4 月 MRI 比较无明显变化。

至此诊断仍不清楚，经多次科内外会诊以及内科大查房，多次讨论认为中枢神经系统病变为脱髓鞘病变，与自身免疫损伤有关，结合患者合并中枢性耳聋，考虑孤立性中枢神经系统血管炎可能性较大，建议行脑血管造影或脑膜活检，但是患者及家属拒绝。7月4日起给予泼尼松60mg/d，环磷酰胺200mg iv，每周三次。同时给予异烟肼（300mg/d）和利福平（450mg/d）预防结核病复发。患者家属拒绝使用甲氨蝶呤鞘内注射。2周后体温降至38℃以下，4周后体温正常，但是患者的听力和神经系统症状无改善。8月1日复查腰穿，脑脊液压力140 mmH_2O，外观无色透明，白细胞2/μl，蛋白91 mg/dl，葡萄糖51mg/dl，氯化物126mmol/dl。脑脊液细胞学检查显示：白细胞150个/0.5ml脑脊液（参考值：<200个/0.5ml脑脊液），淋巴细胞/单核细胞比值为8∶2，部分细胞呈激活反应。8月11日出院，出院时泼尼松减量为50mg/d。患者1个月后在当地死亡，确切死因不详。

点评

这是一例非常罕见的病例，笔者最初也不能诊断。仔细分析发现，患者最主要的诊断线索是“胸腺瘤”和“低球蛋白血症”，将这两个词在“PubMed”上进行检索，检索到古德综合征。1954年Robert Good首次报道胸腺瘤合并低丙种球蛋白血症，称为古德综合征。截至2001年文献中仅有50多例报道。古德综合征是胸腺瘤合并成年后发生的体液免疫功能缺陷，表现为B淋巴细胞减低或缺如，同时也可以合并细胞免疫功能缺陷。体液免疫功能缺陷可以早于胸腺瘤出现，也可以两者同时诊断，甚至可以在胸腺肿瘤切除后10年发生。该综合征的主要表现为严重感染或反复的慢性感染，包括各种机会性感染，如巨细胞病毒病耶氏肺孢子菌肺炎等，也有卡氏肉瘤的报道，部分患者还伴有自身免疫现象，需要免疫抑制治疗。定期输注IVIG是唯一的治疗方法，文献报道30例患者接受IVIG治疗，23例有效。

本例患者经全面检查未发现感染的证据。患者神经系统表现为椎体外系症状，反复检查没有中枢神经系统感染的证据，通过影像和脑脊液检查，判定颅内病变为脱髓鞘病变，考虑是自身免疫损伤造成的，结合神经性耳聋，考虑中枢神经系统血管炎的可能性较大。

按照病因中枢神经系统血管炎可分为下列四类：①感染性血管炎，如梅毒性血管炎、细菌性血管炎和病毒性血管炎；②原发性血管炎，只累及中枢神经系统，例如结节性多动脉炎、颞动脉炎和Takayasu综合征等；③继发性血管炎是全身性系统性疾病的中枢神经系统表现，例如系统性红斑狼疮、干燥综合征等；④不能分类的血管炎累及中枢神经系统，例如Moya-Moya综合征、Sneddon综合征、Cogan综合征和孤立的中枢神经系统血管炎等。中枢神经系统血管炎时脑脊液最常见的改变是脑脊液蛋白轻度升高，伴轻度淋巴细胞反应或出现中性粒细胞。寡克隆区带阳性，但对诊断缺乏特异性。脑血管造影是诊断中神经系统血管炎的重要手段，约60%的患者出现异常改变，主要表现为多发性的血管交替狭窄和扩张。病理检查在诊断中枢神经系统血管炎中具有重要的意义。炎症性血管病变可累及脑实质及软脑膜任何血管，没有选择性，但是病变呈节段性分布，所以活检有很大的局限性，敏感性仅为53%~80%。自身免疫性血管炎的治疗首选联合应用激素和环磷酸胺。本例患者虽然给予糖皮质激素和环磷酰胺的联合治疗，但是最终没有能挽救患者的生命。

索　引